RESEARCH AND PRACTICE OF
TRANSLATIONAL MEDICINE IN TUBERCULOSIS

结核病转化医学研究与实践

主编 许绍发 蔡 超

北京科学技术出版社

图书在版编目（CIP）数据

结核病转化医学研究与实践/许绍发，蔡超主编．—北京：北京科学技术出版社，2017.6

ISBN 978－7－5304－8771－6

Ⅰ.①结…　Ⅱ.①许…②蔡…　Ⅲ.①结核病－诊疗－研究　Ⅳ.①R52

中国版本图书馆 CIP 数据核字（2016）第 291889 号

结核病转化医学研究与实践

主　　编： 许绍发　蔡　超
策划编辑： 宋玉涛
责任编辑： 刘瑞敏
责任校对： 贾　荣
责任印制： 李　茗
出 版 人： 曾庆宇
出版发行： 北京科学技术出版社
社　　址： 北京西直门南大街 16 号
邮政编码： 100035
电话传真： 0086－10－66135495（总编室）
0086－10－66113227（发行部）　0086－10－66161952（发行部传真）
电子信箱： bjkj@bjkjpress.com
网　　址： www.bkydw.cn
经　　销： 新华书店
印　　刷： 三河市国新印装有限公司
开　　本： 787mm×1092mm　1/16
字　　数： 427 千字
印　　张： 20.75
版　　次： 2017 年 6 月第 1 版
印　　次： 2017 年 6 月第 1 次印刷
ISBN 978－7－5304－8771－6/R·2230

定　　价：108.00 元

编者名单

主　　编　许绍发　蔡　超

副主编　李　亮　岳文涛　钟　球　吴雪琼

主　　审　肖和平　毕利军　张宗德　梅　建

编写秘书　张洪静

编　　者（以姓氏笔画为序）

丁鹏举　北京鑫诺美迪基因检测技术有限公司

王　隽　首都医科大学附属北京胸科医院

王国治　中国食品药品检定研究院

王桂荣　首都医科大学附属北京胸科医院

王新峰　山东胸科医院

方　勇　上海市肺科医院

白雪娟　解放军第309医院

毕利军　中国科学院生物物理研究所佛山分所

刘风林　山东胸科医院

刘宇红　首都医科大学附属北京胸科医院

许绍发　首都医科大学附属北京胸科医院

孙照刚　首都医科大学附属北京胸科医院

阳幼荣　解放军第309医院

李　亮　首都医科大学附属北京胸科医院
李卫民　首都医科大学附属北京胸科医院
杨江华　皖南医学院弋矶山医院
肖和平　上海市肺科医院
吴雪琼　解放军第309医院
初乃惠　首都医科大学附属北京胸科医院
张宗德　首都医科大学附属北京胸科医院
张俊仙　解放军第309医院
张洪静　首都医科大学附属北京胸科医院
岳文涛　首都医科大学附属北京胸科医院
周　爽　首都医科大学附属北京胸科医院
赵爱华　中国食品药品检定研究院
钟　球　广东省结核病控制中心
钟京明　山东省日照市莒县结核病防治所
段鸿飞　首都医科大学附属北京胸科医院
徐　苗　中国食品药品检定研究院
高孟秋　首都医科大学附属北京胸科医院
高静韬　首都医科大学附属北京胸科医院
唐神结　首都医科大学附属北京胸科医院
黄海荣　首都医科大学附属北京胸科医院
梅　建　澳门特别行政区卫生局结核病防治中心
梁　艳　解放军第309医院
蔡　超　首都医科大学附属北京胸科医院
瞿史文　上海仁度生物科技有限公司

序

《结核病转化医学研究与实践》以崭新的内容面世了，在简要介绍了转化医学理念的形成与发展的基本概念后，对结核病早期研究与发展进行了全面而概括的讨论，而后以大量篇幅详细论述了转化医学对结核病研究的影响，包括转化医学理念对结核病研究策略的影响；流行病学研究与新的预防策略与方法的建立；新型结核病疫苗的研究；新型结核病诊断技术的研究；耐药结核病的检测和治疗，以及结核病化学治疗的发展前景等。面对转化医学发展的前景和困难，特别提出了实行科技突破的发展战略。全书分四章，共21节，约40万字，展示了转化医学范畴中结核病研究的新颖性，介绍了相关研究的新理念、新方法、新思路、新技术，堪称是结核病转化医学发展道路上的路标，值得从事结核病防治、临床和研究的有关人员阅读并从中受益。

“转化医学”第一次作为新名词出现，是1996年《柳叶刀》杂志上的一篇文章：*Adenomatous polyposis coli and translational medicine*。转化医学是一门综合性学科，它通过利用包括现代分子生物技术在内的方法将实验室研究成果转化为临床应用的产品与技术，同时通过临床的观察与分析帮助实验室更好地认识人体与疾病、进行更优化的实验设计来促进基础研究，从而最终实现整体医疗水平的提高、帮助患者解决健康问题。

临床医学界、基础医学界、预防医学界多个领域已表现出了对转化医学的极大关注。现代医学发展历史表明，未来医学突破性的进展有赖于与其他学科的交叉与结合；21世纪的医学将更加重视“环境－社会－心理－工程－生物”医学模式，更加重视整体医学观和有关复杂系统的研究。转化医学就是在这样的背景下产生的，转化医学符合医学科学发展的内在客观规律。在2003年美国国立卫生研究院（NIH）正式提出后，转化医学日益受到各国医学界的广泛关注。

转化医学已成为我国在生物医学领域里一个重大的政策。《中共中央关于制定国民经济和社会发展第十二个五年规划的建议》辅导读本中指出："以转化医学为核心，大力提升医学科技水平，强化医药卫生重点学科建设。"《健康中国 2020 》战略研究中也提出："推动有利于国民健康的医学模式的转化；依靠科技进步，促进卫生事业的发展。"

以许绍发教授为首的编者来自我国各大结核病研究机构，从事相关研究多年，实践经验丰富，创新成果累累。他们是我国结核病转化医学领域上的先行者，在长期的研究实践中，不断总结，勤于探索，集思广益，博采众长。本书邀集众多专家分担撰写，集众家之长，扬合作之力，使内容更全面、更深入、更新颖。有些作者虽尚年轻，却已是功力倪现，日后发展不容小觑。《结核病转化医学研究与实践》顺应医学发展的潮流，理论性、科学性较高，专业性、先进性突出。该书是探讨转化医学在结核病领域的发展和前景的首部专著，读者可根据本身需要，或览读，或细读，或精读，皆可启发思维，有所收益。

随着社会的发展、科学的进步，肆虐万年的结核病流行必将被终结。当今的转化医学正是应运而生，是科学发展的必然，我们要把握住机会，充分发展，在消灭结核病的道路上做出应有的贡献。

端木宏谨

二〇一七年春

前　言

最新的科学研究提示，结核分枝杆菌起源于7万年前的非洲地区，并伴随人类进化走出非洲，走向全球。结核病作为一种古老的疾病，人们在与其长期的斗争中不断地积累防治经验，但不得不承认的一个基本事实是，直到近代，即链霉素发明之前，结核病还是“十痨九死”的不治之症。

近代医学研究成果的应用为结核病治疗开辟了新纪元，继链霉素之后，利福平、异烟肼等一批批药物相继研发成功。随着对结核分枝杆菌相关基础研究的不断推进，在诊断领域也不断有新成果出现，具有代表性的包括结核分枝杆菌痰涂片的显微镜检查、结核分枝杆菌的体外分离培养等，极大地提高了患者的生存率和治愈率，使结核病不再是不治之症。

矛盾的双方总是在运动和较量中此消彼长，诊疗手段进步的同时，结核分枝杆菌本身也在不断地进化，20世纪90年代以来，结核病诊疗领域出现了一些新的矛盾，耐药肺结核、复治肺结核等新问题不断地困扰着我们，缺乏新药、新的诊断方法成为非常急迫的问题，促使我们加快该领域的研究和成果转化速度。

本书分为四章，分别介绍转化医学理念的形成与发展、结核病早期研究与发展、转化医学对结核病研究的影响与转化医学面临的问题、困境和发展战略。各章节作者均为结核病转化医学领域的践行者，对结核病和转化医学及两者的结合有着深入的研究和认识。

本书回顾了科学研究和成果转化在结核病诊疗各个历史阶段的重要作用，旨在和读者一起回顾历史、正视现实，充分认识转化医学在结核病防治历史进程中的重要作用，在以后的工作中，以更加清晰的思路和更加得当的措施，高效地推动结核病领域的研究工作，并将成果实时转化应用到临床中，缩短从研究到应用的距离，更好地造福广大患者，为实现世界卫生组织提出的2035年消灭结核病的目标发挥自己的作用。

本书在编写过程中得到了首都医科大学附属北京胸科医院及全国各大结核病研究机构领导和专家的大力支持和帮助，在此表示衷心的感谢。非常感谢各位编者于百忙之中不辞辛苦查阅资料、撰写书稿。由于时间仓促加之相关资料、数据有限，不妥之处敬请广大读者给予批评指正。

许绍发　蔡　超

2017年5月

目　录

第一章 转化医学理念的形成与发展

第一节　转化医学的发展及其意义

一、转化医学的基本概念

转化医学（translational medicine），又称转译医学，是指将基础医学的研究直接和临床治疗相结合的一种新思维，最早由美国国家卫生研究院（National Institute of Health，NIH）爱力思·乐霍尼（Elias A. Zerhouni）院长在美国医学会期刊（*JAMA*）发表的一篇名为 *US Biomedical Research-Basic Translational and Clinical Sciences* 的文章中提出。以往基础医学、药物开发以及临床治疗是分开的三个领域，生物技术的发展使研究标的得以大规模分析，并且借由生物资讯的统计分析使这三个分开的领域得以快速联结。转化医学的内涵包含两个方面：从实验室到临床（bench to bedside，第一个B to B）以及从临床到实验室（bedside to bench，第二个 B to B），也就是说让以往疾病研究中获得的分子致病机制科技成果直接转化运用于临床治疗。

转化医学将实验室基础医学研究与临床诊治相结合，B to B 在过程上可以大致分为以下步骤。

（1）研究疾病的病理机制。

（2）研究临床患者所展现的疾病特征、疾病所出现的生物标志物以及致病的分子途径。

（3）由（1）、（2）的发现，来进行系统的研究与分析，并发展新的诊断治疗方式、特定分子检测技术和开发药物。

（4）利用所获得的诊断治疗方式、特定药物和医疗技术，对患者进行个体化的诊治。

二、转化医学是医学研究的发展方向

随着科学技术的飞速发展，人们对疾病的认识从器官、组织、细胞水平深入到了基因组学、蛋白质组学等分子水平，同时推动了转化医学和生物医学研究不断前进的步伐。近年来已在基因组学、蛋白质组学以及生物信息学研究方面取得了重大的突破。转化医学的中心环节是开展生物标志物的研究、开发，利用各种组学方法及分子生物学资料库等筛选各种生物标志物，用于疾病诊断与分型、治疗反应和预后的评估以及治疗方法和新药物的开发。转化医学的核心任务第一个 B to B，是将实验室的研究成果应用到临床、转化为医药产品或者诊疗技术的过程；第二个 B to B，是通过临床观察、分析为基础医学研究提供思路、指导实验设计的过程，二者构成了转化医学的双向循环，是一个整体，忽视了任何一方都会造成对转化医学片面的认识和理解。转化医学的最终目的是打破基础医学与临床医学及药物研发之间的固有屏障，将基础研究者与临床医师更有效地联系起来，进一步提高临床诊断和治疗水平。转化医学最大的特点是聚焦具体疾病，即以人的健康为本，以重大疾病为研究出发点，以促进科学发现转化为医疗实践为目标。转化医学是提高医学研究、医疗技术、防病能力和促进医学事业发展的重要手段，同时，转化医学的发展还将带动整个医学产业链结构发生变化。因此，转化医学是基础医学和临床医学发展到一定阶段的产物，是未来医学研究和发展的基本趋势和方向。

三、“医、研、产”三位一体是成功实施结核病转化医学的保证

转化医学是将实验室研究成果转化为临床应用的产品与技术，通过临床的观察与分析帮助实验室更好地认识人体与疾病，以更优化的实验设计来促进基础研究。由此可见，转化医学的成功不仅仅是靠 B to B，还涉及 E（企业，enterprise），三者缺一不可。为此，在转化医学发展的过程中，临床医师和实验室研究人员要注意转换个人理念和处理好以下两个问题。

（一）通过强强联手、优势互补增强品牌效应是转化医学成功的关键

转化医学的内涵已非常清晰地告诉我们 B to B 和 B to B + E 缺一不可。回顾近年来结核病研究和治疗领域在申请科研项目、申报成果和转化医学工作成功率较低的原因，其中最重要的一点就是临床医师和实验室研究人员之间缺乏强强联手、优势互补

的理念以及缺少企业支撑和合作攻关的团队精神。从“十一五”“十二五”国家传染病重大专项科研课题申报过程来看，以上这些不足和问题更是非常明显。重大专项专家组在评审过程中发现一些上报的课题在研究内容、技术创新等方面存在相当多的类似之处，出现不少研究课题相类似、研发技术相同类、转化成果相重复的项目，造成国家科研资源的极大浪费。因此，在当今这个科学技术飞速发展的年代，仅凭个人专业技能，采用“单打独斗”这种陈旧的理念和方式去开展科学研究和技术创新必然很难取得成效。转化医学必须要考虑学科发展方向，各方强强联手，组成交叉学科、跨专业领域的“联合舰队”，充分发挥 B to B 或 B to B + E 的科技优势和企业品牌效应，医、研、产的紧密合作才是转化医学成功的根本保证。

（二）科技成果自身的适应性不强，使转化医学难以实现

科技成果转化和转化医学强调的是“成果”应用，而我们现在有不少所谓的科研成果往往缺乏适应性而无法很快投入生产和进入市场。以结核病“十一五”“十二五”国家传染病重大专项为例，国家仅在结核病疫苗、诊断技术和产品研究方面就投入几个亿的研发经费，然而真正实现成果转化却为数不多，转变为产品投入市场应用的更少。这说明一些研究者或临床医师在对待科研工作的态度方面，还存在故步自封的现象，研究成果经不起重复，研发技术和诊断产品经不起大规模、多中心的研究和临床验证。出现这种状况的根本原因就是研究者对自己的研究结果和临床工作以及医疗市场的需求把握不准，影响结核病转化医学事业的健康发展。因此，今后在对结核病研究项目从开题到立项的整个过程中，科研管理部门和评审专家在对申报课题评审时除应加强课题研究成果转化可行性审核之外，同时还需严格按照转化医学 B to B 或 B to B + E 的理念和原则对研究团队的机构组成、人员搭配、研发力量、基础条件、硬件设备、产品生产、市场开发等做全面的科学性、合理性和可行性的综合评估，促进科技成果转化，确保转化医学事业朝着健康的方向发展。

四、结核病转化医学面临的挑战与机遇

结核病转化医学在国内的发展进程和效果并不理想，主要表现在研究成果转化效率不高、对临床的推动力不够强。因此，结核病转化医学仍然面临很多困难和问题。我们知道，结核病的转化医学类同于其他医学领域的转化医学工作，是一项涉及政府监管部门、企业、科研院所、医院、社区卫生服务等多领域、多机构、多学科的系统工程，涵盖基础研究与临床研究。高昂的经费支出是结核病转化医学发展缓慢的核心问题，尤其是在实验室研究阶段和临床试验的初期，只有极小比例的试验被证明可能有经济价值，而评估其疗效所需要的时间在大部分研究案例中往往长达数年甚至数十

年，投入高与产出慢的矛盾难以解决。另外，结核病转化医学还存在研究案例少、缺少志愿者、利益冲突、监管的负担、研究人员的缺乏、奖励资金不足、基础研究设备落后、对隐私权的考虑不足、临床数据资料库不完备以及缺少来自政府和公众的支持等。上述这些影响因素都是结核病转化医学发展面临的最大挑战。

结核病是全球主要的三大公共卫生问题，结核病转化医学越来越受到关注。《国家“十三五”科技创新规划》（以下简称《规划》）指出，要加速推进我国由医药大国向医药强国转变，深入实施以传染病防治等关键核心技术的国家科技重大专项，重点部署疾病防控、精准医学、创新药物开发、医疗器械国产化等人口健康技术任务，加强疾病防治技术普及推广和临床新技术、新产品的转化应用，建立并完善临床医学技术标准体系。《规划》强调要聚焦国家重大战略任务部署，包括人口健康的基础研究，优先开展免疫治疗、基因治疗、细胞治疗、体外诊断、疫苗、精准医学等多个医学热门领域的研究和科技成果转化工作。国家卫生计生委在《关于进一步加强结核病防治工作的通知》中指出，要尽快对在我国注册的痰涂片、痰培养、分子生物学检测和耐药检测等新技术、新方法组织论证，提出意见。

每一位临床医师、研究人员和从事公共卫生工作的人员应努力把握和抓住结核病科学研究工作的发展机遇，将结核病转化医学作为一个新的起点和着力点，针对我国结核病防治工作现存的主要问题和关键技术，列出重点研究领域和开展医学转化的目标任务。①在预防控制方面，应研究结核病分子流行病学及传播规律，构建结核病管理信息大数据平台，以定量监测、精准干预的传染病防控措施和技术，达到“降二率”（即降低患病率和死亡率）的结核病控制目标，进一步遏制我国结核病的流行。②在患者发现方面，精准医学的关键是技术，要尽快开发和研制一批结核病早期筛查标志物、分子分型精准技术和高通量、组合技术快速检测平台用于临床诊断和流行病学研究。在重点攻克“高、大、上”科研课题如新一代组学研究、大数据融合分析、基因检测技术等转化医学项目的同时，要根据国情和各地区经济发展现状，积极鼓励和支持以痰涂片、痰培养等“简、易、快”的自动化适宜技术研究成果的技术推广和产品转化应用，建立并完善结核病临床实验室检测技术的标准化体系。③在临床药物治疗方面，应开发结核病早期筛查、分子分型、个体化治疗、疗效预测及监控等精准化医疗方案，推动结核病超短程化学治疗和耐多药结核病免疫治疗、细胞治疗和基因治疗等综合疗法和新型生物医药技术的临床研究。④在实验室研究方面，随着生物医学和数字医学技术的兴起，需进一步加强和聚焦结核病免疫学以及结核分子杆菌的蛋白质组学、基因学和结构生物学等基础医学研究，对结核病一些长期以来悬而未决的免疫学理论、病因学理论做深入的研究和全面阐述，用精确的结核病发病机制来指导结核病临床的精准治疗和制定预防控制的精准措施，促进基础研究与结核病防治策略和需求相结合，为达到2035年WHO全球结核病控制目标提供源头供给。

随着结核病转化医学发展的技术环境和研究方法越来越成熟，研究内容越来越丰富，结核病转化医学所涉及的管理学、伦理学等理论体系也将不断得到完善，学科人才将不断壮大，学术成果将不断涌现，可大大缩短医学科学从基础研究到临床应用的时间，结核病转化医学将逐步成为结核病治疗和预防控制的新方法，从而催生结核病医学研究、临床诊治和流行控制等工作领域的一场新的技术革命。

第二节　开展转化医学的意义及转化医学开展现状

一、开展转化医学的意义

过去由于科学技术发展缓慢，医师的诊疗能力有限，但随着目前科学技术的发展，人类认识疾病的手段也在不断进步。19 世纪中叶，在生命科学发展过程中创立了细胞论、进化论和经典遗传学；20 世纪，基因论、DNA 双螺旋结构、蛋白质及核酸的人工合成等相关技术发展迅速；20 世纪末，医学科技迅速发展，人类基因组计划、蛋白质组计划和分子生物学取得了重大成果。各种高精尖的医疗设备提高了疾病的诊断水平，使我们对疾病的认识从组织、器官、细胞水平深入到了蛋白质、基因等分子水平，医学新概念和新学科不断涌现，如基因组学、转录组学、蛋白质组学、再生医学、生物信息学等。人们在取得成果的同时也面临着许多问题，基础研究和临床研究的严重脱节造成大量经费投入产出的成果难以真正用到临床，基础与临床存在着鸿沟，基础医学研究成果并不会自动转化为医学实践，在这种背景下，转化医学应运而生，并在短时间内引领了医学发展方向，形成了一股转化医学的研究潮流。作为近 10 年来国际生物医学领域出现的新概念和重点研究方向，转化医学的宗旨就是打破基础医学和临床医学、药物研发和医疗器械的研制之间的屏障，缩短从实验室到病床的时间，使患者能够尽早享受到最新的科研成果，推动医学研究向一个更加开放的、以患者为中心的方向发展。转化医学作为医学领域的转化研究，同时也受到了国内外学者和政府层面的广泛关注和认同。

2003 年，时任美国 NIH 主任 Elias A. Zerhouni 在 NIH 路线图计划（NIH Roadmap）中明确提出，转化医学的核心是要将医学生物学基础研究成果迅速有效地转化为可在临床实际应用的理论、技术、方法和药物。转化医学本身有着丰富的内涵，它可以是一种研究方法、一种研究思路，甚至是一种研究模式，故开展转化医学的意义也是多方面的，在这里仅做简单的概括。

（1）转化医学致力于弥补基础实验研发与临床和公共卫生应用之间的鸿沟，打破了基础医学与药物研发、临床及公共卫生之间的固有屏障，在其间建立起直接关联，把从基础研究获得的知识成果快速转化为临床和公共卫生方面的防治新方法，为开发新药品、研究新的治疗方法开辟出了一条具有革命性意义的新途径。

（2）转化医学在基础研究与临床研究间构架了一座桥梁，强调从临床中发现问题，进行以疾病为基础的研究，推进基础研究成果快速为临床医学服务，同时该桥梁也促进了医学科研政策导向和医学科研模式的深刻变革。

目前国际上在生命科学的前沿领域取得了许多重大的基础性研究成果和突破，基因组学、蛋白质组学等各种组学的发展积累了大量的数据，如不能有效利用这些数据，它们就毫无用处了。在过去的 30～40 年，各国在慢性疾病、遗传性疾病、基因治疗方面聚集了大量的顶尖人才，投入了巨额的经费，发表了大量的论文，申请了大量的专利，但慢性疾病的预防、治疗问题无法从根本上得到解决。遗传性疾病在诊断方面有所进步，但在治疗方面仍无更有效的手段。基因治疗则更多地停留在概念上，距离造福人类健康还存在着很大的差距。

（3）转化医学可促进医学科学多方位的发展，实现多学科交叉合作研究。转化医学研究的对象是人，人的健康除与人体结构及功能的复杂变化相关外，还涉及生态系统、生物圈、种群、自然环境和社会环境等因素之间的相互作用，这决定了转化医学必然是一种复杂性研究系统，涉及众多学科领域。转化医学的提出，使医学专家和管理者对医学研究模式和研究思路进行了重新思考和实施，更加重视整体医学观和复杂系统的研究，并注重临床和基础的结合。

（4）转化医学促进了转化医学科研机构的产生，在一定程度上加速了成果的转化。转化医学具有促进学科交叉融合、培养复合型人才、促进成果转化等功能。为更好地发展转化医学，满足国家、区域的发展需求以及高校、科研院所的发展需求，国内外相继成立了一些不同层次的转化医学研究机构。

（5）转化医学促进了各国从国家层面形成医学发展战略。随着转化医学的提出，各国开始制定国家层面的转化医学发展策略。美国制定了临床转化医学奖励计划，建立了区域性转化医学研究中心，成立了国家促进转化科学中心，每年投入经费用于团队整合、人才培养、科研组织、研究布局等方面，部署美国的转化医学发展路径，建立转化医学科研组织和绩效考评体系。在欧洲，大约有 20 个国家的科研机构和政府机构通力合作，打造了一个欧洲版的临床与转化医学研究中心。英国政府成立了健康研究战略协调办公室，职责包括转化医学研究、公共卫生研究、电子健康档案研究、方法学研究、人力资源发展 5 方面。

在我国，转化医学已成为国家在生物医学领域中的一个重大决策。“健康中国 2020”战略规划研究中也提出：“推动有利于国民健康的医学模式的转化；依靠科技进步，促进卫生事业的发展。”同时，国家设置了相应的重点项目支持转化医学相关研究，如“863”计划投资 2 亿元支持“重大疾病的分子分型和个体化治疗”的研究，“973”计划设立了“基于系统生物医学基础白血病临床转化研究”项目。《国家“十二五”科学和技术发展规划》中明确提出要在民生科技示范中开展多学科交叉临床和转化医学研究，提升我国临床医学水平和转化研究能力。《国家自然科学基金“十二五”发展规划》中也提出了要“重点支持转化医学以及整合医学的研究”。

（6）转化医学是国家创新发展战略的必然路径。国际经济合作与发展组织对创新的定义是“创新是由知识提取新的经济和社会效益的过程”，并认为没有产生经济和社会效益的论文、发明、专利等不应被称作创新。建设创新型国家是我国的国家战略，但从国际经济合作与发展组织对创新的认知来看，仅产生论文、发明、专利，没有得到实际应用、不能产生经济和社会效益的成果不应称为创新，故而在政策、理念、机制、投入上要支持将知识转化成应用技术，从而产生经济和社会效益，而这正是转化研究和转化医学的目的。

在结核病研究领域，我们的医学前辈一直都在做转化医学的研究。1882 年，Robert Koch 发现了结核病的罪魁祸首——结核分枝杆菌（mycobacterium tuberculosis，MTB），这一里程碑式的重大基础研究成果不仅科学地回答了结核病的病因学问题，也开辟了结核病学科学发展的新纪元。随后人们研发了涂片查找抗酸菌和结核分枝杆菌分离培养实验技术，应用于结核病病原学诊断，并已成为当今全球遏制结核病战略的重要组成部分。其后，鉴于结核病病原学诊断灵敏度的不足，人们发现了 X 线对结核病诊疗的重大作用。与此同时，结核病为结核分枝杆菌所致这一临床科学问题促进了抗结核化学治疗的研究，链霉素（SM，1944 年）、乙胺丁醇（EMB，1950 年）、异烟肼（INH，1951 年）、吡嗪酰胺（PZA，1952 年）、利福平（RFP，1965 年）等抗结核药物相继被发现并广泛应用于结核病临床治疗，结束了“十痨九死”的人间惨剧。凡此种种，均应视为结核病转化医学中良好实现基础研究、临床实践、卫生政策三者之间双向知识转化的优秀范例。

二、转化医学开展现状

（一）转化医学发展简述

1968 年，在 *The New England Journal of Medicine* 上刊登的一篇论文中，首先提出了“bench-bedside interface”的研究模式。1992 年 *Science* 杂志首次提出 B to B 的概念，并指明基础科研成果应及时转化到临床应用中。1994 年，开始出现转化型研究（translational research）的概念指导癌症防控，转化医学才逐渐被认识和理解。1996 年，*The Lancet* 杂志首次出现“转化医学”这一新名词。2003 年，美国 NIH 描绘的路线图计划中，现代概念的转化医学理念——双向、开放、循环的转化医学体系正式确立。自此，西方发达国家投入大量的经费用于培养不同学科、能在基础科研和临床工作间互相协作研究的团队，包括培养面向转化研究的临床工作者，并陆续组织成立了大批分布在大学、医学研究机构和医药公司并相互协作的临床和转化科学中心或转化医学合作研究中心。

（二）国际转化医学开展现状

以美国为首的欧美发达国家是转化医学理念的发源地，转化医学研究理念与实践的发展最早、最为深入。美国作为转化医学研究的主要推动者，形成了以国家级转化医学研究中心为核心的转化医学研究组织架构，欧洲国家主要以制定规划、实施项目的方式推动转化医学研究发展，亚洲国家则着力推动转化医学中心及其转化医学能力建设。下面以美国、欧洲国家和亚洲国家为例来说明国际转化医学发展的大致情况。

美国形成了以国家级转化医学研究中心为核心的转化医学研究组织架构。2006 年，NIH 设立了临床与转化医学基金（CTSA），每年资助转化研究专项经费 2 亿 ~ 5 亿美元，支持建立区域性转化医学研究中心，推动转化医学的发展。迄今为止，已有分布于 30 多个州和特区的 60 多家医学研究中心获得了临床和转化医学基金的资助。这些资助主要用于临床医学与转化研究工作，研究热点集中于人类疾病的生物标志物、基因治疗、组织工程技术、癌症防治技术、干细胞治疗技术。2011 年底，奥巴马总统签署了新法令，对 NIH 的组织机构进行了调整，解散 1956 年成立的国立研究资源中心，在原设立的 CTSA 资助的转化医学中心的基础上，成立国立转化医学促进中心（National Center for Advancing Translational Sciences，NCATS），负责管理国家的临床和转化医学资金，以基金的形式通过竞争性资助支持转化医学研究，2012 年此项经费预算达 4.88 亿美元，同时作为指导转化科学发展的机构，统一规划，统一部署，形成转化医学研究全国网络。国立转化科学促进中心还通过 NIH 路线图创建快速介入发展计划，利用政府合同的形式通过稳定资助支持转化医学研究。

英国政府2004年推出“科学和创新投资框架（2004—2014）”（Science and Innovation Investment Framework 2004—2014），确立国家创新研究目标与投资框架，初步体现转化医学研究概念。2007年，成立健康研究战略协调办公室（The Office for Strategic Coordination of Heath Research，OSCHR），整合医学研究理事会（Medical Research Council，MRC）和国家健康研究所（National Institute for Health Research，NIHR），同时成立了转化医学委员会（Translational Medicine Board，TMB）。在转化医学委员会的组织下构建了临床研究机构领域战略协调论坛，启动了药物早期研发、医学诊断学、实验医学、大规模临床试验领域的新规划，并资助治疗路径创新研究。国家健康研究所建立了大规模的生物医学研究中心（Biomedical Research Center，BRC）网络支持转化医学的发展建设。2007年，其成立的5个综合性BRC覆盖了主要的转化研究课题，此外，还有7个专业性的BRC，主要围绕特定的领域（肿瘤、眼科和心理健康等）开展研究。

法国卫生部于1993年制定了临床研究项目，相继成立了临床研究中心。临床研究中心的研究活动与大学医院的研究项目密切相关，同时为临床实践和基础研究团队提供服务。截至2008年，法国已建立覆盖全国23家临床研究中心的网络。这些研究中心的经费来自国家各级卫生部门、基金会和医药企业，并且每4年都要接受1次专业机构的评估。

亚洲国家也在着力推动转化医学中心及其转化医学能力建设。新加坡生物医学科学战略在2006—2010年的重心是加强新加坡转化研究和临床研究能力。2008年，新加坡国立大学依托其附属医院建立了第一个转化医学中心。截至2010年，新加坡已吸引罗氏、葛兰素史克、宝洁等公司在新加坡开设转化医学研究机构。韩国健康、福利和家庭事务部（Korean Ministry of Health，Welfare&Family Affairs）推出“面向疾病研究的基础设施开发：医疗集群”（Infrastructure development for disease oriented research：Medical Cluster）、“韩国国家临床试验事业”（Korea National Enterprise for Clinical trials，KoNECT）等疾病预防研发计划以及“创新研究所计划”（Innovative Research Institute Program），其中包括为6家转化医学研究中心提供每年40亿韩元（约350万美元）连续5年的重点资助。日本政府在2007年推出“转化研究推进项目支持计划”（Translational Research Promotion Program support），推进医学研究中心建设。

除了政府部门外，世界药企巨头也加入了转化医学研究的阵营。2006年5月，苏格兰与惠氏制药公司启动世界上第一个转化医学合作研究中心，总投资额接近5000万英镑，主要研究用于诊断及监测人类疾病的生物标志物。之后，各大跨国制药公司如辉瑞、默沙东及强生等也纷纷成立了转化医学研究中心。

随着转化医学越来越受到重视，转化医学的专业期刊 *Journal of Translational Medi-*

cine（2003）、*Translational Research*（2007）先后问世。近年来，以转化医学为主题的国际学术交流异常活跃，世界上许多核心期刊都开辟了转化医学研究专栏。2009 年，作为 *Science* 子刊的 *Science Translational Medicine* 与 *American Journal of Translational Research* 同时创刊，与前几年创刊的 *Journal of Translational Medicine* 等国际性专业杂志构成了转化医学的信息网络中枢，*Science Translational Medicine* 与 *Journal of Translational Medicine* 还设立了最佳转化医学奖、临床转化奖等专门奖项，鼓励越来越多的学者从事转化医学的研究。

（三）国内转化医学开展现状

相比于欧美国家，我国的转化医学发展处于起步阶段，但发展非常迅速。目前国内很多大学、科研机构、医院和生物医药公司均开展合作，进行转化医学相关研究，专门的转化医学中心也已经开始建立。

1. 转化医学研究机构的建设　2006 年 5 月，全球著名的医药企业阿斯利康公司与上海交通大学建立了精神疾病基因及药物研发领域的合作，3 年内在中国斥资 1 亿美元，建立阿斯利康中国创新中心，为研发新药建立基地，首次在中国开展针对中国人基因的转化医学研究，以此开启了国内的转化医学研究。

我国大部分转化医学中心属于小范围的跨学科整合，大多数是大学和医院的联合研究。复旦大学生物医学研究院把转化医学作为战略核心和未来发展方向，将基础研究与临床应用密切结合，并且依托复旦大学附属医院，在全国率先成立出生缺陷研究中心。2007 年 11 月，上海交通大学建立了转化医学研究中心，2009 年，中南大学湘雅转化医学研究中心重点针对重大慢性疾病进行研究，建立了国际水平的生物医学转化型研究平台，以引领生物学基础研究向医学临床应用的转化。2009 年底，中国科学院深圳先进技术研究院成立了转化医学研究与发展中心，首次将转化医学引入中国科学院系统，随后中国科学院上海生命科学院成立糖尿病相关的转化型研究中心。中国科学院上海生命科学研究院和上海交通大学医学院合作共建的健康科学研究所也建立了生物医学转化型研究平台，已经完成了基础研究部、医学研究部、转化型研究部和干细胞研究中心的构建，建立了相应的临床转化研究网络和配套体系。广州生物医药与健康研究院也成立了转化医学中心。2010 年 9 月，依托于北京协和医院的协和转化医学中心成立，联手全国医界精英，打造国际化高端转化医学研究平台。2011 年，国内的医药企业和军事医学研究机构也加入了转化医学研究机构的建设大潮。

近几年来，我国依托医院、高等医学院校、研究院所等建立了一批以转化医学研究为宗旨的研究中心，截至 2011 年底，国内共成立转化医学研究中心 69 所，其中 31 所成立于 2011 年。以医院、高等医学院校、研究院所及企业为依托的转化医学研究中心分别占 41%、31%、22% 和 6%。据不完全统计，2012 年新成立了 6 所转化医学研究中心。2012 年 6 月，海军总医院正式成立海军转化医学中心，并与清华大学开展转化医学战略合作。在这些转化医学研究机构中，政府管理部门、医药企业、医院临床单位、基础研究机构各方均有参与。从研究内容来看，这些转化医学机构研究的领域主要集中在癌症、代谢性相关疾病（如心血管疾病、糖尿病）、老年相关疾病、免疫性疾病及传染性疾病等方面。

2. 转化医学研究体系的形成与发展 转化医学在国内的开展、频繁组织举办的转化医学研讨会及国家出台的一系列政策举措，加快了适合我国国情的转化医学体系的形成。

2007 年和 2008 年，北京协和医院在国内召开了第一届和第二届“国际转化医学大会”。

2009 年 10 月，“第三届中国现代医学研究方法暨学科交叉创新研讨会”在上海召开，主题为“转化医学的理论与实践探讨”。

2010 年 1 月，国内首届“神经系统疾病转化医学高峰论坛”在上海召开，我国神经医学领域首个转化医学项目“脑血管病和中枢神经系统肿瘤综合防治技术的研发、转化与应用”启动。

2010 年 3 月，在杭州举办了“西湖医药国际会议——转化医学”大会。

2010 年 5 月，来自中国、美国、英国、德国和澳大利亚等国家和地区的转化医学领域的科学家在上海举办“国际转化医学学会”筹委组会议，在香港注册成立全世界首个国际转化医学学会。

2010 年 6 月，中国医学科学院、NIH、全球医师组织在北京举办“中美临床和转化医学研究国际论坛”。

2011 年 6 月，由中国工程院、中国医学科学院、NIH、全球医师组织在上海举办“中美临床和转化医学国际论坛”。

2011 年 7 月，北京协和医院举办了“第三届协和转化医学论坛”，协办了“中美临床与转化医学研究国际论坛”。

2011 年 9 月，北京大学系统生物医学研究所举办了“癌症与转化医学”论坛。

2011 年 10 月，干细胞研究同济医院临床转化中心举办了“同济干细胞转化医学国际论坛”。

2012 年 6 月，“中美临床和转化医学国际论坛”在上海举办。

2013 年 6 月，“第四届中美临床和转化医学国际论坛”在北京举办。

2014 年 6 月，中华医学会和中美临床与转化医学国际论坛科学委员会在北京举办了“第五届中美临床和转化医学国际论坛”。

2015 年 6 月，“第六届中美临床和转化医学国际论坛”在杭州举办。

2015 年 10 月，“中国转化医学大会暨中国转化医学联盟成立大会”在杭州召开。

2016 年 6 月，“第七届中美临床与转化医学国际论坛”在北京举行。

另外，我国在国家层面也对转化医学给予了高度的重视和支持。2007 年，卫生部出台了“健康中国 2020”战略规划，提出了应动态性、系统性地转化整合学科，包括基础、临床、预防的转化整合，临床、康复、预防的转化整合，药学、临床、预防的转化整合等，将转化医学纳入国家健康战略，国家通过国家科技支撑计划和卫生部的行业专项，对临床和转化医学研究提供资金和项目上的支持。“健康中国 2020”战略规划中提出的“转化整合”概念结合了系统生物学和系统医学的理论，延伸了国际上的转化医学理念，进一步推动了转化医学理念的发展。“十一五”期间（2006—2010），“863”计划投资 2 亿元支持重大课题“重大疾病的分子分型和个体化治疗”的研究，这也是国际上非常重视的转化研究方向。该项目以心血管疾病、肿瘤、老年神经退行性疾病、精神疾病、糖尿病和慢性肝病为代表的 6 种主要危害我国人民健康的重大慢性疾病为对象，以我国丰富的临床资源和“十一五”期间建立的基因组、蛋白质组、转录组和生物芯片等技术平台为基础，以现代生物技术与临床研究相结合为手段，通过建立重大疾病临床标本库和资料库以及临床试验网络，研究开发针对上述疾病易感人群的筛选、临床前期发现、早期患者诊断及指导个体化治疗相关的特异性分子标志物，建立各种疾病的分子分型标准，研究制定可用于指导临床实践的规范化、个性化和综合治疗的关键技术与方案。

2009 年，“973”计划设立了“基于系统生物医学基础的白血病临床转化研究”项目，为期 4 年半（2010 年 1 月至 2014 年 8 月）完成。2010 年 6 月，时任卫生部部长陈竺即表示将支持国内各级医疗机构和科研院所开展临床医学和转化医学研究。2010 年 10 月，《中共中央关于制定国民经济和社会发展第十二个五年规划的建议》辅导读本中指出：“以转化医学为核心，大力提升医学科技水平，强化医药卫生重点学科建设”。2011 年 7 月，《国家“十二五”科学和技术发展规划》提出了应强化临床医学和转化医学研究、建立转化医学等研发平台。《国家“十二五”科学和技术发展规划》在民生科技示范重点中提出临床医学和转化医学研究要以人类发病率高、死亡率高的重大疾病为研究重点，依托优势临床单位开展多学科交叉临床医学和转化医学研究，建立临床试验基地网络和临床研究技术支持和服务平台，开发评价和验证疾病发病机制、流行病学、早期诊治、药物治疗、个体化治疗等技术和方法，大幅提升我国临床医学水平和转化研究能力。在强化前沿技术研究中提出建立基因测序、蛋白质组学、转化医学等研发平台以及抗体库和疫苗研发基地等措施。2011 年 7 月，《国家自然科学基金“十二五”发展规划》也提出了要重点支持转化医学以及整合医学的研究。

2011 年 11 月，《医学科技发展“十二五”规划》已明确地将“突出临床转化、提高诊疗水平”作为重点任务，并提出针对恶性肿瘤、心脑血管疾病、呼吸系统疾病、损伤与中毒、消化系统疾病、内分泌与代谢性疾病、泌尿生殖系统疾病、神经精神疾病、老年退行性疾病、自身免疫性疾病、血液病、传染病以及口腔、耳鼻喉、眼、皮肤等各科疾病和罕见病，突出临床医学特点，充分发挥中医药（民族医药）特色诊疗优势，优化临床研究模式，大力推动转化医学发展，开发一批急需突破的临床诊疗关键技术，在科学评价的基础上形成一批诊疗技术规范。还提出建立心血管疾病、脑血管疾病、恶性肿瘤、糖尿病等代谢性疾病及精神心理疾病、呼吸系统疾病、出生缺陷等30～50个临床转化医学研究中心。“十二五”期间（2011—2015），“863”计划设立了生物与制药领域的主题项目“干细胞治疗技术临床转化及应用研究”，获得1.3亿元的研究经费，旨在重点研究缺血性心脏病再生修复治疗、终末期肝病的再生修复治疗、恶性血液病放化疗治疗后造血损伤的再生修复治疗、帕金森病等神经退行性疾病及中枢神经系统损伤再生修复治疗等内容，力争在关键技术研究方面取得重大突破，加速干细胞研究的进程，开发相关产品，推动干细胞临床应用与产业化。

2012年7月，国家科学技术部和国家卫生部正式启动国家临床医学研究中心申报工作，并于2013年8月最终确定首批13家国家临床医学研究中心，覆盖了恶性肿瘤、心血管疾病、神经系统疾病、呼吸系统疾病、慢性肾病、代谢性疾病6个领域。

（四）转化医学的内涵及开展模式

转化医学作为医学研究的一个分支，试图在基础研究与临床医疗之间建立更直接的联系。随着转化医学在健康产业中的重要性不断提升，它的精确定义也在不断变化。常被大家强调的是从实验室到病床旁的衔接，而这种衔接反映在转化医学的模式上则是从实验室到病床和从病床到实验室，意图在基础研究与临床医疗之间建立更为直接的联系，即双向转化通道（two-side way），包含完整的双向转化内容（bedside to bench to bedside，B to B to B）。

NIH将生物应用性研究的整体过程分为5部分：①流行病学调查（epidemiology investigation），基础科研工作者应明确所研究疾病的发病率及相应信息；②病因学调查（etiology investigation），了解疾病的致病/保护遗传及环境因素，以便找到治疗方法或生物标志物；③干预设计（intervention design），最大限度地模拟现实患者状态的实验设计；④临床研究（effectiveness trials），临床Ⅰ～Ⅳ期研究，确定药物是否在人体及不同个体间有显著疗效；⑤技术推广（dissemination），提高疾病的预防及治疗药物知识的普及。如上所述，转化医学研究过程是以治疗药物为产出的生物应用性研究，对于产出为器械、方法、机制、规则的研究原理相通，可以完整地体现出“B to B to B”的过程，其中①～③为从病床到实验室的过程，③～⑤为实验室到病床的过程，区别在于前者处于临床研究阶段，而后者可将成果在临床中成熟应用，使得更多的人受益于高新科技发展成果。有学者将①～④的过程称为Ⅰ型转化医学，①～⑤称为Ⅱ型转化医学。赵强元等认为Ⅱ型转化医学是真正的、成功的转化医学，因为其真正得以实际应用，产生了经济和社会效益，而Ⅰ型转化医学是不完全的转化医学。

目前国内外转化医学主要有以下3种发展模式：一是以NCATS为代表的国家级平台模式，二是以欧洲先进转化医学研究基础设施为代表的项目实施模式，三是以美国和中国的转化中心为代表的单体转化中心模式。我国目前因为医疗体系和社会管理模式与欧美等国家有所不同，转化医学的建设可在一定程度上参考欧美等国的成功经验，但在现阶段应根据自身特点，在政府的主导与政策的支持下，加强社会参与，通过规范化、标准化的管理，先行发展单体转化医学中心。

（五）当前转化医学的研究热点

转化医学的特点之一是聚焦于具体疾病，即以人的健康为本，以重大疾病为研究出发点。各种高精尖的医疗设备提高了疾病的诊断水平，使先前主要靠医师个人经验的医学获得了强有力的技术支撑，也加快了经验医学向现代医学迈进的速度，因而疾病的诊断率和治愈率明显提高。但是，慢性疾病造成的健康负担似乎在告诉我们医学学科自身的发展仍然没有达到预期的效果。通过查阅近几年发表的论文也可见一斑，研究内容以重大疾病为主，特别是肿瘤和传染病，尤其是目前热议的恶性肿瘤过度治疗的问题引起了医学界的新一轮思考。借助不断更新的化学治疗药物和放疗技术，是否就能解决恶性肿瘤的问题？是否就能延长患者的生命？目前对我们来说仍然是一个未知数。

肿瘤的相关转化医学研究主要有：①通过结构基因组、分子表型、临床表型之间的关系研究，发现CAAI可作为乳腺癌的独立分子标志物；②前列腺癌代谢产物化学图谱（三维彩色图谱）和前列腺癌中循环肿瘤细胞的定量自动成像系统可用于检测处于早期阶段的前列腺癌；③亚硝基谷胱甘肽还原酶（GSNOR）和雄激素受体对肝癌形成的影响；④磷脂酰肌醇3激酶（PI3K）与肺癌发病的关系；⑤酪氨酸激酶抑制剂治疗肿瘤、急性粒细胞性白血病的诊断和治疗靶点；⑥二氯乙酸盐（DCA）治疗恶性胶质瘤的效果等。

传染病的相关转化医学主要涉及艾滋病、肝炎、流感等，研究内容主要有：①艾滋病的致病机制；②Gilead公司抗逆转录病毒药物Truvada对预防艾滋病的效果；③发现了一类针对非结构蛋白NS4B的丙型肝炎病毒（HCV）的抑制剂；④治疗乙型肝炎的蛋白酶抑制剂药物的抗性研究；⑤H5N1流感致病机制及其与脓血病之间的关系；⑥MF59免疫佐剂可以增强H5N1疫苗的免疫效果；⑦H1N1流感疫苗的研究等。此外，还有通过血液基因表达检测念珠菌病的相关研究。

除肿瘤和传染病相关研究外，转化医学研究领域还涉及心脑血管疾病、代谢性疾病、精神疾病、运动系统疾病、视网膜疾病、遗传性疾病、器官移植等。研究内容主要有：①抗 αVβ3 整联蛋白抑制剂单克隆抗体治疗糖尿病相关动脉粥样硬化；②Kruppel-like factor 15（Klf15）缺乏与心力衰竭及主动脉瘤发生的关系；③促血小板生成素抑制剂抗血栓的安全性和有效性；④基于 bihormonal 闭环控制系统的人造胰脏治疗 1 型糖尿病；⑤以 γ－分泌酶和 BACE1 为靶点的阿尔茨海默病联合治疗新方法；⑥通过恢复控制多巴胺接收器传递的蛋白（GRK6 蛋白）改善帕金森病症状；⑦干细胞治疗帕金森病后的运动障碍；⑧Wnt蛋白具有促进骨再生作用；⑨Sur1 蛋白质与脊髓损伤后病情恶化之间的重要关系；⑩基因治疗脊髓性肌萎缩；⑪威斯科特－奥尔德里奇综合征（Wiskott-Aldrich syndrome）的致病机制研究；⑫CD28 抑制剂能提高终末期器官衰竭患者移植存活率；⑬失眠的致病机制及其对人体的影响等。

另外，赵颖颖等基于共词分析的方法对 2013—2014 年间转化医学研究的相关文献进行聚类分析，出现频度较高的共词为学科间合作、干细胞移植与再生医学、社区参与研究、肿瘤及抗肿瘤药物的研究、动物疾病模型、个性化医学、卒中、神经科学、循证医学、临床试验、药物发现。其中，干细胞移植与再生医学、肿瘤及抗肿瘤药物的研究、动物疾病模型、个性化医学、卒中、神经科学、药物发现等词揭示了目前转化医学研究的热点领域，学科间合作、社区参与研究、循证医学、临床试验等词揭示了当前转化医学研究的主要方法。

通过转化医学研究中心的研究内容来看，疾病研究主要集中于癌症、代谢性相关疾病（心血管疾病、糖尿病）、老年相关疾病（阿尔茨海默病）、免疫性疾病等。诊治技术研究主要集中于疫苗、体外分子诊断、个性化医疗、医用纳米技术和生物影像技术等。

（六）转化医学开展中存在的问题

现阶段，虽然转化医学已成为全球范围内的发展对象，但仍然存在不足之处。例如，各国在慢性疾病、遗传性疾病、基因治疗方面聚集了大量的顶尖人才，投入了巨额的经费，发表了大量的论文并申请了大量专利，慢性疾病的预防、治疗无法从根本上解决；遗传性疾病在诊断方面有所进步，但在治疗上仍无更有效的手段；基因治疗则更多地停留在概念上，距离造福人类健康还存在很大的差距。与巨大的投入相比，产出过低。NIH 每年在医学方面的研究经费高达 200 多亿美元，发表了海量的学术论文，但转化为临床成熟技术的比例有限。我国从 2007 年起，科学引文索引论文数量已逼近美国，世界排名第二，2012 年起与美国持平，数量上大有超越美国的趋势，但每年医学研究成果转化率不足 15%。这种研究与应用之间的脱节势必羁绊生命科学的可持续发展。

另外，我们也应该认识到，我国在转化医学开展中也面临一些问题，归纳总结如下。

1. 自主创新能力不足 在生物医学领域，我国与国外发达国家相比差距较大，拥有自主知识产权的药品少，97% 以上的化学药、90% 以上的生物药都为仿制药；技术进步对医药经济增长的贡献率低，仅为 21%，而发达国家贡献率高达 70%；另外，我国具有自主知识产权的医疗器械极少，大部分依赖进口；原创性临床诊疗技术一直空白，大部分从国外引进。

2. 医学科研整体战略布局缺乏顶层设计 转化医学研究是一项复杂的系统工程，需要在国家层面进行整体的、合理的战略布局。目前，医学研究机构、高校和企业的科研机构未有机地重组和优化；科技与经济活动缺少互动，社会经济发展对卫生事业的支撑和保障作用薄弱；高校医疗企业和政府部门的结合不紧密，政府决策部门的参与度不高；地区间经济发展不均衡，转化医学研究仍主要集中于经济发达的大城市，经济欠发达的中西部城市相关研究比较少。2011 年，美国成立 NCATS，其作用就是通过政府与监管机构、学术与非营利机构、私营企业的密切合作，推动公共和私人医学研究机构资源和成果共享，识别和克服转化医学研究的障碍，从宏观上加速实验室研究成果向临床应用的转化。

3. 转化医学人才缺乏 转化医学需要既掌握实验室研究技术，又有丰富临床实践经验的复合型人才。目前受我国医学教育体制和医疗管理体制的限制，复合型人才普遍缺乏，难以满足转化医学研究的需要。目前，国内从事转化医学研究的人员中，大多数是从事基础科研的研究人员，其他则是临床医师。基础研究人员具有较强的科研能力，但缺乏相关临床工作经验，而临床医师又缺乏系统的科研训练，难以对临床问题提出科学的解决方法，基础研究者与临床医师之间的交流与合作还很薄弱。因此，人才培养已成为转化医学发展的重中之重。

上述问题是影响转化医学发展的主要障碍，需要各方努力，共同推进转化医学发展，以全球化视角，打破国际与国内、临床与实验室之间的藩篱，采用标准化、规范化的技术与手段，在实践中不断探索解决之道。

（七）结核病领域转化医学开展现状

为了应对结核病的严峻威胁，更高效地推动结核病领域的研究工作并将成果实时转化应用到临床中，结核病领域的工作者也在加快开展结核病相关的转化医学研究。

2012 年 2 月，“结核病系统生物学与转化医学研究联合中心筹备会”在中国科学院生物物理研究所召开。会议肯定了结核病从基础研究向转化医学迈进这一思路，指出面对结核病的致病机制和耐药机制产生的复杂性和严重情况，需要科学家针对临床问题，加强基础与临床的结合，从新的切入点、多层次开展研究，整合数据，全面认识结核病。中国科学院生物物理所提出与广东省结核病控制中心、北京胸科医院等联合建立集“基础研究—临床防控—技术平台—孵化基地”于一体的结核病研究网络，以患者为中心，从临床工作中发现和提出问题，由基础研究人员进行深入研究，然后再将基础科研成果快速转化至临床应用中，实现实验室和床旁的有机衔接。

刘志辉对10余年来结核病领域在国家自然科学基金项目评审中获得立项资助的数量进行了粗略统计，2000—2014年分别为1、7、6、14、7、10、13、22、40、52、60、66、69、70和71项，充分说明国家对结核病基础研究的重视程度和结核病基础研究水平均在不断提高。

“十一五”和“十二五”期间，在转化医学理念的指引下，经过政府和社会各界的关注和投入，通过及时调整内部结构、凝练研究方向，结核病转化医学相关的体系、措施已初步形成，并成为医学成果转化的基础。2015年12月，在北京市医院管理局举办的“北京市属医院‘十二五’科技成果展示会暨成果转化与项目合作洽谈会”上，首都医科大学附属北京胸科医院和北京市结核病胸部肿瘤研究所的项目受到了业界的广泛关注，达成多项合作意向，并在大会现场签约合作转化项目一项。

三、结　语

转化医学不是单一的学科或技术，更多的是一种转化的状态，即指从实验室到临床和从临床到实验室。转化医学具有丰富的内涵，它通过现代分子生物技术等各种方法将实验室研究成果转化为临床应用的产品与技术，同时通过临床的观察与分析帮助实验室更好地认识人体与疾病、进行更优化的实验设计来促进基础研究，从而最终实现整体医疗水平的提高，帮助患者解决健康问题。转化医学的迅速发展已引起了世界各国的广泛关注和重视，其发展将推动医学研究从以治疗为主转向预测、预防和个性化医学，加快医学应用科学的发展，为新世纪医学的发展带来根本性改变。作为一个新的多学科交叉的领域，要得以发展和达到成熟并最终推动其他领域的进步，要经过很长时间的积累，需要整合多学科知识，加强交流和联系，相互完善和发展，才能最大限度地发挥转化医学的作用。我国医学科学在迎来新的发展机遇的同时也将面临更大的挑战和严峻的考验。因此，我国可以加速基础研究与中国病例资源优势的深度整合，快速提升我国生物医药研发的原始创新能力，并在重大疾病发病机制上取得突破性进展，最终提高我国的综合实力，为全人类医学科学发展和生命健康做出贡献。

参考文献

1. Mankoff S P，Brander C，Ferrone S，et al. Lost in translation：obstacles to translational medicine. J Transl Med，2004，2（1）：14.

2. 任成山，钱桂生. 支气管肺癌研究的新思维. 中华肺部疾病杂志，2009，2（3）：143－146.

3. 周来新，罗长坤. 中外转化医学发展战略及前瞻. 重庆医学，2012，41（29）：3125－3127.

4. 医学百科——转化医学. http：//www. wiki8. com/zhuanhuayixue_116422/.

5. 钟世镇. 请关注转化医学理念和数字医学. 中国实用妇科与产科杂志，2012，28（1）：3－4.

6. Phagocytes and the "bench-bedside interface". N Engl J Med，1968，278（18）：1014－1016.

7. Choi DW. Bench to bedside：the glutamate connection. Science，1992，258（5080）：241－243.

8. Geraghty J. Adenomatous polyposis coli and translationalmedicine. Lancet，1996，348（9025）：422.

9. Editoria. Human capital in translational research. Nature Reviews Drug Discovery，2008，7（6）：461.

10. 田月，赵志刚. 国内外转化医学及研究机构的发展介绍. 药品评价，2015，12（2）：15－18，35.

11. Woolf SH. The meaning of translational research and why it matters. JAMA，2008，299（2）：211－213.

12. 陈发明，金岩，施松涛，等. 转化医学：十年回顾与展望. 实用口腔医学杂志，2011，27（1）：5－11.

13. Sánchez serrano I. Success in translational research：lessons from the development of bortezomib. Nat Rev Drug Discov，2006，5（2）：107－114.

14. Brander C，Ferrone S，Marincola FM. Rewarding patient-directed research：excellence in translational medicine award. J Transl Med，2006，4：19.

15. 任成山，徐剑铖. 转化医学的概念、研究热点及其前景. 中华肺部疾病杂志，2010，3（6）：456－462.

16. 章燕红，孟立娜. 转化医学的现状和未来. 中华中医药学刊，2013，31（2）：345－357.

17. 刘保成，贺光，贺林. 转化医学：从基础科研到临床应用. 国际遗传学杂志，2010，33（3）：147－150.

18. 赵强元，荣扬，李艳君，等. 关于转化医学的思考. 转化医学杂志，2016，5（3）：140－144.

19. 陈丹霞，安嘉璐，田玲. 转化医学主要模式及其比较研究. 医学分子生物学杂志，

2024（4）：208－213.
20. DiGiusto DL，Krishnan A，Li L，et al. RNA-Based Gene Therapy for HIV with Lentiviral Vector-Modified CD34⁺ Cells in Patients Undergoing Transplantation for AIDS-Related Lymphoma. Science Translational Medicinal Medicine，2010，2（36）：36－43.
21. Wei W，Li B，Hanes MA，et al. *S*-Nitrosylation from GSNORD eficiency Impairs DNA Repair and Promotes Hepatocarcinogenesis. Science Translational Medicinal Medicine，2010，2（19）：13－19.
22. Gustafson AM，Soldi R，Anderlind C，et al. Airway PI3K pathway activation is a nearly and reversible event in lung cancer development. Science Translational Medicinal Medicine，2010，2（26）：25－26.
23. Amin DN，Sergina N，Ahuja DM，et al. Resiliency and Vulnerability in the HER2－HER3 Tumorigenic Driver. Science Translational Medicinal Medicine，2010，2（16）：16－17.
24. O'Connor SL，Lhost JJ，Becker EA，et al. MHC heterozygote advantage in smianimmunod eficiency virus-infected mauritiancynomolgus macaques. Science Translational Medicinal Medicine，2010，2（22）：18－22.
25. London NR，Zhu W，Bozza FA，et al. Targeting Robo4－Dependent Slit Signaling to Survive the Cytokine Stormin Sepsis and Influenza. Science Translational Medicinal Medicine，2010，2（23）：19－23.
26. Koyama S，Aoshi T，Tanimoto T，et al. Plasmacytoid Dendritic Cells Delineate Immunogenicity of Influenza Vaccine Subtypes. Science Translational Medicinal Medicine，2010，2（25）：24－25.
27. El－Khatib FH，Russell SJ，Nathan DM，et al. A Bihormonal Closed Loop Artificial Pancreas forType1 Diabetes. Science Translational Medicineal Medicine，2010，2（27）：27.
28. Gooley JJ，Rajaratnam SMW，Brainard GC，et al. Spectral responses of the human circadian system depend on their radiance and duration of exposure to light. Science Translational Medicinal Medicine，2010，2（31）：31－33.
29. 赵颖颖，张晗，赵玉虹. 基于共词分析的国外转化医学研究热点. 医学信息学杂志，2015，36（2）：51－55.
30. 邹鲜红. 我国医药制造业技术创新效率及其影响因素研究. 长沙：中南大学出版社，2010.
31. 吴卫红，胡德荣. 转化医学：我们要在弯道上超车. 健康报，2013：1.
32. 刘志辉. 一位医学实验室工作者对结核病转化医学的一些理解与思索. 国际医药卫生导报，2015，21（20）：149－151.

第二章　结核病早期研究与发展

第一节 “不治之症”病原体的发现与研究

结核病是人类历史上存在时间最长的疾病之一。考古学证据表明，结核病至少从新石器时代起就已经开始感染史前人类。现代分子遗传学技术利用结核分枝杆菌基因组信息可以更精确地推算出结核分枝杆菌的起源，Gutierrez 等推算结核分枝杆菌 300 万年前已在东非出现，并感染了当时的人类。1904 年在德国海德堡附近出土的新石器时代（公元前 10000 年—公元前 5000 年）人的第 4、5 胸椎有典型的结核性病变，脊柱结核在很多公元前 3000 年的古代木乃伊中都曾被发现，并且最近从埃及木乃伊的组织中扩增出了结核分枝杆菌的 DNA。17 世纪，John Bunyan 曾将结核病称为“所有死亡者的统帅”。在古埃及、古希腊、中世纪和工业革命前，都发现过结核病的存在，当时被称为“肺结核”“淋巴结核”“消耗性疾病”等不同名字。工业革命时期，结核病发病率较高，尤其在欧洲，当时结核病被称作“白色瘟疫”。

人类与结核病的长期斗争过程可归纳为以下几个阶段：结核分枝杆菌被发现以前、1882 年结核分枝杆菌的发现、1921 年卡介苗（BCG）的接种和 1944 年链霉素开启的结核病化学治疗时代。

一、“不治之症”病原体的发现

（一）结核分枝杆菌被发现以前

在古代，大多数人认为结核病是一种家族遗传病或是因为空气不好引起，多采用古老的方式治疗，从静脉放血法、蚂蟥吸血法和应用催吐剂法，到君主触摸淋巴结法和中世纪的海苔包裹患者法，再到 19 世纪的新鲜空气、营养饮食、休息和定量运动疗法。尽管有以上诸多疗法，但当时结核病的死亡率仍很高。

希腊人 Hippocrates（公元前 460 年—公元前 377 年）总结了埃及以往的医学经验和自己的丰富经验，第一次详细记载了肺结核，认为结核病是传染性疾病。罗马时代，Celsus（公元前 43 年—公元 20 年）和 Plinius（公元 23—79 年）对肺结核进行了详细记载，其中提到了气候条件的影响、转地疗法、开放疗法等。罗马的 Galenus（公元 134—201 年）详细地记述了肺结核患者的对症疗法，在山腰干燥地带开设疗养院进行开放疗法、营养疗法。1483—1538 年，意大利的 Fracastoro 在其论文“接触传染病及其治疗”中论述了健康者与肺结核患者一起居住可发病，患者的衣服在 2 年后仍有传染性，接触患者的衣服可感染结核病。1720 年，意大利的 K. Marten 提出肺结核是由眼睛看不到的小生物引起的，并发表有关论文。

虽然人们从古希腊时代就知道肺结核患者有传染性，但是用结核患者的痰标本进行动物实验并成功的是法国的 Klenke（1843），他在家兔耳缘静脉注入肺结核痰标本。经过一段时间观察，在肺、肝内发现结核结节，但由于只对一只家兔进行实验而未被重视。法国的 Villemin（1827—1892）经家兔耳缘静脉接种结核病痰标本，3 个半月后在家兔腹腔发现小黄点，肺内也发现结核病变，其后用患者痰标本进行了各种动物实验，证明患者痰中有病原体。英国学者用豚鼠反复进行实验，确认了 Villemin 报告。1879 年 Cohnheim Chauvean 再次进行实验，证明了 Villemin 实验的正确性，结核病首次被科学地证明为传染病。

（二）结核分枝杆菌的发现

1881 年，Robert Koch 通过显微镜观察和组织染色研究结核病患者组织中的病原菌。在放大数百倍的显微镜下，Robert Koch 并未在病变肺或肝组织中发现任何特殊细菌，于是 Robert Koch 试着给组织染色，在尝试了多种染液均失败后，Robert Koch 又将标本在亚甲蓝溶液中浸泡了很长时间，并在显微镜下观察到了许多蓝色的棒状结构，其长度是宽度的 2 倍。Robert Koch 后来又在结核病患者的其他组织中观察到了这种蓝色的小棒状结构。

当时 Robert Koch 已经意识到实验动物的价值，他无菌切取结核病患者的组织，将其研碎，注入兔子眼球的前房和豚鼠的皮下，观察动物接种试验的结果。接种了结核病患者组织的兔子和豚鼠相继死去，Robert Koch 在无菌条件下解剖了这些死亡动物，发现它们体内也布满了与结核病患者体内一样的结核病灶，染色检查也发现了许多小棒状结构。之后 Robert Koch 又将结核组织注射给豚鼠、狗、猫、鸡、鸽子、家兔、小鼠、大鼠、田鼠和土拨鼠等动物，结果表明，只有在患结核病的人或动物体内才能看到那种小棒状结构，而在任何健康人或动物体内都看不到这种结构。

随后，Robert Koch 希望将患病动物体内的小棒状结构培养成纯细菌后重新注射给动物，但结核分枝杆菌在肉汤培养基中并不生长，Robert Koch 又将牛血清加热灭菌后分装入试管，接种豚鼠的结核组织后放进孵箱，并把温度调节到与豚鼠体温一样。Robert Koch 每天都仔细观察这些培养管，别的细菌通常只要培养两天就会生长，而这一次却什么都没有长，直到第 15 天，Robert Koch 再次用放大镜观察时，看到培养基表面变得毛茸茸的，布满了略微闪光的细微斑块，他立即从中挑取了少量进行涂片、染色、镜检，终于又发现了那种蓝色的小棒状结构。至此，他已经可以肯定这确实是一种杆菌。之后，他又先后从患结核的牛、猴等 43 种动物体内取标本，进行了同样的接种，都获得了相似的结果。Robert Koch 将体外培养成功的纯细菌又注射给各种健康动物，包括豚鼠、猫、鸡、家兔、大鼠、小鼠、乌龟、麻雀、5 只青蛙、3 条鳗鱼和 1 条金鱼。实验结果表明，只有在自然条件下会患结核病的动物才能通过人工接种感染结核病，而自然条件下从不患结核病的动物不能通过人工接种感染这种疾病。至此，Robert Koch 发现了结核病的病原体为结核分枝杆菌。

Robert Koch 在大量科学实践的基础上提出，为了确认某种特定细菌为某种特定疾病的致病菌，必须确认以下几点。

（1）在所有病例中都能发现这种细菌。

（2）把这种细菌从病体中分离出来，并完成纯培养。

（3）将纯细菌接种给健康动物，能引起相应的疾病。

（4）在接种纯细菌而致病的动物身上，仍能获得同种细菌，并仍能在体外实现纯培养。

这被称为“Koch 四原则”。Robert Koch 对结核分枝杆菌的研究充分体现了他自己总结的这些原则。

1882 年 3 月 24 日，Robert Koch 在柏林生理学会上发表了具有重要意义的演讲——“结核病病原学”，宣布结核病的病原体为结核分枝杆菌。这一伟大的发现给结核病的预防、治疗和科研带来了光明，为人类立下了不朽的功勋。据此，3 月 24 日被定为世界结核病日。

（三）结核菌素的发现

在发现结核分枝杆菌后，Robert Koch 制得死结核分枝杆菌的甘油提取液，称为结核菌素（旧结核菌素），他希望此结核菌素能成为治疗结核病的有效“武器”，使患“不治之症”的肺结核患者得救。1890 年在柏林召开的第十届国际医学会议上，Robert Koch 讲述了结核菌素对接种结核分枝杆菌的实验动物可以脱敏，并且可使已经感染的动物的病程停止，达到治疗的目的。这一发现引起了柏林医学界的高度重视，世界各国都希望能够学到该新疗法，但后来实验证实结核菌素给药量较大时能杀死患结核病的豚鼠，也可使人死亡，之后又证明了应用各种剂量甚至最小剂量的结核菌素均对结核病治疗无效且会造成死亡，可见结核菌素不可治愈结核病，人们的希望就此破灭了。1897 年，Robert Koch 制成一种更纯的结核菌素（新结核菌素），治疗结核病的希望复萌，但结果同样令人失望。虽然结核菌素在结核病治疗方面不具有价值，但其诊断价值是不可否认的。结核菌素在检测结核分枝杆菌感染、卡介苗接种效果及其维持时间方面起到了重要作用。

（四）Koch 现象

Robert Koch 在动物实验中发现，未感染和已感染的豚鼠接种结核分枝杆菌所发生的反应存在显著差异。未感染者 10 ~ 14 天后局部逐渐发生肿胀、溃烂直至动物死亡，而伤口不愈合。尸检可见淋巴结肿大，干酪样病变，脾、肝、肺以及全身均有病变。如果把等量的结核分枝杆菌接种给已经患过结核病的豚鼠时，结果完全不同，动物在 24 小时以后即开始出现溃烂，附近淋巴结及其他脏器不发生干酪样病变，局部溃疡不久后即可痊愈，说明其具有相当的抵抗力，这种反应与未感染者完全不同，是一种变态反应，这就是 Koch 现象。该现象对于结核病的发病机制、临床表现及病变的发展具有指导作用。

Koch 现象始终为结核病研究者遵循的原理，当前结核病细胞免疫研究也是在这个基础上发展起来的。变态反应与免疫反应同时存在，两者呈矛盾作用，变态反应是免疫的表现。当结核分枝杆菌抗原致敏了淋巴细胞，可以产生各种因子，激活巨噬细胞吞噬结核分枝杆菌，产生了免疫力。另一方面，机体感染结核分枝杆菌后，淋巴细胞已致敏，当再次感染结核分枝杆菌时，致敏机体内的淋巴细胞又因释放某些淋巴因子而使抗原侵入局部的炎症反应加剧，以致形成干酪坏死溃烂，这种细胞免疫反应就是变态反应所产生的不良后果。Koch 现象也给结核病的免疫学开辟了广阔的道路。

二、结核分枝杆菌的研究

自 Robert Koch 发现结核分枝杆菌以来，科学家一直将研发有效的疫苗、药物和诊断技术作为目标，目前又面临 MDR－TB、结核病与 HIV 双重感染等新难题。结核分枝杆菌基因组的破译、分子生物学方法的发展、耐药分子机制的阐明、新药物分子靶点的探索、结核分枝杆菌特异性分子标志物的确定、致病机制和保护性机制的认识、新疫苗的构建等将为结核病的防治提供有力的武器。

（一）生物学特征

结核分枝杆菌细长略弯曲，有时呈分枝状，抗酸染色阳性，细菌呈红色，为专性需氧菌，无芽孢，无鞭毛。在37℃环境中生长良好，低于30℃不生长，最适 pH 6.5～6.8，在固体培养基上生长缓慢且营养要求高，菌落为乳白色，不透明，表面粗糙，呈颗粒、结节或菜花状。结核分枝杆菌不发酵糖类，但能产生过氧化氢酶，且大多数结核分枝杆菌触酶试验阳性，而热触酶试验阴性。因结核分枝杆菌细胞壁中含大量的脂质，故对有些理化因素有较强的抵抗力，在干燥痰中可存活 6～8 个月，在空气尘埃中其传染性可保持 8～10 天，耐寒冷。但结核分枝杆菌对酒精、湿热、紫外线的抵抗力较弱，75%的酒精作用数分钟、62～63℃加热 15 分钟或煮沸、日光直接照射数小时均可杀死结核分枝杆菌，故结核病患者的衣服、书籍等可直接在日光照射下消毒。结核分枝杆菌不含内毒素，也不产生外毒素和侵袭性酶类，其致病主要与细菌在组织细胞内大量增殖引起的炎症反应、菌体成分和代谢产物的毒性作用以及造成的机体免疫病理损伤有关。此外，结核分枝杆菌随着环境的改变易发生菌落形态、毒力、L 型及耐药性变异。

（二）基因组学研究

1975 年 Sanger 发明的 DNA 测序法对实现 DNA 序列分析起了关键作用。目前，DNA 测序已经实现了仪器的自动化操作，这为结核分枝杆菌在基因水平上的研究提供了方便。1998 年，英国、法国、美国、丹麦四国专家合作完成了结核分枝杆菌 H37Rv 的全基因组测序，成为结核分枝杆菌研究的又一里程碑，标志着结核分枝杆菌的研究进入了一个崭新的后基因组研究阶段。H37Rv 全基因组序列约 4411529 bp，4000 个基因，G＋C 含量较高（平均含量为 65.6%），其基因序列高度保守。3924 个开放阅读框（ORF）中，有 187 个参与脂类代谢和细胞壁合成，360 个参与细胞壁代谢，66 个参与脂类合成，287 个参与能量代谢，95 个参与氨基酸合成，38 个与毒力相关，69 个参与 DNA 合成，约 10% 编码两大类不相关的富含甘氨酸的酸性蛋白。所编码的蛋白有功能的约占40%，可能有功能的为44%，而16%为首次发现的蛋白。

随着DNA测序技术的进步和价格的降低，目前全球已完成近千株结核分枝杆菌临床分离株的全基因组测序。结核分枝杆菌基因组特征包括丰富的脂肪酸代谢基因、特有的*PE/PPE－PGRS*基因家族、较多的重复序列等。比较基因组提示结核分枝杆菌的成簇性较强。RNA－Seq发现结核分枝杆菌基因组存在大量非编码RNA，包括较长的5’和3’不翻译区、反义转录物、基因间小RNA。部分RNA的丰度在稳定期增加，在慢性感染小鼠的肺部积累量特别大，说明可能与毒力相关，其转录后调控可能与结核分枝杆菌极强的适应能力有关。

（三）蛋白质组学研究

蛋白质一直被认为是生命功能的主要执行者。蛋白质组即细胞、组织或机体在特定时间和空间表达的所有蛋白质。蛋白质组学则以蛋白质组为研究对象，分析细胞内动态变化的蛋白质组成成分、表达水平与修饰状态，了解蛋白质之间的相互作用与联系，在整体水平上研究蛋白质的组成与调控的活动规律，并由此在更深层次上获得对疾病过程、细胞生理和生化过程以及调控网络广泛而完整的认识。通过分离亚细胞组分、富集细胞膜组分，利用液相色谱－质谱鉴定了结核分枝杆菌的细胞壁、细胞膜、细胞质、裂解物和分泌产物，得到了1051个蛋白质。质谱数据和基因组数据参照鉴定了3176个蛋白质。代谢标记鉴定了结核分枝杆菌低氧应答蛋白质组（包括细胞组分和分泌蛋白质）。双向电泳发现结核分枝杆菌（H37Rv和CDC 1551）蛋白质组约有1750个点的差异。异烟肼耐药和敏感临床菌株之间的差异蛋白多为膜蛋白，耐药菌株5个蛋白质会上调：Rv1446c、Rv3028c、Rv0491、Rv2971和Rv2145。结核分枝杆菌在好氧和厌氧条件下的蛋白质组差异点有50个（某一条件下特有或者高丰度），质谱鉴定了其中的16个。

2003年前后，来自全球13个国家的31所大学和科研机构成立了结核病结构基因组学研究团队，目标是解析400个结核分枝杆菌药物靶标点的结构。通过生物信息学、物理和物种特异性、蛋白质系统进化谱、Rosetta Stone方法、生化途径相关性、蛋白质溶解性、蛋白质或者功能域大小、缺乏真核同源性等标准，确定研究对象，分析药物靶点、药物－蛋白质相互作用，建立了结核分枝杆菌蛋白质组比较数据库（Mycobacterium Tuberculosis Proteome Comparison Database，MTB－PCDB）。通过高阶聚类方法建立全基因组水平连锁图，建立了结核分枝杆菌蛋白质网络图谱并实现可视化。同步众包（crowd sourcing）和社交网络法（social networking method）建立了从“联系到解码”（connect to decode，C2D）的方法，获得了第一个也是最大的结核分枝杆菌相互作用组－相互作用组途径（interactome pathway，IPW），包括通过2575个由相互作用功能联系起来的1434个蛋白质，分为基因调控、信号传递、代谢、结构复合体形成等类别。功能注释量为基因组的87%。IPW以STRING为基础的网络寻找核心蛋白，得到副作用可能最小的候选药物靶标17个，其中5个已经通过生化或者遗传学实验证实。结核分枝杆菌的4000多个开放阅读框中，有结构的为312个。计算方法可以进行结构注释，大约2877个开放阅读框用基于Fold的功能和新结合位点配体偶联方法和新算法进行了注释（http：//proline. physics. iisc. ernet. in/Tbstructuralannotation）。

（四）耐药分子机制研究

编码抗结核分枝杆菌药物靶点及相关代谢酶的染色体基因突变是结核分枝杆菌耐药产生的主要机制，另外菌体细胞膜通透性改变、外排泵活性改变或产生药物降解、灭活酶等也可导致耐药。结核分枝杆菌耐利福平主要是由于其作用靶点RNA聚合酶β亚单位的编码基因（*rpoB*）突变所致。DNA测序的结果表明，超过95%的耐利福平的结核分枝杆菌在*rpoB*基因81－bp的热点区域（密码子507～533）有突变。此外，还有多位点的同时突变、缺失、插入等。514位和533位密码子突变可导致低水平耐药，而*D516V*、*H526Y*、*H526D*、*S531L*这4个位点的突变在利福平高耐药性的结核分枝杆菌中较常见。异烟肼耐药涉及多个基因，主要包括过氧化氢－过氧化物酶的编码基因*katG*、参与分枝菌酸生物合成的烯酰基还原酶编码基因*inhA*、编码烷基－氢过氧化物还原酶的*ahpC*基因、编码β－酮酰基载体蛋白合成酶的*kasA*基因以及调节分枝菌氧化－应激的*oxyR*基因等，其中，发生率最高的基因突变是*katG S315T*和*inhA*－15*C*－*T*，约占异烟肼耐药株的80%。乙胺丁醇耐药与阿拉伯糖基转移酶的编码基因*embABC*操纵子表达增加或突变有关，过度表达产生低度耐药，基因突变产生高度耐药。该操纵子由*embA*、*embB*和*embC*基因构成。36%～69%耐乙胺丁醇分离株有*embB*基因突变，其中306位密码子突变占90%。核糖体蛋白S12编码基因（*rpsL*）和16S rRNA基因（*rrs*）突变是结核分枝杆菌耐链霉素的主要原因，临床分离的耐链霉素菌株中，*rpsL*基因与*rrs*基因的突变频率分别为50%和20%左右。吡嗪酰胺耐药主要是由于其吡嗪酰胺酶编码基因（*pncA*）和启动子突变所致，点突变较常见，插入突变或缺失仅占少数，至今已经证实的突变形式至少有170余种。DNA旋转酶的A、B亚单位编码基因（*gyrA*、*gyrB*）突变会导致结核分枝杆菌对喹诺酮类药物耐药，*gyrA*突变导致高度耐药，*gyrB*突变导致低度耐药。喹诺酮类药物的主要作用位点在*gyrA*的67～106位氨基酸保守区，目前细菌耐喹诺酮基因突变几乎都在该区域。因此，该区域被认为是喹诺酮耐药决定区。卡那霉素及其衍生物阿米卡星耐药是由*rrs*基因突变所致，*rrs*基因突变频率为67.4%，最常见的突变是*A*1401*G*，少数分离株为*C*1402*T*或*A/G*1484*T*，这些突变主要发生于高水平耐药株。胸腺嘧啶核苷酸合成酶基因（*thyA*）突变可导致对氨基水杨酸耐药，研究发现*thyA*有多个多态性位点，其中*T*202*A*的突变与耐药相关。耐多药是因为多种药物靶基因发生突变，染色体多个相互独立基因自发突变的逐步累加是产生耐多药结核分枝杆菌（MDR－MTB）的分子基础。

（五）毒力相关基因研究

结核分枝杆菌侵入人体后，有些感染者发展为重症结核，有些成为潜伏感染者，未出现活动性结核病的症状和表现。不同毒力的结核分枝杆菌感染巨噬细胞后可诱导宿主细胞产生不同转归。在结核病的发生过程中，毒力起着重要作用，因为只有毒力菌株才可致病。结核分枝杆菌毒力相关基因的研究有助于探索结核分枝杆菌与宿主之间的复杂关系，阐明结核分枝杆菌的致病机制。

目前已发现一些与结核分枝杆菌致病相关蛋白的编码基因。①分泌系统：致病菌和宿主细胞相互作用的一个特点是将毒力因子分泌到胞外或定位到细菌表面，结核分枝杆菌的培养滤液中含有缺少传统信号序列的蛋白，表明在结核分枝杆菌中存在新的蛋白分泌系统，编码基因包括 *cfpl0*、*east6*、*erp*、*fbpA*、*glnAl*、*lpqH* 等；②细胞表面分子及分泌蛋白：结核分枝杆菌的细胞壁除了含有细胞膜、肽聚糖层外，还富含疏水分枝菌酸、长链脂肪酸及其特殊的脂类和糖脂等，这些特殊的成分使得结核分枝杆菌表面具有很强的疏水性，并在其致病过程中具有特殊作用，编码基因包括 *acr*、*fadD26*、*fadD28*、*hbhA*、*LAM*、*pcaA*、*mcel*、*mce3*、*mce4*、*mmpL7*、*mas*、*mmaA4*、*ompA* 等；③细胞代谢相关因子：许多病原菌在感染过程中可由于某些必需的营养物质或辅助因子的影响而丧失其致病性，如碳源、氨基酸、嘌呤、嘧啶、镁离子和铁离子等，编码基因包括 *icll*、*icl2*、*fadD33*、*ideR*、*katG*、*leuD*、*lipF*、*mgtC*、*mbtB*，*narG*、*nuoG*、*picA*、*plcB*、*plcC*、*plcD*、*proC*、*panC*、*panD*、*purC*、*sodA*、*sodC*、*trpD* 等；④转录调节因子：转录因子控制许多基因的转录，利用定点突变技术使某些转录基因失活，发现了许多对结核分枝杆菌致病性具有重要作用的基因，如 *dosR*、*hspR*、*ivg*、*mprA*、*phoP*、*prrA*、*sisA*、*sigF*、*sigE*、*sigH*、*whiB3* 等。

（六）结核病易感性相关基因的研究

结核分枝杆菌感染和发病易感性的研究有助于阐明结核分枝杆菌的致病机制，筛选结核病易感人群，加强重点预防，降低结核病的感染率和发病率。目前已发现了一些与结核病易感性相关的基因。①自然抵抗相关巨噬细胞蛋白 1 基因（*Nramp1*）中有 4 个多态性与结核易感性相关，即 5'（*CA*）*n*、*D543N*、3'*uTR* 和 *INT4* 多态性；②人类白细胞抗原（HLA）Ⅰ类基因 *HLA*－*B*（如 *B5*、*B8*、*B27*、*B62*）可能是易感基因，*HLA*－Ⅱ类基因中，主要是 *HLA*－*DR* 和 *DQ0* 基因与结核病发病相关，其中，易感基因有 *HLA*－*DRB1**07、*HLA*－*DRB1**09、*HLA*－*DRB1**14、*HLA*－*DRB1**15、*HLA*－*DRB1**16、*HLA*－*DRB1**1302、*HLA*－*DRB1**1501、*HLA*－*DRB1**0803、*HLA*－*DRB1**08032、*DQA1**0101、*DQA1**0303、*DQB1**02、*DQB1**05、*DQB1**050、*DQB1**1501、

*DQB*1 * 0301、*DQB*1 * 0501、*DQB*1 * 0502、*DQB*1 * 060，HLA－Ⅲ类基因与结核病的相关性尚存争议；③细胞因子，如 γ 干扰素受体 1（IFN－γR1）、IFN－γR2、信号转导和转录激活子 1（STAT1）、白细胞介素（IL）－12 受体 β_1 亚单位（IL－12Rβ1）、IL－12 p40 亚单位（IL－12p40）、IL－18Rα－69C/T、单核细胞趋化蛋白－1（MCP－1）、肿瘤坏死因子－β（TNF－β）等编码基因多态性与结核病易感性相关；④*Toll* 样受体 8 基因的 4 个多态性（*rs3788935*、*rs 3761624*、*rs3764879*、*rs3764880*）与男性结核病易感性相关，研究发现这 4 个基因的 SNP 位点完全连锁，其中 *rs3738935* GA/AA 基因型比 GG 基因型更易患结核病；⑤其他：免疫调节激素维生素 D 受体（VDR）基因 *VDR－Fokl* 和 *VDR－ff*、甘露糖结合植物凝集素（MBL）、*Spl* 10、*CYP－E*1、一氧化氮合酶－2（NOS－2）基因与结核病也有一定的关联性。

（七）结核病疫苗的研发

保护易感人群是控制传染性疾病的重要环节，如何提高人们对结核病的免疫力是全球面临的较为急迫的问题。自 Robert Koch 发现结核病的病原菌后，人们就开始了对结核病疫苗的研究。1908 年，法国 Pasteur 研究所的 Caimette 和 Guerin 利用从牛乳中分离出的牛型结核分枝杆菌，经 13 年 200 多代的减毒培养后，得到一株减毒牛型结核分枝杆菌，该减毒活疫苗就根据两位学者姓名命名为卡介苗（Bacille Calmette-Guerin）。1921 年卡介苗首次用于人体接种，1924 年在世界各国推广，1977 年被纳入 WHO 扩大免疫规划。从 20 世纪 20 年代以来，卡介苗已在 180 多个国家对 30 多亿人进行了接种。卡介苗具有众多优势，包括安全性高、价格低廉、毒副作用及并发症少。在与结核病这种古老疾病的斗争中，卡介苗曾经起到重要作用。接种卡介苗可有效预防儿童粟粒性结核和结核性脑膜炎等严重结核病的发生，还可以减少人体感染结核分枝杆菌的风险。但卡介苗亦具有局限性，在不同地区进行的临床调查中，卡介苗对成人肺结核的保护效率差别很大（0～80%），此外，卡介苗只对预防原发性结核病有效，对已感染结核分枝杆菌的患者没有保护作用。因此，研制新型结核病疫苗迫在眉睫。

目前，国内外结核病疫苗研究的种类主要有下列 3 种：全菌体疫苗、亚单位疫苗和基因疫苗。全菌体疫苗菌株是减毒活菌株或灭活但菌体结构完整的死菌株，活菌株可以是通过数代培养而减毒的结核分枝杆菌（如卡介苗），也可以是非致病性的分枝杆菌（如耻垢分枝杆菌），还可以将卡介苗菌株进行基因改造而增加其免疫原性或减少其毒力（如重组卡介苗）；灭活疫苗是将菌株灭活，保留了菌体内免疫原性物质，但不致病（如牛型分枝杆菌）。全菌体疫苗主要包括重组卡介苗、营养缺陷性疫苗、前细胞凋亡疫苗、非致病性分枝杆菌疫苗、全菌体分枝杆菌灭活疫苗等。亚单位疫苗是指结核分枝杆菌生长过程中表达的很多分子量不等的蛋白质，主要有分泌型蛋白、热休克蛋白、膜蛋白、酶蛋白等，而其中有免疫保护作用的主要是一些分泌型蛋白和少数内源性蛋白，将有免疫保护作用的蛋白分离纯化制成疫苗，即为亚单位疫苗，主要包括分泌产物型、单一蛋白成分疫苗、复合体疫苗、融合蛋白疫苗、超抗原型疫苗等。基因疫苗是指将编码某种目标抗原蛋白的基因置于真核表达载体的调控组件之下构建而成，通过宿主细胞的转录系统合成抗原蛋白，诱导机体产生针对该抗原免疫应答反应的表达颗粒，主要包括单价基因疫苗、联合多价 DNA 疫苗、转基因植物疫苗等。

经过长期和大量的临床前研究，结核病新疫苗正逐步进入临床试验阶段。我国是结核病高负担国家，国家对结核病疫苗的研发越来越重视。国内一些著名研究机构或免疫学实验室也纷纷加入了结核病新疫苗研发的队伍中，并取得了一定进展，但目前还没有任何一种候选疫苗具有彻底清除结核分枝杆菌的能力。为了达到消灭结核病的目标，疫苗需要能够清除潜伏在感染人群中的休眠菌或能够阻止结核分枝杆菌感染健康人群。为达到该目标，最可能的策略是利用异源初免－加强免疫策略，即用具有更高活性的卡介苗疫苗进行初免，再辅以包含结核分枝杆菌不同活动期抗原的高效疫苗进行加强免疫。该策略对于疫苗免疫效果的增强，尤其是对成人肺结核保护力的增强具有重要意义。

（八）抗结核药物研究

结核病的治疗主要依赖化学治疗。1944 年，链霉素开始被用于治疗结核病，拉开了抗结核化学治疗的序幕，但是随后发现结核分枝杆菌对链霉素会发生快速耐药且概率较高，导致使用链霉素治疗的患者与未使用者的死亡率相近。20 世纪 50～60 年代，以异烟肼为主体的化学治疗方案广泛应用，其中应用最广泛的化学治疗方案是强化期使用异烟肼、链霉素和对氨基水杨酸，巩固期使用异烟肼和对氨基水杨酸，疗程长达 1.5 年。研究发现，联合使用这些药物不仅能增强抗结核的疗效，降低药物毒性，更能预防耐药的发生，自此联合用药的化学治疗原则得以建立。1966 年，利福平被研发并作为抗结核化学治疗方案中的重要元素。20 世纪 70 年代后，随着吡嗪酰胺联合异烟肼和链霉素后迅速杀灭持留菌的作用被发现，标准抗结核短程化学治疗方案，即 2 个月强化期异烟肼、利福平、吡嗪酰胺、链霉素或乙胺丁醇四联治疗，继而 4 个月巩固期异烟肼和利福平二联治疗模式基本建立，结核病疫情逐年下降。虽然使用 2HRZE（S）/4HR 的化学治疗方案治疗新发结核病患者的治愈率在 95% 以上，但是相对于其他细菌感染性疾病来说，这一方案不仅所包含的药物多，所需的疗程仍然较长，而且这些药物的不良反应发生率较高，这些无疑均会影响患者对治疗的依从性，而一旦患者服药不规律甚至自行停药，不仅不能治愈疾病，而且会导致耐药的发生。

未来的抗结核药物和化学治疗方案应该具有以下特点：高效、抗耐药性、高安全性、超短程化学治疗、少药联合和服药方便。目前，除了对一些现有抗结核药物进行结构改造，如新大环内酯类、氨基糖苷类、吡嗪酰胺类、氨硫脲衍生物、吩嗪类衍生物等，研究者也在进行具有全新作用机制化合物的筛选，现已发现了很多具有抗结核活性的新化合物，为结核病治疗带来了希望。同时，抗结核药物新靶点的发现、全新作用机制抗结核药物的筛选以及结核治疗的靶向给药系统等研究，都取得了可喜的成果，为人类有效控制结核病奠定了基础。原有药物的重新开发利用主要包括环丝氨酸和氯法齐明，这两种药物均是在20世纪50年代研发的，但由于药物毒副反应较严重和临床治疗效果不明显，此后在临床上应用较少，但随着耐药结核病的出现，这两种药物在耐药结核病，特别是MDR－TB和广泛耐药结核病（XDR－TB）中的应用越来越多，特别是近几年氯法齐明在治疗耐药结核病方面获得了成功。目前研发的重点在氯法齐明的构效改造上，已有一些衍生物的出现，如TBB－Ⅰ等，希望降低副反应并增加疗效。已知具有抗结核作用的抗菌药物主要包括氟喹诺酮类抗菌药物，这类药物是在20世纪70年代作为抗菌药物被研发的，但在抗结核活性的筛选中发现其具有较好的抗结核活性，主要药物有左氧氟沙星、加替沙星和莫西沙星等，目前已成为耐药结核病的主要治疗药物。噁唑烷酮类药物主要包括利奈唑胺及PNU1000480，主要用于耐甲氧西林的金黄色葡萄球菌的治疗。近几年，陆续有研究发现利奈唑胺具有较好的抗结核作用。2012年，新英格兰医学杂志报道了韩国的研究，证明利奈唑胺在治疗6个月时有87%的XDR－TB患者痰细菌培养阴转。目前国际上正在研发多种抗结核药物，多数处在Ⅰ～Ⅲ期临床试验中。目前进行研究的还包括在原有药物基础上进行的构效改造，希望降低副反应，提高疗效，如乙胺丁醇类似物SQ109、SQ609、SQ641，吡嗪酰胺的衍生物，大环内酯类药物以及吩嗪类药物等。另外，还有对先导化合物，如Dlarglgninoline、基因*inhA*抑制剂等化合物的研究。

结核分枝杆菌携带庞大的生命信息，迄今人类所了解的只是冰山一角，尚需深入研究蛋白质与蛋白质之间、蛋白质与其他生物大分子之间的相互作用和作用方式，以进一步揭示结核分枝杆菌的致病机制、耐药机制，阐明人类对结核分枝杆菌的免疫清除机制，发现新的抗结核靶点和结核病诊断的分子标志物，为研制新型诊断试剂、抗结核药物和结核病新疫苗奠定基础。

参考文献

1. Gutierrez MC，Brisse S，Brosch R，et al. Ancient origin and gene mosaicism of the progenitor of Mycobacterium tuberculosis. PloSPathog，2005，1：e5.

2. Cave AJE. The evidence for the incidence of tuberculosis in ancient Egypt. Br JTuberc, 1939, 33: 142 – 152.

3. Morse D, Brothwell DR, Ucko PJ. Tuberculosis in ancient Egypt. Am Rev Respir Dis, 1964, 90: 5224 – 5541.

4. Morse D. Tuberculosis. In: Brothwell D, Sandison AT, editors. Diseases in antiquity. A survey of the diseases, injuries and surgery of early populations. Springfield, IL: Charles C. Thomas, 1967.

5. Zimmerman MR. Pulmonary and osseous tuberculosis in an Egyptian mummy. Bull NY Acad Med, 1979, 55: 604 – 608.

6. Nerlich AG, Haas CJ, Zink A, et al. Molecular evidence for tuberculosis in an ancient Egyptian mummy. Lancet, 1997, 350: 1404.

7. Crube'zy E', Ludes B, Poveda J – D, et al. Identification of Mycobacterium DNA in an Egyptian Pott's disease of 5400 years old. C R Acad Sci Paris (Sciences de la vie), 1998, 321: 941 – 951.

8. Meachen GN. A short history of tuberculosis. London: Staples Press Limited, 1936.

9. Daniel TM. Captain of death: the story of tuberculosis. Rochester, NY: University of Rochester Press, 1997.

10. Coar T. The aphorisms of Hippocrates with a Translation into Latin, and English. Birmingham, AB: Gryphon Editions, 1982.

11. Doetsch RN. Benjamin Marten and his "New Theory of Consumptions". Microbiol Rev, 1978, 42: 521 – 528.

12. Major RH. Classic descriptions of disease, 3rd ed. Springfield, IL: Charles C. Thomas, 1945.

13. Daniel TM. Captain of death: the story of tuberculosis. Rochester, NY: University of Rochester Press, 1997.

14. Koch R. Dieaetiologie der tuberculose, a translation by Berna Pinner and Max Pinner with an introduction by Allen K. Krause. Am Rev Tuberc, 1932, 25: 285 – 323.

15. Daniel TM. Robert Koch and the pathogenesis of tuberculosis. Int JTuberc Lung Dis, 2005, 9: 1181 – 1182.

16. Koch R. Uberbakteriologischeforschung. Verhandlungen des X internationalenmedizenischenkongresses, Berlin. Germany: August Hirschwald, 1890.

17. Daniel TM. Robert Koch and the pathogenesis of tuberculosis. Int JTuberc Lung Dis, 2005, 9 (11): 1181 – 1182.

18. Kaufmann SH. Robert Koch, the Nobel Prize, and the ongoing threat of tuberculosis. N

Engl J Med, 2005, 353 (23): 2423 – 2426.
19. Koch R. Weiteremitteilungen uber einheilmittelgegen tuberculose. Dtsch Med Wschr, 1891, 17: 101 – 102.
20. Cole ST, Brosch R, Parkhill J, et al. Deciphering the biology of Mycobacterium tuberculosis from the complete genome sequence. Nature, 1998, 393 (6685): 537 – 544.
21. Alland D, Whittam TS, Murray MB, et al. Modeling bacterial evolution with comparative-genome-based marker systems: application to Mycobacterium tuberculosis evolution and pathogenesis. Journal of Bacteriology, 2003, 185 (11): 3392 – 3399.
22. Pellin D, Miotto P, Ambrosi A, et al. A genome-wide identification analysis of small regulatory RNAs in Mycobacterium tuberculosis by RNA-Seq and conservation analysis. PLoS One, 2012, 7 (3): e32723.
23. 夏其昌，曾嵘. 蛋白质化学与蛋白质组学. 北京：科学出版社，2004：233 – 234.
24. Bell C, Smith GT, Sweredoski MJ, et al. Characterization of the Mycobacterium tuberculosis proteome by liquid chromatography mass spectrometry-based proteomics techniques: a comprehensive resource for tuberculosis research. Journal of Proteome Research, 2012, 11 (1): 119 – 130.
25. Kelkar DS, Kumar D, Kumar P, et al. Proteogenomic analysis of Mycobacterium tuberculosis by high resolution mass spectrometry. Molecular & Cellular Proteomics, 2011, 10 (12): M111. 011627.
26. Rosenkrands I, Slayden RA, Crawford J, et al. Hypoxic response of Mycobacterium tuberculosis studied by metabolic labeling and proteome analysis of cellular and extracellular proteins. Journal of Bacteriology, 2002, 184 (13): 3485 – 3491.
27. Betts JC, Dodson P, Quan S, et al. Comparison of the proteome of Mycobacterium tuberculosis strain H37Rv with clinical isolate CDC 1551. Microbiology, 2000, 146 (Pt 12): 3205 – 3216.
28. Jiang X, Zhang W, Gao F, et al. Comparison of the proteome of isoniazid-resistant and susceptible strains of Mycobacterium tuberculosis. Microbial Drug Resistance, 2006, 12 (4): 231 – 238.
29. Starck J, Kallenius G, Marklund BI, et al. Comparative proteome analysis of Mycobacterium tuberculosis grown under aerobic and anaerobic conditions. Microbiology, 2004, 150 (Pt 11): 3821 – 3829.
30. Goulding CW, Perry LJ, Anderson D, et al. Structural genomics of Mycobacterium tuberculosis: a preliminary report of progress at UCLA. Biophysical Chemistry, 2003, 105 (2/3): 361 – 370.

31. Jena L, Wankhade G, Kumar S, et al. MTB－PCDB: Mycobacterium tuberculosis proteome comparison database. Bioinformation, 2011, 6 (3): 131－133.

32. Strong M, Graeber TG, Beeby M, et al. Visualization and interpretation of protein networks in Mycobacterium tuberculosis based on hierarchical clustering of genome-wide functional linkage maps. Nucleic Acids Research, 2003, 31 (24): 7099－7109.

33. Vashisht R, Mondal AK, Jain A, et al. Crowd sourcing a new paradigm for interactome driven drug target identification in Mycobacterium tuberculosis. PLoS One, 2012, 7 (7): e39808.

34. Gillespie SH. Evolution of drug resistance in Mycobacterium tuberculosis: clinical and molecular perspective. Antimicrob Agents Chemother, 2002, 46 (2): 267－274.

35. Dorman SE, Chaisson RE. From magic bullets back to the magic mountain: the rise of extensively drug-resistant tuberculosis. Nat Med, 2007, 13 (3): 295－298.

36. Cavusoglu C, Turhan A, Akinci P, et al. Evaluation of the Genotype MTBDR assay for rapid detection of rifampin and isoniazid resistance in Mycobacterium tuberculosis isolates. Clin. Microbiol, 2006, 44: 2338－2342.

37. Huitric E, Werngren J, Jureen P, et al. Resistance levels and *rpoB* gene mutations among in vitro-selected rifampin-resistant Mycobacterium tuberculosis mutants. Antimicrob. Agents Chemother, 2006, 50: 2860－2862.

38. Rigouts L. Newly developed primers for comprehensive amplification of the *rpoB* gene and detection of rifampin resistance in Mycobacterium tuberculosis. Clin Microbiol, 2007, 45: 252－254.

39. Madania A, Habous M, Zarzour H, et al. Characterization of mutations causing rifampicin and isoniazid resistance of Mycobacterium tuberculosis in Syria. Pol J Microbiol, 2012, 61 (1): 23－32.

40. Dalla Costa ER, Ribeiro MO, Silva MS, et al. Correlations of mutations in *katG*, *oxyR*－*ahpC* and *inhA* genes and in vitro susceptibility in Mycobacterium tuberculosis clinical strains segregated by spoligotype families from tuberculosis prevalent countries in South America. BMC Microbiol, 2009, 9: 39.

41. Ramaswamy SV, Reich R, Dou SJ, et al. Single nucleotide polymorphisms in genes associated with isoniazid resistance in Mycobacterium tuberculosis. Antimicrob Agents Chemother, 2003, 47 (4): 1241－1250.

42. Conde MB. Moxifloxacin versus ethambutol in the initial treatment of tuberculosis: a double-blind, randomised, controlled phase II trial. Lancet, 2009, 373: 1183－1189.

43. 谢彤，李桂莲，巨韩芳，等. 116 株结核分枝杆菌链霉素耐药菌株 *rpsL* 和 *rrs* 基因突变特征研究. 中国防痨杂志，2010，32（10）：636－638.

44. Gu Y，Yu X，Jiang G，et al. Pyrazinamide resistance among multidrug-resistant tuberculosis clinical isolates in a national referral center of China and its correlations with *pncA*，*rpsA*，and *panD* gene mutations. Diagn Microbiol Infect Dis，2016，84（3）：207－211.
45. Chen J，Chen Z，Li Y，et al. Characterization of *gyrA* and *gyrB* mutations and fluoroquinolone resistance in Mycobacterium tuberculosis clinical isolates from Hubei Province，China. Braz J Infect Dis，2012，16（2）：136－141.
46. Feuerriegel S，Koser C，Trube L，et al. Thr202Ala in *thyA* is a marker for the Latin American Mediterranean lineage of the Mycobacterium tuberculosis complex rather than para-aminosalicylic acid resistance. Antimicrob Agents Chemother，2010，54（11）：4794－4798.
47. Smith I. Mycobacterium tuberculosis pathogenesis and molecular determinants of virulence. Clin Microbiol Rev，2003，16（3）：463－496.
48. Fernando SL，Britton WJ. Genetic susceptibility to mycobacterial disease in humans. Immunol Cell Biol，2006，84（2）：125－137.
49. Fine PE. Variation in protection by BCG：implications of and for heterologous immunity. Lancet，1995，346（8986）：1339－1345.
50. McMurray DN. Recent progress in the development and testing of vaccines against human tuberculosis. Int JParasitol，2003，33（5－6）：547－554.
51. Sable SB，Plikaytis BB，Shinnick TM. Tuberculosis subunit vaccine development：impact of physicochemical properties of mycobacterial test antigens. Vaccine，2007，25（9）：1553－1566.
52. Lowrie DB. DNA vaccines for therapy of tuberculosis：where are we now? Vaccine，2006，24（12）：1983－1989.
53. Kaufmann SH. The contribution of immunology to the rational design of novel antibacterial vaccines. Nat Rev Microbiol，2007，5（7）：491－504.
54. Fox W，Sutherland I，Daniels M. A five-year assessment of patients in a controlled trial of streptomycin in pulmonary tuberculosis；report to the Tuberculosis Chemotherapy Trials Committee of the Medical Research Council. Q J Med，1954，23（91）：347－366.
55. Mitchison D，Davies G. The chemotherapy of tuberculosis：past，present and future. Int J Tuberc Lung Dis，2012，16（6）：724－732.
56. VanDeun A，Maug AK，Salim MA，et al. Short，highly effective，and inexpensive standardized treatment of multidrug-resistant tuberculosis. Am J Respir Crit Care Med，

2010，182（5）：684－692.

57. Lee M，Lee J，Carroll MW，et al. Linezolid for treatment of chronic extensively drug-resistant tuberculosis. N Engl J Med，2012，367（16）：1508－1518.

第二节　卡介苗的发现与应用

卡介苗为目前预防结核病唯一可用的疫苗，是由牛型结核分枝杆菌经231次连续传代后形成的减毒疫苗株。卡介苗无致病性，有免疫原性，免疫机体后可以作为初次感染而使机体获得对结核分枝杆菌的免疫力。卡介苗对儿童原发性结核病、血行播散型结核病及结核性脑膜炎有显著的预防效果，但在婴幼儿时期接种卡介苗并不能预防青少年及成人结核病的发生。卡介苗对青少年和成人保护效果差异较大，不同地区、不同人群的保护力从0～80%不等。另外，HIV感染者无法通过接种卡介苗获得对结核分枝杆菌感染的保护。

一、卡介苗的发现

众所周知，结核病是一种古老的传染病，严重威胁着人类健康与生命，至今全世界每年仍有约两百万人死于结核病。早在一百多年前，人们并不知道结核病的致病元凶，直到1882年，德国伟大的微生物学家Robert Koch发现结核分枝杆菌是结核病的致病菌。自此以后，人们一直在寻找能够预防结核感染的免疫制剂，包括结核菌素、极小剂量的结核活菌、各种方法处理的结核死菌等，但均因效果不佳而终止研究。法国医师Albert Calmette和兽医Camille Guérin总结了以往预防结核病的免疫制剂研究，认为只有活菌才能产生免疫，关键在于研究出一种能降低结核分枝杆菌毒力而不影响其免疫原性的方法。根据科学家Louis Pasteur关于变更结核分枝杆菌培养条件可以改变其毒力的学说，1908年，他们以获赠得到的一株强毒型牛型结核分枝杆菌（法国科学家 Nocard 1902 年从患结核性乳腺炎的奶牛身上分离得到）开始进行相关试验，首先将 3mg 该菌通过静脉注射感染小牛，数周后导致小牛发生进行性结核病死亡，证明该菌株为强毒株，再将该菌培养在 5% 甘油牛胆汁的马铃薯培养基上，每隔 2～3 周移种一次为一代，至 30 代时，将 3mg 该菌注射小牛未致死。其后，将结核毒菌注射至该小牛时不引起发病，而对照组的牛则很快死去，证明该菌毒力降低的同时能使动物产生获得性免疫力。此后的 13 年中，经过 231 次的连续传代，1920 年 Albert Calmette 在巴黎宣布该菌株的致病毒力完全消失。1921 年，动物实验结果证明这株牛型结核分枝杆菌失去了毒力，其感染牛、豚鼠、小鼠、猴和家兔都不能引起进行性结核病变，但能使动物产生免疫力，达到了疫苗菌株的标准。1928 年，法国召开了国家科学大会，为纪念两位科学家的功劳，将该菌株命名为卡介苗（Bacillus Calmette-Guérin，BCG）。

1921 年 7 月 1 日，WeillHalle 首次将卡介苗应用于人体，用口服法对一个母亲因结核病死亡的婴儿进行接种，在其出生后第 3 天、第 5 天和第 7 天给予口服卡介苗。婴儿和患有结核病的外祖母一起生活，由于这个孩子服用了卡介苗，经观察，其在数年内发育良好，一生都没有得结核病。1924 年，给予 317 名儿童口服卡介苗，效果显著，证明其预防结核病安全、有效，从而在全球得以推广应用。

正当人们对卡介苗预防结核病的作用满怀信心之时，1930 年发生了不幸的德国吕伯克城（Lübeck）事件，250 名口服了吕伯克城市立医院制造的卡介苗的新生儿在 4～6 周后有 73 人死亡，135 人感染结核分枝杆菌（后期恢复）。这一灾难性的新闻使世界大为震惊，后来经过 20 个月的仔细调查才真相大白，吕伯克城市立医院院长从巴黎巴斯德研究所引进了卡介苗菌种，在本医院实验室制造口服疫苗，但是工作人员误将一株毒力很强的人型结核分枝杆菌当成卡介苗菌种，该毒菌能发出绿色荧光，与一般的卡介苗菌种有本质的区别，因而导致了如此惨痛的后果。调查结果虽然肯定了卡介苗是无害的，但人们对卡介苗的安全问题产生了怀疑，曾一度阻碍了卡介苗在欧洲的推广使用。从此，世界各地制造卡介苗的实验室均实行隔离制度，严格管理，未再发生此类事件。

二、卡介苗的菌种

卡介苗的第一个正式临床研究于 1937 年在北美印第安人中进行，直到 20 世纪 40 年代后期，一些临床研究都显示卡介苗能很好地预防结核病。自此，原始的卡介苗培养物被分发到世界各地实验室，各地实验室采用传代培养的方式保存菌种。不同实验室各自建立了传代方法，多数实验室是在土豆胆汁或土豆苏通培养基上进行传代与保存，这种传代方式延续应用到 40 年代中期，在许多地区一直应用到 50～60 年代。经过长期传代，卡介苗在生物学特性、免疫学特性、保护效果和剩余毒力等方面产生了显著差异，形成了不同卡介菌亚株。直到 1965 年，WHO 采纳了干燥卡介苗的制造与检定规程，其中规定，卡介苗的生产须采用冻干种子批系统（seed lot system），各实验室才将其菌种传代代次固定。目前，全球使用的 90% 以上的卡介苗是由以下 4 种主要菌株制备的：法国巴斯德 1173 P2 株、丹麦 1331 株、从丹麦菌株衍生的格兰素 1077 株以及日本 172 株。我国卡介苗生产用菌种系丹麦国立血清研究所丹麦 823 株的子代菌株，经上海生物制品研究所连续在无胆汁苏通培养基传代 10 次而得。为了确保菌株特性的稳定性，于 1974 年将菌株冻干保存，称为卡介苗 D_2PB302 菌株。

（一）国际上常用卡介苗菌株

1. 巴斯德菌株（Pasteur1173P2） 1921—1932 年，采用土豆胆汁、土豆甘油肉汤及土豆苏通培养基 3 种方式对卡介苗进行传代。1932 年以后停止应用土豆甘油肉汤传代方法，一直到 1942 年均采用土豆苏通培养基保存菌株，每传 2～3 代后，代之以土豆胆汁传 2～3 代。1947 年后继续采用土豆苏通培养基传代法，每年仅中断 1～2 次，代之以土豆胆汁传 2～3 代。这种传代方法在 1961 年停用，1961 年起开始采用冻干种子批制造卡介苗。

2. 丹麦卡介苗子代菌株（Danish 1331） 1931 年哥本哈根研究所从巴斯德研究所引进第 423 代卡介苗菌种，在土豆胆汁培养基与苏通培养基表面膜上交替传代，1949—1966 年全部在苏通培养基上传代。1958 年，种子培养物从哥本哈根运至东京卡介苗实验室制备了冻干种子批，并运回哥本哈根实验室。1966 年起将冻干种子批用于丹麦卡介苗的常规生产。哥本哈根国立血清研究所也为其他国家供应冻干种子批，包括英国和捷克。

3. 英国卡介苗子代菌株（Glaxo 1077） 1954 年用丹麦国立血清研究所供应的 1077 代种子培养物制备了冻干种子批。每 3 个月在改良罗氏培养基上复苏一次，得到传代主培养物；将冻干主培养物在同样的培养基上每月传代一次可得到新鲜培养物。

4. 日本卡介苗子代菌株（Jap172 或 Tokyo172－1） 原始菌种于 1925 年取自巴斯德研究所，并在土豆胆汁培养基上连续传代。1960 年从胆汁土豆培养基上第 172 代种子培养物制备的种子批称为 172 代菌株。该批菌株的一部分在 1965 年被用作第一个卡介苗国际参考品。日本东京卡介苗实验室将其送往捷克作为种子批。

（二）我国卡介苗菌种（BCG D_2PB302）

1. 我国卡介苗菌种的背景 我国卡介苗制备始于 1933 年，王良自巴斯德研究所带回卡介苗菌种，于重庆建立了第一个卡介苗实验室。1937 年，上海巴斯德研究所刘永纯医师开始制造卡介苗，11 年中接种了 7500 人次。1948 年，陈正仁、魏锡华及朱宗尧医师赴丹麦学习考察卡介苗的制造与使用情况，并引进丹麦亚株 823，分别在北京及上海试制与试用，该菌株分别保存于原天坛中央防疫处和上海生物制品研究所。此后，由于培养方式的差异逐渐形成我国卡介苗两大生产用菌株（北京株 D1 和上海株 D2）。另外，兰州生物制品研究所从中国药品生物制品检定所取用了一株上海株，经多年培养也发生变异，形成与上海株差异甚大的兰州株；成都生物制品研究所使用菌株为北京株，随后发现北京株的生产与使用均不理想，1986 年后又改用兰州株；长春生物制品研究所最初使用北京株，1982 年后研制巴西株，由于生产技术上的原因，1986 年起使用日本 172 株为生产菌株。自此，我国五大卡介苗生产基地分别使用北京株 D1、上海株 D2、兰州株和日本 172 株进行生产。随着冻干菌苗取代液体菌苗以及 WHO 卡介苗质控规程在我国的实施，由生产菌种不同造成菌苗质量差异的现象更为突出。在此情况下，中国药品生物制品检定所联合各生物制品研究所，对我国生产用卡介苗菌株进行系统的生物学、免疫学、动物效力评价以及临床安全性和效力的比较研究，最终确定在动物实验中具有良好抗结核保护力、制成冻干菌苗热稳定性好、大规模人群接种具有良好免疫原性和低接种反应的上海 D2 菌株作为我国卡介苗唯一的生产用菌株。

2. 我国现行生产用卡介苗 D2 菌株传代保存方法的演变 上海 D2 菌株系丹麦国立血清研究所卡介苗 -823 株的子代菌株，其传代保存方法大致归纳为四个阶段：第一阶段用原法苏通培养基连续传代保存，但数次移种后发现生长渐趋缓慢，菌膜显得粗糙；第二阶段用苏通马铃薯培养基连续传代，结果是马铃薯切面上菌苔生长旺盛，但下端液体表面之菌膜生长缓慢，约两周才能长满且粗糙，以致影响进一步扩大传代；第三阶段用甘油马铃薯培养基连续传代，其菌苔与菌膜生长均不理想；第四阶段移种于 5% 甘油胆汁马铃薯培养基，经 38℃ 培养 14 天后，再移种于苏通马铃薯培养基培养两周，两者交替传代，则马铃薯下端苏通液表面在两周左右即长满一层薄而多皱且富于弹性的菌膜，此膜适合苏通一代与二代的扩大，以后即以此法保存菌种。为确保菌株特性的稳定，1974 年将 PB 302 代菌种冻干保存。

长期交替保存于胆汁马铃薯与苏通马铃薯培养基的 D2 菌株，经长期观察有以下特性：培养于综合苏通培养基的菌膜生长快、薄而多皱并富于弹性，适合扩大传代，生产稳定，对热耐受力较强，骆氏鸡蛋培养基上菌落多数为非扩散型，免疫效果好，但反应性稍强。经与巴西株进行接种后反应及免疫效果进行比较研究，发现上海 D2 株接种阳转率明显高于巴西株，但异常淋巴反应发生率亦明显高于巴西株，并且 D2 菌株接种后淋巴反应发生率与活菌数密切相关，活菌数多则发生率高。接种后异常淋巴反应的影响因素除与菌苗的活菌数有关外，还与菌种特性、菌膜菌龄及接种技术等关系密切。为降低接种后淋巴反应的发生率，在种子批建立的传代方法研究过程中探索出了一种纱膜传代法，并以此法建立了种子批。纱膜传代法生产疫苗的临床考核结果证明，纱膜法降低了疫苗接种后的淋巴反应发生率，而免疫阳转率仍高达 95% 以上。

三、卡介苗的生产

在冻干卡介苗问世以前，大多数卡介苗制造中心是在土豆培养基上连续传代保存菌种的。生产时，将苏通培养基上表面膜的一部分种入含有苏通培养基的瓶中，收获第 2 代或更多代次的膜制备菌苗。使用冻干种子批制备时，除初次培养外，其他传代程序相似。丹麦制备中心使用的方法是每 10 天直接传代 1 次，从一个瓶的苏通培养基表面形成的膜连续传至另一瓶苏通培养基的表面，收获的菌膜被用于制造菌苗，此种方法被称为表面浮膜培养技术，是最经典的卡介苗生产方法，也是应用最广泛的方法，目前世界上有 20 多个国家采用该方法。

我国卡介苗生产采用表面浮膜培养技术，原液生产工艺可分为菌种接种与培养、菌液收集和研磨两个阶段，大致工艺可概括如下。启开工作种子批菌种，接种于苏通马铃薯培养基，培养一段时间，挑取发育良好的菌膜移种于液体苏通培养基表面（S1），37～39℃静置培养，连续在液体苏通培养基上培养 2～3 次（S2 或 S3），收集 S2 或 S3 菌膜制成 100mg/ml 的菌悬液。取适量菌悬液接种入液体苏通培养基中（S 纱），37～39℃静置培养，在液体表面逐渐形成菌膜即为纱膜。用 S 纱在液体苏通培养基上传代 2～3 次，成为纱膜第 2 代或第 3 代，培养的第 2 代或第 3 代纱膜可用于制备卡介苗。菌种自启开至最终收获物的传代数不能超过 12 代，每代培养结束后，应逐瓶检查，若有污染、湿膜、浑浊等情况应废弃。

收集菌膜压干后称湿重，移入盛有不锈钢珠的瓶内，钢珠与菌体的比例应根据研磨机转速控制在适宜的范围内，并尽可能在低温下研磨或用手工研磨，加入适量无致敏原稳定剂稀释成一定浓度的卡介苗菌体原液。对卡介苗原液进行纯菌检查和浓度测定，向原液中加入稳定剂，制成 1mg/ml 或 0.5mg/ml 的半成品。对半成品进行纯菌检查、浓度测定、沉降率测定、活菌数测定及活力测定，然后分装冻干，干燥完毕后立即进行真空封口，即为卡介苗成品。

英国、瑞士和荷兰等国家采用深层培养技术制备卡介苗。将冻干菌种开启重溶后种入改良罗氏鸡蛋培养基表面，在罗氏培养基上至少传 2 代，第 3 代在液体 Dubos 培养基中深层培养，液体培养基中通常需要加 Tween80 或 Triton WR1339。卡介菌在液体培养基中呈均匀、分散的生长，然后离心收集菌体、洗涤，再离心收集菌，加保护液，稀释，分装冻干，干燥完毕后立即进行真空封口，即为卡介苗成品。

四、卡介苗的质量控制

疫苗的质量安全性、有效性和一致性，除了依赖于对疫苗的全面检定，更重要的是生产过程中科学、严格的质量控制。卡介苗的质量控制包括生产过程中的质量控制与成品的质量控制。

（一）生产过程中的质量控制

1. 种子批的质量控制 历史上曾因卡介苗生产用菌种被误用而出现严重不良反应的深刻教训，严格控制卡介苗生产用菌种十分重要，严禁使用通过动物传代的菌种制造卡介苗。

生产用菌种采用种子批系统，原始种子批应验明其记录、历史、来源和生物学特性。从原代种子批传代、扩增后冻存为主种子批，从主种子批制备工作种子批。主种子批和工作种子批的各种特性应与原始种子批一致。卡介苗种子批生产前应进行严格检定，检定合格后方可用于生产。

2. 菌种培养和传代中的质量控制 卡介苗作为一种减毒活疫苗，菌种的安全、可靠至关重要。首先，必须严格按照种子批管理系统启用和保存菌种，严禁使用通过动物传代的菌种制造卡介苗。其次，菌种传代和培养的质量直接影响疫苗质量。采用表面浮膜培养技术，培养过程中表面菌膜的质量至关重要，通常液体表面形成生长快、薄而多皱并富于弹性的菌膜，适合扩大传代。冻干菌种在马铃薯培养基上培养获得的菌种如果不能及时传代，可于 2～8℃ 保存，但保存时间不得超过 2 个月。生产过程中，为了简化程序和降低工作量，可将传代过程中获得的纱膜移入冷藏室中保存，下次生产时可直接将纱膜接种至苏通培养基中，而不必每次生产都用马铃薯培养基获取第一代菌膜，但纱膜在冷藏室的保存时间应控制在 2 个月以内，并且每代纱膜均需进行纯菌检查。在传代过程中，每代培养结束后，均需逐瓶检查，若有污染、湿膜、浑浊等情况应予废弃。另外，应确保菌种自启开至最终收获物传代数不能超过 12 代，以保证疫苗的质量稳定。菌种培养过程中，应将温度控制在 37～39℃，培养时间也应严格控制。

3. 培养基的质量控制 卡介苗生产用培养基为苏通马铃薯培养基、胆汁马铃薯培养基或液体苏通培养基。通常，卡介菌培养第一代即冻干菌种的复苏，使用苏通马铃薯培养基或胆汁马铃薯培养基，以后各代培养均使用液体苏通培养基。通常将液体培养菌膜直接转至液体培养基，待接种培养基使用谷氨酸钠作为氮源，其他各代培养多用天冬素作为氮源。

4. 原液收集和合并（菌体收集和研磨）中的质量控制 培养结束后，应逐瓶检查，若有污染、湿膜、浑浊等情况应废弃。收集菌膜压干，移入盛有不锈钢珠的瓶内，钢珠与菌体的比例应根据研磨机转速控制在适宜的范围内，并尽可能在低温下研磨。加入适量无致敏原稳定剂稀释，制成原液。

由于菌膜压干程度不同，同样湿重下疫苗所含实际活菌量不同。同样，菌体经研磨后获得大小不一的菌团，菌团大小可能和临床上卡介苗的不良反应有关，通常菌团越大，越易引起局部反应并可在淋巴结滞留而引起强反应。因此，钢珠与菌体的比例应根据研磨机转速控制在适宜范围内，研磨时间也应根据菌量确定。同时，应对菌液均匀度进行监测，以保证生产过程的一致性。总之，在菌体收集、压干和研磨过程中，应对压力和研磨转速及时间设计相应的过程参数进行充分验证。

（二）成品的质量控制

成品的质量控制包括生物学与物理检定、安全性检定、效力检定及稳定性评价等。

1. 生物学与物理检定 每批疫苗须做鉴别试验，包括抗酸染色涂片检查，抗酸染色应是抗酸杆菌，细菌形态与特性符合卡介菌特征。同时，应进行分子生物学电泳指纹图谱的检查，特异性鉴别卡介苗。应进行制品外观、水分、渗透压、溶解度等检测。

2. 安全性检定

（1）纯菌检查。按现行药典无菌检查法进行，观察 14 天，无其他杂菌污染。

（2）无有毒结核分枝杆菌试验。用结核菌素（PPD）试验（10U）阴性，体重 300 ~ 400g 的同性别健康豚鼠 6 只，每只皮下注射相当于 50 人份的冻干皮内注射用卡介苗，每 2 周称重一次，观察 6 周，动物体重不应减轻；同时，解剖检查每只动物，若肝、脾、肺等脏器无结核病变，该批疫苗即为合格。

3. 效力检定

（1）有效成分活菌数试验，卡介苗是活菌疫苗，活菌决定疫苗的效力，因此，活菌数试验是卡介苗重要的质控指标。每批成品均需进行活菌数测定，培养 4 ~ 5 周，计数活菌含量。

（2）动物效力测定，PPD 试验能反映卡介苗接种后机体产生免疫反应的情况。通常情况下，只有免疫成功，才能出现 PPD 反应，因此质控中的动物效力测定是反映卡介苗制品免疫力的指标。用 PPD 试验（10U）阴性，体重 300 ~ 400g 的同性健康豚鼠 4 只，每只皮下注射 0. 5mg 的冻干皮内注射用卡介苗，注射 5 周后皮内注射结核菌素纯蛋白衍化物（PPD）10U/0. 2ml，注射 24 小时后观察结果及局部硬结反应直径大小。

4. 稳定性评价 卡介苗是活菌疫苗，活菌易受到环境温度的影响而导致活菌数改变，进而影响疫苗的质量，因此，对制品进行热稳定性试验以评价疫苗的稳定性。

每批成品抽取 5 支疫苗，稀释并混合后进行活菌数测定，培养 4 ~ 5 周，计数活菌含量，同时取冻干后疫苗在 37 ~ 39℃ 放置 28 天进行加速破坏试验，测定放置后样品的活菌数，与2~8℃保存的同一批疫苗同时进行比较，计算存活的百分率。活菌数与热稳定性试验可以同时进行。

五、卡介苗接种

（一）接种对象

1974年，WHO将卡介苗列入扩大免疫规划，并主张在尚无可能开展控制结核病规划的国家或地区应首先开展卡介苗接种工作。在结核病疫情仍较严重的国家或地区，应尽早进行新生儿普种，普种年龄及次数根据具体情况决定。我国根据1979年全国结核病流行病调查结果，确定接种对象以新生儿为主，入伍新兵、大学新生及边远地区外出人员亦应列入初种对象。鉴于卡介苗是活菌免疫，免疫力随着时间延长而降低。所以我国当时规定：在新生儿初种的基础上，每隔3~4年复种一次，7岁和12岁再各复种一次。

1995年WHO发布了《关于卡介苗复种预防结核病声明》，认为卡介苗复种效果无法得到证实，WHO不提倡复种，说明中提出对任何人都无须进行多次复种。该声明发表后，实施卡介苗复种政策的国家陆续停止复种，我国卫生部于1997年通知全国，停止卡介苗复种政策。

然而，随着20世纪末大量结核病患者的出现，HIV感染和艾滋病疫情蔓延及结核分枝杆菌耐药性的产生，WHO在大量文献和专家讨论的基础上，于2004年又发布了关于卡介苗的立场文件。在该立场文件中，WHO的主要建议包括：结核病高负担地区应在婴儿出生后尽快接种卡介苗；某些国家还在开展加强免疫，但这种策略的价值尚未得到证实；如受接种者在接种后PPD试验呈阴性，也可复种；通常不建议在成人中接种卡介苗，但对PPD试验呈阴性而又不可避免地会密切接触多重耐药结核病患者的人，则可考虑接种卡介苗。我国作为结核高负担国家之一，目前卡介苗接种政策遵循WHO出生后尽早接种的建议，在出生后第一时间接种卡介苗，卡介苗说明书中明确接种对象为出生3个月以内的婴儿或用5U PPD试验阴性的儿童。

在认真比较WHO 2004年的立场文件和1995年声明的相关建议后可以发现：2004年WHO关于卡介苗接种立场文件基本否定了1995年声明中的相关建议，肯定了PPD试验阴性为卡介苗接种的指征；卡介苗接种对PPD试验阳性人群无效，但PPD试验呈阴性的成人可以接种卡介苗。目前我国人民解放军一直实行对PPD试验阴性的入伍新兵接种卡介苗的策略，同时对于未接种的少数民族青少年实施补种措施。

（二）接种方法

目前国际上卡介苗接种方法主要有皮内注射法和皮上划痕（针刺）法。皮内注射法接种剂量准确，结核菌素阳转率高，为 WHO 推荐的接种方法。我国采用皮内注射法，注射前先消毒上臂外侧三角肌中部略下处的皮肤，然后用无菌的 1ml 注射器吸取摇匀的疫苗，皮内注射 0.1ml。皮上划痕（针刺）法采用高浓度疫苗，涂抹在划痕（针刺）的皮肤表面，划痕（针刺）需适度，不宜过浅或过深，需要医务人员掌握很好的划痕（针刺）技术。

（三）接种禁忌

凡发烧、早产或未成熟、病理性黄疸及皮疹、先天畸形等非健康新生儿不予接种，包括但不限于下列情况：①对已知该疫苗的任何成分过敏者；②患急性疾病、严重慢性疾病、处于慢性疾病的急性发作期和发热者；③免疫缺陷、免疫功能低下（包括 HIV 感染者）或者正在接受免疫抑制治疗者；④患脑病、未控制的癫痫和其他进行性神经系统疾病患者；⑤患湿疹者或其他皮肤病患者；⑥妊娠期女性。

（四）接种注意事项

（1）严禁皮下或肌内注射。

（2）接种卡介苗的注射器应专用，不得用于其他注射，以防止发生化脓反应。

（3）开启疫苗瓶和注射时，切勿使消毒剂接触疫苗。

（4）疫苗瓶有裂纹、标签不清或失效者、疫苗复溶后出现浑浊等外观异常者均不得使用。

（5）疫苗瓶开启后应立即使用，如需放置，应在 2～8℃容器内储存，并于 30 分钟内用完；使用时应注意避光，剩余均应废弃。

（6）应备有肾上腺素等药物，以备偶有发生严重超敏反应时急救用。接种者在接种后应在现场观察至少 30 分钟。

（7）注射免疫球蛋白者应至少间隔 1 个月以上再接种本品，以免影响免疫效果。

（8）疫苗严禁冻结。

（9）接种后 12 周进行卡介苗接种考核，无卡痕者如 PPD 皮肤试验阴性，则需补种卡介苗。

（五）接种后反应

卡介苗接种后一般无全身性反应。接种局部及局部淋巴结反应类似自然感染后的原发复合征，属于正常现象，无须处理（包括局部反应和局部不超过 10mm 的淋巴结反应）。接种后异常反应包括淋巴结炎、局部脓肿、过敏性皮疹、过敏性休克、瘢痕疙瘩、过敏性紫癜、骨髓炎、全身播散性卡介菌病等。异常反应应及时诊治，其中瘢痕疙瘩切忌手术切除，可以局部封闭治疗。卡介苗接种的异常反应经治疗一般均能痊愈，对儿童健康尚未见明显的不良影响，但全身播散性卡介菌病预后较差。

六、卡介苗预防效果

卡介苗对儿童结核性脑膜炎或粟粒性结核病的保护效果已得到公认，但对肺结核的保护效果一直有争议。

1995 年，WHO 在《关于卡介苗复种预防结核病的声明》中对卡介苗的效果进行了评述，认为卡介苗既不能预防原发性结核分枝杆菌感染，也不能预防大量传染性肺结核，因此不能降低社区中的结核病传播，其依据是 1927—1968 年完成的 19 项临床试验研究中发现卡介苗保护效果相差悬殊，其保护效果为 0 ~ 80%。其中，最引人注意的是 1968 年南印度 Chingleput 地区观察 26 万人的一项大规模国际研究，结果显示卡介苗只能提供低水平的保护作用（15 年平均保护力仅 17%）。与上述研究结论相反的是英国医学研究委员会（BMRC）1972 年的报告，对 14 ~ 15 岁无活动性结核、家庭内无结核病患者的少年随机分组，严格对照，进行长达 15 年以上的逐年观察，结果显示：①卡介苗对结核病具有显著的预防作用，15 年间使结核病发病率减少 78%；②卡介苗对结核性脑膜炎、粟粒型结核病的预防作用最突出，未接种组出现 10 例患者而接种组无 1 例患者；③卡介苗预防作用在接种后第 1 个 5 年内高达 80%，高峰在 2. 5 ~ 5 年，10 ~ 15 年效果仍高达 59%。

同时，1995 年 WHO 在《关于卡介苗复种预防结核病的声明》中不提倡复种，对任何人都无须进行多次复种，理由是卡介苗复种无效。

由于卡介苗被认为对结核病的预防效果有限，人们一直致力于结核新疫苗的研发，然而随着第一个结核新疫苗（MVA85A）临床试验在 2013 年宣布失败，卡介苗对结核病的预防保护效果重新引起了人们的思考与评估。

2013 年，英国 NIHR 发表了卡介苗对结核病预防效果的研究报告，是迄今为止收集数据最多的系统回顾与荟萃分析。该文综合分析的结论为：卡介苗对结核病的预防保护效果存在变异，主要原因是临床研究中没有剔除研究对象已被结核分枝杆菌致敏和研究现场靠近赤道［受非结核分枝杆菌（NTM）影响］这两个因素，这两个因素则可解释卡介苗无效的大部分临床研究；卡介苗对结核病有预防作用，保护有效期长达 10 年之久；由于大多数临床研究随访时间不够长，以至于未观察到卡介苗是否存在更长的保护期，仅有的 1 项临床研究结果表明卡介苗保护效力可超过 15 年；针对卡介苗长期保护效力研究的缺失，并不能作为判断卡介苗对成人无效的证据。该研究最后建议，考虑到目前仍缺乏卡介苗长久保护效力的临床证据，有必要进行卡介苗更长时间保护效果的研究，且研究时应考虑受试者接种卡介苗时的 PPD 试验反应状态。

根据 NIHR 的观点及 WHO 2004 年立场文件指出的“在 PPD 试验阳性个体中（无

论其阳性结果是否由 NTM、结核分枝杆菌或卡介苗所致)，接种卡介苗并不能提高其对结核病的免疫力”。上述观点实际上是明确了卡介苗的接种对象应为 PPD 试验阴性的个体。

以此为基础，再来分析得出结论为卡介苗无效的印度 Chingleput 临床研究，可以发现，该研究的受试者多为 PPD 试验阳性者。该研究对入选人群是否感染结核分枝杆菌进行检测，阴性以 3U PPD - S ≤7mm 为判断标准，结果显示，研究总人数为 260000，仅 115500 名受试者为阴性，但按照国际惯例，通常以 5U PPD - S≤5mm 为阴性判断标准。因此，其筛选出的阴性人群由于采用低剂量皮试试剂的同时采用高判断标准，极可能存在大量结核分枝杆菌实际感染者；阳性则以 3U PPD - S≥12mm 为分界标准，结果在 15 岁以上的各年龄组人群中，男性阳性率高达 62% ~86%，女性阳性率为 48. 5% ~72. 3%。该研究同时对人群是否感染 NTM 进行检测，结果发现，研究人群感染率随年龄增加而升高。其中，1 ~4 岁组感染率为 34%，5 ~9 岁组感染率为 67%，10 ~19 岁组感染率为 92%，成人中 NTM 感染率更高，达 90%。由此可见，该研究人群特点是青少年及成人结核分枝杆菌感染率高，且全人群 NTM 感染率异常高，不符合卡介苗接种对象应为 PPD 试验阴性者的要求。因此，该研究的结果只能证明卡介苗对已感染结核分枝杆菌或 NTM 的人群无效，对未感染人群无效的结论尚无确切证据，仅单纯凭此认为卡介苗对成人无保护作用的理由不充分。

由于卡介苗的接种对象应为 PPD 试验阴性的个体，以此为基础分析卡介苗复种的研究，发现复种临床研究中，有的研究人群未做 PPD 试验，有的研究未将感染人群与未感染人群分开，也有的研究未进行未感染人群复种与未复种的比较，如马拉维进行卡介苗复种研究的入选对象为有卡痕者，并非 PPD 试验阴性人群，研究对象与拟进行二次加强免疫的人群不一致。巴西开展的一项针对 7 ~14 岁儿童的随机研究表明，在远离赤道区，重复接种卡介苗能提供 19% 的抗结核保护，而近赤道区的抗结核保护率仅为 1%，该研究未对加强免疫人群进行限定。另外，中国香港地区的一项队列研究对加强接种人群进行了筛选，结果显示，PPD 试验阴性的卡介苗加强免疫组结核病年发病率为 0. 125%，而未入选组自然发病率为 0. 129%，二者无差异，但该试验未提供 PPD 试验阴性未加强免疫人群的发病率。由此可见，卡介苗加强免疫并无统一的评价方式，同时，由于加强免疫接种者对结核分枝杆菌敏感程度不一致、免疫接种时间各异，接种者所处的环境不同，导致提出的卡介苗进行二次加强免疫接种无效的观点显得不可信，因此，已有的卡介苗复种临床研究结果确实不能证明卡介苗复种的效果。而在结核分枝杆菌感染的筛查中，通常会发现两个或多个卡痕者结核菌感染率较一个或无卡痕者低。

2014 年，Roy 等发表了卡介苗对儿童保护作用的系统评价，结果显示以预防活动性结核为评价指标，卡介苗接种的保护率为 71%；以预防感染后发病为评价指标，卡介苗接种的保护率为58%；以预防感染为评价指标，卡介苗接种的保护率为27%。结论是卡介苗不限于预防结核病发病，同样能预防感染后发病。

总之，卡介苗作为目前预防结核病唯一可用的疫苗，结核病预防效果不尽如人意，与其本身的三个缺陷有关。第一，卡介苗菌种在减毒及随后的传代过程中，基因组丢失了很多缺失区（RD），有的RD涉及的ORF是编码具有免疫原性的保护性抗原，如与结核分枝杆菌相比，卡介苗菌株不能分泌ESAT－6、CFP－10等与抗结核保护力相关的抗原。第二，卡介苗对PPD试验阳性者无效，这部分人群包括结核分枝杆菌感染者、NTM感染者及卡介苗接种者。第三，卡介苗免疫为感染免疫，接种后随着活菌在体内的减少，其诱导的免疫保护力也逐渐降低，远期保护效果不佳，具体表现为在婴幼儿时期接种不能预防青少年及成人结核病。因此，结核病的预防不能仅仅依靠卡介苗，还要综合考虑人群的免疫及感染状态。根据人群的免疫状态和结核分枝杆菌感染状态不同，选择不同的预防方式，接种不同类型的疫苗可能是结核病预防的方向。例如，对未感染结核分枝杆菌（包括结核分枝杆菌感染和卡介苗接种）的人群可以直接接种卡介苗来预防结核病，而接种过卡介苗的人群则应根据体内卡介苗特异性免疫反应是否消失选择不同的疫苗接种。如特异性免疫反应已经消失，可以考虑再接种卡介苗，如特异性免疫反应未消失，则可以接种能加强卡介苗保护作用的疫苗。对于已感染结核分枝杆菌尚未发病、处于潜伏期的人群，则需要接种能够预防休眠期结核分枝杆菌活化的疫苗。当然，对接种人群免疫状态的认识是构建结核病免疫预防策略的基础，也影响着结核新疫苗的研究方向。

卡介苗在我国接种历史已经有近60年，人群接种率超过95%，绝大多数儿童和成人都接种过至少1剂卡介苗，但我国肺结核疫情仍不容乐观，有学者直接得出卡介苗预防结核病效果欠佳的结论。然而，如果认真分析国际上现有的临床数据，不难发现应根据结核病待预防人群免疫状态和感染状态的不同予以区别对待，认为卡介苗对所有人均无效恐怕并不科学。另外，从我国最近两次结核病流行病学调查结果分析中也可以发现，我国培阴结核病患者与无症状结核患者占结核病患者总数的比例明显上升。例如，2000年第四次结核病流行病学调查的结果显示，结核病患者中，细菌培养阴性与无症状患者分别占结核病患者总数的56.4%与14.2%，2010年第五次流行病学调查的结果显示，细菌培养阴性与无症状患者分别占结核病患者总数的73.5%与43.1%。无证据表明10年间细菌培养阴性与无症状患者比例的急剧上升与卡介苗的预防作用直接相关，但理论上的确存在这种可能性。卡介苗保护力评价不应仅以是否降低发病率为指标，还应考虑其对患者患病程度的影响。希望在将来可能开展的卡介苗保护效果再评价中，能将卡介苗接种后的病变程度作为疫苗评价的指标之一。

七、展 望

卡介苗作为预防结核病的唯一疫苗，已在全世界范围内广泛应用，未来仍将继续使用。早期人们对其认识的局限性可能限制了卡介苗作用的发挥，尤其是目前临床上缺少对 PPD 试验阴性的青少年及成人接种是否有保护效果的相关研究，卡介苗对结核病的预防效果尚需进行再评价。在目前国内外广泛关注卡介苗的背景下，我国应根据国内结核病疫情现状对卡介苗的保护效果进行重新评估，以利于整体疾病预防控制策略的制定。尤其对于耐药结核病高发地区未感染人群的预防，目前除了卡介苗并无合适的疫苗。我国为耐药结核病高发地区，耐药结核病发病率较高，约 25% 的结核病患者对异烟肼、利福平耐药或对两种药物均耐药，10% 为多药耐药结核病患者，对这些地区的高危人群进行预防是控制结核病的重要手段。

在此，笔者提出一些建议供各位专家学者参考。首先，证实卡介苗是否有效，只能通过接种疫苗或安慰剂后评价结核病发病率。目前国际上大多数临床研究表明卡介苗有效，而个别无效的临床研究结果只能证明卡介苗对已经感染人群无效，对 PPD 试验阴性的未感染人群无效的结论缺少数据支持，应组织 PPD 试验阴性人群进行卡介苗接种效果的再评价。第二，由于儿童结核病发病率相对较低，且接种一针卡介苗保护力可长达 10 年，建议卡介苗初次免疫 10 年后开始进行体内结核分枝杆菌感染状态筛查，对 PPD 试验阴性者开展再接种效果的评估；10 岁以下的儿童无须进行卡介苗复种。第三，WHO 认为新生儿卡介苗免疫剂量通常为年龄较大儿童的一半。目前，我国卡介苗免疫剂量为每人0. 05mg，在进行 PPD 试验阴性青少年及成人卡介苗接种效果评价时，应考虑卡介苗的接种剂量。第四，针对不同发病率地区和不同结核分枝杆菌感染危险程度的人群，卡介苗接种策略应有所不同，重点是对结核病高危人群和 PPD 试验阴性的未感染人群的接种，主要包括老年人、与活动性肺结核患者密切接触的人群、糖尿病患者、免疫抑制剂使用者、监狱犯人、医疗工作者和高结核病感染风险地区的易感群体。

参考文献

1. Ottenhoff THM. Overcoming the Global Crisis："yes，we can，" but also for TB？Eur J Immunol，2009，39：2014－2020.
2. Kaufmann SHE，Winau F. From Bacteriology to Immunology：The Dualism of Specificity. Nat. Immunol，2005，6：1063－1066.

3. Kaufmann SH, Hussey G, Lambert P - H. New Vaccines for Tuberculosis. Lancet, 2010, 375: 2110 - 2119.
4. Calmette A, Guerin C, Boquet A, et al. Paris: Masson et cie; 1927. La vaccination préventive contre la tuberculose par le "BCG.".
5. Cole ST, Brosch R, Parkhill J, et al. Deciphering the Biology of Mycobacterium Tuberculosis from the Complete Genome Sequence. Nat Med, 1998, 393: 537 - 544.
6. Calmette A. L'ninfection bacillaire et la tuberculose chez I' homme et chez les animaux, 1922.
7. Calmette A, Guerin C, Weill-Halle B. Bull Acad Med. Vol. 91. Paris: 1924. Essai d'immunisation contre infection tuberculeuse. pp. 787 - 796.
8. Calmette A, Guerin C, Negre L, et al. Ann Inst Pasteur. Vol. 41. Lille: 1927. Sur la vaccination préventive des enfants nouveau-nés contre la tuberculose par le BCG. pp. 201 - 232.
9. Lange B. Weitere Untersuchungen zur Klärung der Ursachen der Unglücksfälle in Lübeck. Tuberk, 1931, 62: 335 - 351.
10. Hart PD, Sutherland I. BCG and Vole Bacillus Vaccines in the Prevention of Tuberculosis in Adolescence and Early Adult Life. BMJ, 1977, 2: 293 - 295.
11. Gheorghiu M, Augier J, Lagrange P H. Maintenance and control of the French BCG strain 1173p2 (primary and secondary seed-lots) Bulletin de institut Pasteur, 1983, 81: 281 - 288.
12. Aronson JD. Protective vaccination against tuberculosis with special reference to BCG vaccination. The American Review of Tuberculosis, 1948, 58: 255 - 281.
13. World Health Organization. Information Sheet-Observed Rate of Vaccine Reactions Bacille Calmette-Guérin (Bcg) Vaccine Global Vaccine Safety, Immunization, Vaccines and Biologicals. Geneva, Switzerland: World Health Organization, 2012.
14. Perkins FT. (Series in Immunobiology Stand). Analysis of the Replies to a Questionnaire, 1971: 17.
15. Markey K, Ho MM, Choudhury B. Report of an international collaborative study to evaluate the suitability of multiplex PCR as an identity assay for different sub-strains of BCG vaccine. Vaccine, 2010, 28 (43): 6964 - 6969.
16. Hawgood BJ. Doctor Albert Calmette 1863—1933: founder of antivenomous serotherapy and of antituberculosis BCG vaccination. Toxicon, 1999, 37 (9): 1241 - 1258.
17. Patrick Nguipdop-Djomo, Einar Heldal, Laura Cunha Rodrigues. Duration of BCG protection against tuberculosis and change in effectiveness with time since vaccination in Norway: a retrospective population-based cohort study. Lancet Infect Dis, 2016, 16: 219 - 226.

18. Ho MM, Markey K, Rigsby P. Report of an International collaborative study to establish the first WHO reference reagents for BCG vaccines of three different sub-strains. Vaccine, 2011, 29 (3): 512 – 518.
19. World Health Organization. Global tuberculosis program and global program on vaccines: statement on BCG revaccination for the prevention of tuberculosis. WHO Wkly Epidem Rec, 1995, 70 (31): 229 – 236.
20. 中华人民共和国卫生部. 关于停止卡介苗复种的通知（卫疾控发［1997］第26号）. 1997 – 08 – 14.
21. 白雪娟，梁艳，阳幼荣，等. 卡介苗接种对酶联免疫斑点试验检测结核分枝杆菌感染的影响. 中国防痨杂志，2015，37（7）：753 – 756.
22. World Health Organization (2004) BCG vaccine. Wky Epidemiol Rec79: 27 – 38.
23. Ndiaye BP, Thienemann F, Ota M, et al. Safety, immunogenicity, and efficacy of the candidate tuberculosis vaccine MVA85A in healthy adults infected with HIV – 1: a randomized, placebo-controlled, phase 2 trial. Lancet Respir Med, 2015, 3 (3): 190 – 200.
24. Dye C. Making wider use of the world's most widely used vaccine: Bacille Calmette-Guerin revaccination reconsidered. J R Soc Interface, 2013, 10 (87): 20130365.
25. Roy A, Eisenhut M, Harris RJ, et al. Effect of BCG vaccination against Mycobacterium tuberculosis infection in children: systematic review and meta-analysis. BMJ, 2014, 349: g4643.
26. Narayanan PR. Influence of sex, age & nontuberculous infection at intake on the efficacy of BCG: re-analysis of 15 – year data from a double-blind randomized control trial in South India. Indian J Med Res, 2006, 123 (2): 119 – 124.
27. Mangtani P, Abubakar I, Ariti C, et al. Protection by BCG vaccine against tuberculosis: a systematic review of randomized controlled trials. Clin Infect Dis, 2013, 58 (4): 470 – 480.
28. Abubakar I, Pimpin L, Ariti C, et al. Systematic review and meta-analysis of the current evidence on the duration of protection by bacillus Calmette-Guérin vaccination against tuberculosis. Health Technol Assess, 2013, 17 (37): 1 – 372.
29. Trial of BCG vaccines in south India for tuberculosis prevention: first report—Tuberculosis Prevention Trial. Bull World Health Organ, 1979, 57 (5): 819 – 827.
30. Fine P. Randomized controlled trial of single BCG, repeated BCG, or combined BCG and killed Mycobacterium leprae vaccine for prevention of leprosy and tuberculosis in Malawi. Lancet, 1996, 348 (9019): 17 – 24.
31. Rodrigues LC, Pereira SM, Cunha SS, et al. Effect of BCG revaccination on incidence

of tuberculosis in school-aged children in Brazil：the BCG-REVAC cluster-randomized trial. The Lancet，2005，366（9493）：1290－1295.

32. Leung CC，TamCM，Chan SL，Chan-Yeung M，Chan CK，Chang KC. 2005 Efficacy of the BCG revaccination programme in a cohort given BCG vaccination at birth in Hong Kong. Int. J. Tuberc. Lung Dis，5：717－723.

33. Chan PC，Yang CH，Chang LY，et al. Lower prevalence of tuberculosis infection in BCGvaccines：a cross-sectional study in adult prison inmates. Thorax，2013，68：263－268.

34. Sei Won Lee，SooYeon Oh，Jin Beom Lee，Tuberculin Skin Test Distribution following a Change in BCG Vaccination Policy. PLoS One，2014，9（1）：e86419.

35. 全国结核病流行病学抽样调查技术指导组. 第四次全国结核病流行病学抽样调查报告. 中华结核和呼吸杂志，2002，25（1）：3－7.

36. 全国第五次结核病流行病学抽样调查技术指导组，全国第五次结核病流行病学抽样调查办公室. 2010年全国第五次结核病流行病学抽样调查报告. 中国防痨杂志，2012，34（8）：485－508.

37. Hesseling AC，Marais BJ，Gie RP，et al. The risk of disseminated Bacille Calmette-Guerin（BCG）disease in HIV-infected children. Vaccine，2007，25（1）：14－18.

38. Hesseling AC，Johnson LF，JaspanH，et al. Disseminated bacille Calmette-Guérin disease in HIV-infected South African infants. Bull World Health Organ，2009，87（7）：505－511.

39. World Health Organization. Recommendations to assure the Quality，safety and efficacy of BCG vaccines. Geneva：World Health Organization，2013.

40. Revised BCG vaccination guidelines for infants at risk for HIV infection. Wkly Epidemiol Rec，2007，82（21）：193－196.

41. Global Advisory Committee on Vaccine Safety，3－4 December 2009. Wkly Epidemiol Rec，2010，85（5）：29－33.

42. 李克莉，刘大卫，武文娣，等. 2009～2010年全国卡介苗疑似预防接种异常反应监测分析. 中国疫苗和免疫，2012，18（3）：252－260.

43. 彭晓雯，刘大卫. 卡介苗预防接种安全性综述. 中国疫苗和免疫，2010，16（6）：558－563.

44. 武文娣，刘大卫，李黎，等. 2000～2007年卡介苗疑似预防接种异常反应文献分析. 中国疫苗和免疫，2009，15（6）：491－495.

45. World Health Organization. Global Tuberculosis Report 2015. Geneva：World Health Organization，2016.

第三节　诊断技术的发现与应用

结核病属于感染性疾病，病原学诊断是结核病诊断的“金标准”。结核病细菌学诊断技术的发展经历了一个从无到有、从简单到复杂的漫长的发展历程，相比于其他传染性疾病，结核病的病原学诊断技术一直处于缓慢的发展状态。

一、涂片显微镜检查

虽然已经有100多年的应用历史，涂片显微镜检查目前仍然是全球应用最为广泛的结核病实验室诊断技术，并且是很多发展中国家和地区结核病筛查的唯一技术。虽然在百余年的发展历程中，涂片染色技术和显微镜类型也得到了发展，但由Ziehl和Neelsen联合建立的齐－内染色—光学显微镜检查技术，直到现在很多医疗机构仍然在应用。

（一）齐－内染色—光学显微镜检查

抗酸染色性是结核分枝杆菌的特征，是指细菌经苯胺染料染色后，耐受酸和（或）醇脱色的着色性。实际上，抗酸染色性只是分枝杆菌属的特征，它依赖于细胞壁的分枝菌酸和细胞壁结构。棒状杆菌属、诺卡菌属、玫瑰红球菌属和一些细菌孢子都存在不同程度的抗酸染色性。它们的抗酸染色性的基础也是各自的棒状菌分枝菌酸和诺卡分枝菌酸。这些酸碳链长度长于结核分枝菌酸。随着碳链长度的增加，其抗酸染色性降低。因此，在被检样本中出现具有抗酸染色性的杆状细菌时只能报告为抗酸菌阳性。

抗酸染色法是19世纪末建立的技术，一直沿用至今。1882年，Koch采用陈旧的含亚甲蓝复合染液染色，显微镜下可见纤细、清晰的蓝色细菌。Koch解释新鲜的染液不能染色成功的原因是染色液需要在空气中氨碱化后方可染色。次年Ehrlich就发现了结核分枝杆菌着色的抗酸洗脱特性，Ziehl和Neelsen加以修改建立了抗酸性染色法，沿用至今。

（二）荧光染色－荧光显微镜检查

荧光染色过程类似于齐－内染色，不同的是初染的染色剂应用金胺O和苯酚，最后用高锰酸钾复染。涂片制备完成后，需用荧光显微镜进行检查。在荧光显微镜下，抗酸菌发出黄绿色杆状荧光。由于荧光与背景存在强烈的反差，荧光显微镜检查无须使用高倍油镜，因此，相比于齐－内染色—光学显微镜检查大大节约了检查时间，从而降低了操作人员的工作量，并且不易造成视觉疲劳。通常认为，若荧光染色后显微镜检查呈阳性，标本中的结核分枝杆菌量至少在每毫升5000条以上。一般的报道都认为，荧光显微镜检查较光学显微镜检查的阳性检出率高10%以上。虽然荧光染色法的灵敏度优于齐－内染色法，并且荧光显微镜更易于观察，适用于工作量大的实验室，且荧光显微镜价格相对昂贵，所应用的汞灯光源价格不菲，维护成本高，且使用寿命短（多为200～300小时），因此，荧光显微镜并不普及。

（三）荧光染色－发光二极管荧光显微镜检查

发光二极管（light emitting diodes，LED）荧光显微镜是近年来新兴的新型显微镜，其将传统荧光显微镜使用的价格昂贵、维护费用高、对使用环境要求高的汞灯光源替换为价格便宜、便于维护、对使用环境要求低的LED光源，大大降低了显微镜的价格，而其性能则与传统荧光显微镜接近。2006年，荷兰Anthony首次报道了人工将传统荧光显微镜的汞灯光源替换为LED光源后用于涂片检查，获得了较好的结果，但由于当时使用的LED光源荧光激发波长范围的限制，显微镜下镜像并不十分清晰。之后有针对性的LED显微镜陆续上市，适用于金胺O法制备的涂片的检查，而LED荧光显微镜价格低于传统荧光显微镜价格的10%，仅相当于一个汞灯灯泡的价格，并且有不需要暗室、LED光源寿命超过10000小时等优点，使其具备了市场普及的前提条件。大量关于应用LED光源的荧光显微镜进行涂片检查的报道都认同，在涂片检查中，LED荧光显微镜较齐－内染色—光学显微镜检查灵敏度高，具有可与荧光显微镜媲美的高灵敏度和相似的特异性，并且LED荧光显微镜检测不需要暗室、技术人员阅读涂片所需时间短、不易造成视觉疲劳。诸多优势决定了未来LED荧光显微镜在涂片检查中将逐步取代光学显微镜和传统荧光显微镜。

二、结核分枝杆菌培养技术

尽管现代分子生物学技术在结核病研究中发挥着越来越重要的作用，但是结核分枝杆菌的培养在结核病的诊断、流行病学调查、菌种鉴定、基因分型、药敏试验、结核病药物的研究等方面依然有着不可替代的作用，而且至今仍然作为结核病诊断的“金标准”。

结核分枝杆菌培养技术的发展实质是所应用的培养基类型的发展。结核分枝杆菌培养基众多，有各自的适用范围。Koch 当时采用凝固血清培养基成功分离了结核分枝杆菌。目前用于临床样本分离原代培养物的培养基有以鸡卵为支持剂及由补充营养物和无机盐基础液组成的罗氏培养基和小川培养基、以琼脂为支持剂的 Middlebrook 7H10 琼脂培养基和 7H9 及 7H12 的液体培养基等。

（一）固体培养基

临床实验室最为常用的培养基是改良罗氏培养基，其衍生出的酸性培养基弃用淀粉并加大酸性磷酸盐量，增强了对抗碱性处理的能力，常用于氢氧化钠前处理标本。丙酮酸钠培养基中用丙酮酸钠和葡萄糖替代罗氏培养基中的甘油作为碳源，更利于牛型结核分枝杆菌和耐药结核分枝杆菌的生长。此类培养基均以鸡卵为支持剂和营养的一种组分。在此培养基上，结核分枝杆菌形成淡黄色褶皱、无明确边缘的菌落。此类培养基制作较为繁杂，但价格较为便宜，并有较琼脂平板更长的货架期。目前国内已经有商业化的罗氏培养基上市，但很多实验室为了节约成本，依然应用自制罗氏培养基。Middlebrook 7H10 琼脂平板是起源于美国的采用琼脂为支持剂的固体培养基，无罗氏培养基上菌落的典型样式，但其制备简单，更易标准化，并可在解剖镜下观察早期微小菌落，以便提早报告结果，因此在国外也有应用。

（二）液体培养基

Middlebrook 系列液体培养基是临床实验室最常用的液体培养基。7H12 液体培养基是在放射性检测结核分枝杆菌生长的研究中以 7H9 液体培养基为基础开发的，用于 BACTEC 460 结核分枝杆菌全自动培养系统。此培养基配方复杂，添加油酸、葡萄糖、触媒等多种成分，并以羧基用 ^{14}C 标记的棕榈酸为结核分枝杆菌特异性底物，检测生长过程中脱羧作用产生的羧基以 $^{14}CO_2$ 为生长标志物。此系统中添加抗普通细菌和真菌的抗生素混合物 PANTA，以加强培养基的抗污染能力。BACTEC 系统采用液体培养基和灵敏检测微量生长的自动化技术，较固体培养基能够明显缩短报告结果的时间。涂片阳性样本平均阳性检出时间为 8 天左右，涂片阴性样本为 14 天左右，并得到较罗氏培养基更高的阳性率，一般可提高10%左右。但是，液体培养基无法观察菌落，不能协助对分离培养物的初步诊断。因而，在报告结果前应首先进行抗酸涂片染色镜检，确认为抗酸杆菌后方可将生长指数（GI）值的增加视作抗酸菌生长，在进行结核分枝杆菌复合群的鉴定后方可报告结核分枝杆菌阳性。

BACTEC 460TB是最早应用于临床的快速细菌学检测方法，但因对环境有放射性污染，现已被各种非放射性检测技术逐步替代。BACTE9000MB系统以氧耗荧光显示替代了BACTEC460TB的放射性检出，避免了环境污染和操作困难。

BACTEC系统过于昂贵，为此出现了一些使用新的非放射性液体培养基的方法。SeptiChek和MBChek均以7H9液体培养基为基础，结合液体培养基生长较快和固体培养基可目测菌落的优点，采用液/固双相系统，其对临床标本的结核分枝杆菌发现率与BACTEC法相当。报告结果时间虽长于BACETC法，但短于固体培养基法。

MGIT960分枝杆菌培养系统也应用TH9液体培养基，在培养管底部含有氧淬灭荧光剂，细菌生长过程中氧气不断被消耗，荧光剂不再被抑制。紫外光照射下，管底培养物发出亮橙色荧光则为生长。样本的平均检出时间和BCATEC 460TB系统相似，而MGIT发现率稍高。

另外，有其他几种液体培养基方法也在应用中，但原理有所不同。ESP系统可自动检测培养管内因细菌生长导致的气压变化，或者根据二氧化碳释放导致传感器的颜色变化。BacT/ALERT 3D微生物检测系统通过监测细菌生长过程中二氧化碳排放导致的传感器颜色变化。

三、药敏试验

在20世纪40～50年代开始的结核病现代化疗取得了惊人的效果，但是不久就出现了临床疗效下降的现象，即产生耐药结核分枝杆菌。为此，出现了个体化测定结核病患者临床分离株的药物敏感性的临床需要。因此，20世纪60年代召开了多次国际会议确定了药物敏感性测定方法。1961年，WHO在制定药物敏感性测定方法时就指出，药敏试验的目的如下。

（1）指导开始治疗药物的选择。

（2）治疗不能得到满意效果时，证实耐药性的出现，并指导进一步治疗药物的选择。

（3）观察和测定耐药结核分枝杆菌的流行，并规定敏感株是从未接触过抗结核药物的野生株，它们以相同的方式对抗结核药物反应，而耐药株则是敏感程度明显下降，以致可以确定该株不同于从未接触过药物的野生株，可能会导致患者临床反应性下降。

20世纪60年代建立了结核分枝杆菌药物敏感性测定方法，几经演变，并无大改动，至今仍为临床所采用。这些临床药物敏感性测定方法有绝对浓度法、比例法和比率法。前两者是目前主流的药物敏感性测定方法，后者已很少使用。

细菌药理学检测药物敏感性的方法通常是通过测定最低抑菌浓度（minimum inhibitory concentration，MIC）、最低杀菌浓度（minimum bactericidal concentration，MBC）等指标测定细菌对药物的敏感程度。为了适应临床实验室的可操作性并简化实验程序，临床实验室一般采用临界药物浓度的方法。虽然菌群对药物敏感性存在一定程度的个体间差异，但可选择一个覆盖绝大部分野生株的药物浓度（即可抑制 99% 以上的未接触过药物的菌群）作为判定敏感或耐药的标准，即为临界药物浓度。此外，此临界药物浓度应该在血药浓度峰值范围内。超过此临界浓度时，耐药结核分枝杆菌感染患者的临床表现为临床反应性下降。

在判定临床耐药时还需要另一个耐药菌个体在全菌群中比例的临界数值。宿主体内是药物和宿主协同作用的环境，并非每一个突变都会导致整体疗效的下降，需要存在一定数量的耐药菌，才会在药物选择性下淘汰敏感菌群，留下的耐药菌通过扩增成为优势菌群。超过此比例的耐药菌即可引起临床反应性下降，此比例即为耐药菌的临界比例。目前大多数学者将此比例定为 1% 。

每个药物的临界浓度和临界耐药菌比例都是在限定的条件下求得的，不能随意地套用，特别是固体培养基和液体培养基是两个完全不同的环境，具有不同的 MIC，其临界药物浓度不可混淆。

由此可见，任何一种临床耐药性检测方法必须在细菌学技术的基础上依照临床反应来制定。但是，临床疗效是复杂的综合效应现象，特别是目前的多药方案使得单个药物的临界药物浓度和临界耐药菌比例的寻找变得非常繁杂和困难。因此，目前临床耐药标准往往是经验性、协议性和行政性的结果。

（一）药敏试验方法的建立

1944 年，美国生物化学家瓦克斯曼（Selman A. Waksman）发现了第一种有效治疗结核病的药物——链霉素，但是几个月后就发现了抗链霉素的结核分枝杆菌。同年，瑞典药学家雷曼（Jorgen Lehman）合成了对氨基水杨酸，并发现联合应用这两种药物能有效减缓结核分枝杆菌抗药性的产生。异烟肼最初由布拉格查尔斯大学化学系的研究生梅耶尔（Hans Meyer）和莫里（Josef Mally）于 1912 年合成。1951 年，在纽约开展了异烟肼的临床试验。1952 年，异烟肼由罗氏公司首先在美国上市，商品名为雷米封。

随着药物应用范围的扩大，临床观察到的抗结核药物疗效降低的情况越来越多，了解结核分枝杆菌抗药性的临床需求越来越大。因此，药敏试验方法得以建立和发展。最初的结核分枝杆菌药敏试验主要就是针对上述 3 种药物开展的。

（二）我国早期药敏试验方法的发展

1946 年，Youmans 和 Williston 即开始对链霉素的结核分枝杆菌耐药株进行研究。1952 年，Wilkirg 等通过对结核分枝杆菌链霉素耐药株的研究，将链霉素耐药界限定为10μg/ml。1953 年，中国学者何长清将相关文章翻译并发表，在我国首次提出链霉素耐药界限应设定为 10μg/ml。

1954 年，北京协和医院细菌免疫系王凤连教授参考 Youmans、Fairbrother 等的方法，开展了链霉素和异烟肼耐药性检测的研究。其方法是将标本处理后直接接种于豌豆琼脂培养基，培养基中链霉素浓度分别为 100、10、1、0.1μg/ml，如发现有菌落生长则报告高度耐药、中度耐药、中度敏感、高度敏感，其中低度耐药浓度界限设定为10μg/ml；培养基中异烟肼的浓度分别为 10、1、0.1、0.01μg/ml，其中低度耐药浓度界限设定为1μg/ml。这是国内开展的最早的结核分枝杆菌药敏试验。

1955 年，郭均使用罗氏培养基进行异烟肼间接耐药性检测，培养基内异烟肼浓度分别为 0.1、1、10、100μg/ml，耐药界限设定为 1μg/ml，并报告了异烟肼与链霉素、异烟肼与对氨基水杨酸联合用药耐药出现较少的现象。1957 年，吴绍青提出英国医学研究委员会于 1953 年规定结核分枝杆菌药敏试验中异烟肼的浓度界限为 0.2μg/ml。

（三）绝对浓度法和比例法的确立

1963 年，WHO 公报提出了结核分枝杆菌药敏试验可采用比例法、绝对浓度法、比率法 3 种方法进行测定，并提出国际防痨联盟推荐的以不加淀粉的罗氏培养基作为基础培养基。Gertrud Meissner 提出了绝对浓度法药敏试验方法，含药培养基中药物浓度为：异烟肼 0.2μg/ml 和 1μg/ml、链霉素（双氢硫酸链霉素）5μg/ml 和 10μg/ml、对氨基水杨酸 0.5μg/ml和 2μg/ml；耐药浓度界限为：异烟肼 0.2μg/ml、链霉素 5μg/ml、对氨基水杨酸 0.5μg/ml。培养基凝固温度为 82～85℃，培养时间为 40～60 分钟，只凝固 1 次。接种方法如下：阳性培养物参照麦氏 1 号管稀释 50 倍后，取一接种环（约 10μl）接种培养基，理论接种量为 2000～10000 条菌，即 10^{-4} mg/ml。孵育 4 周，如生长不良则延长 1～2 周。如含药培养基菌落绝对数少于 20 个，即 2000 条细菌的 1%，则报告敏感。应特别注意的是，每个实验室制定浓度界限时应以实验数据为依据。

Canetti 等提出了比例法药敏试验方法，该方法常规检测含药培养基中药物浓度为：异烟肼 0.2μg/ml 和 1μg/ml、链霉素（双氢硫酸链霉素）4μg/ml 和 10μg/ml、对氨基水杨酸 0.5μg/ml 和 1μg/ml；耐药浓度界限为：异烟肼 0.2μg/ml、链霉素 4μg/ml、对氨基水杨酸 0.5μg/ml。当含药培养基上生长菌落数达到或超过对照培养基的 1% 时，即为耐药。如果用于研究待测菌在不同药物浓度下的耐药情况时，才将药物浓度范围扩大，异烟肼浓度分别为 0.1、0.2、1、5μg/ml，链霉素（双氢硫酸链霉素）分别为 2、4、10、100μg/ml，对氨基水杨酸分别为 0.25、0.5、1、10μg/ml。由此可见，从创立之初，绝对浓度法和比例法常规检测的原理和含药浓度是相同或相近的。只有用于科研时，异烟肼浓度才高于 1μg/ml，链霉素浓度可达到 100μg/ml，对氨基水杨酸浓度可达到 10μg/ml，这些浓度恰恰与后期中国采用的绝对浓度法的含药浓度相同。1969 年的 WHO 公报又进一步明确了比例法的地位，并丰富了测定药物的种类，提出了原发耐药和获得性耐药的概念，并重点论述了确定耐药浓度界限的方法。这些文献是 1996 年 WHO 和国际防痨联盟组织的结核病耐药性监测项目中药敏试验方法的基础。

1963 年，《中国防痨杂志》刊登了 1963 年 6 月 3 日召开的全国结核病学术会议《关于测定结核菌对药物敏感性试验方法的意见》（以下简称《意见》）一文，文中沿用含淀粉的罗氏培养基，间歇加热 2 次，分别为 85℃ 加热 40 分钟和 80℃ 加热 30 分钟，接种菌量为 0.1mg，即 1mg/ml 接种 0.1ml，异烟肼浓度分别为 0.1、1、10μg/ml，链霉素（未强调使用双氢硫酸链霉素，但要求双倍于标称浓度药粉加入量）浓度分别为 1、10、100μg/ml，对氨基水杨酸浓度分别为 0.1、1、10μg/ml。孵育 4 周后报告结果，是否耐药待后期与临床比对后决定。《意见》存在以下几个特点：①罗氏培养基含有淀粉；②培养基制备药物因二次加热而导致损耗较大；③细菌接种量大；④含药物浓度介于 WHO 规定的耐药界限两侧。以上几个特点导致将来确定耐药浓度界限时会选择高浓度。另外，实验室并不独立判定药敏结果，而是与临床治疗结果比对后决定，这导致后期国内绝对浓度法的应用指南中不进行结果判读，对临床医师造成了一定困扰。

1964 年，高东哲和郑翼宗就结核分枝杆菌耐药性测定方法的细菌定量进行了研究。该研究使用的罗氏培养基仍沿用凝固 2 次的方法，提出了使用 0.5% 失水山梨醇单油酸酯聚氧乙烯醚（Tween 80）均匀液体培养基制备的菌液较玛瑙乳钵研磨法和锥形瓶玻璃珠振荡法更均匀，并认为 1963 年《意见》中提出的接种菌量 0.1mg 的数值过大，接种菌量在 $10^{-4} \sim 10^{-3}$ mg 较为合适。

1965 年，陈惠兰和王小天使用 11 例初治患者的分离菌株对 1963 年《意见》规定的方法进行研究。研究中，罗氏培养基凝固 2 次，链霉素量加倍但效价为 1，对氨基水杨酸效价为 0.72。菌液浓度为 1mg/ml，分别以滴管和直径 3mm 接种环接种 0.1ml 和一环（约 0.01 ml），孵育 4～8 周。研究结论为报告时间以 4 周为宜，菌量的影响不大，异烟肼、链霉素、对氨基水杨酸耐药浓度界限分别以 0.5、2、1μg/ml 为宜。

1980 年，吴爱棣对利福平耐药性考察方法进行研究，以确定利福平耐药浓度界限。研究使用的罗氏培养基凝固 2 次（85℃ 加热 1 小时，隔日后 80℃ 加热 1 小时），所用菌株分别来自从未用过利福平的患者（45 例）以及使用利福平 1 个月～3 年的患者（43 例），接种量为 10^{-3} mg（10^{-2} mg/ml 接种 0.1 ml），含药培养基菌落超过 10 个为耐药。研究结论认为，利福平耐药浓度界限应设定为 50μg/ml 和 200μg/ml。

1980 年，中华医学会结核病学分会总结 1979 年 11 月的“全国结核病防治学术会议”的专家意见，出版了《抗结核药物耐药性测定暂行规定》，规定所用培养基为罗氏培养基，测定药物种类和浓度如下：链霉素（10、100μg/ml）、异烟肼（1、10μg/ml）、利福平（50、250μg/ml）、乙胺丁醇（5、50μg/ml）、卷曲霉素（10、100μg/ml）、对氨基水杨酸（1、10μg/ml）、卡那霉素（10、100μg/ml）、乙硫异烟胺（25、100μg/ml）、环丝氨酸（50、200μg/ml）、氨硫脲（10、100μg/ml），接种量为 10^{-2}mg，含药培养基生长 11 个菌落及以上判定为耐药，低浓度含药培养基耐药即判定为耐药。特别注明制备链霉素含药培养基要加入 2 倍于标称浓度的链霉素，制备卡那霉素和卷曲霉素含药培养基要加入 10 倍于标称浓度的药物。

中国防痨协会于 1996 年制定了《结核病诊断细菌学检验规程》，涉及药敏试验方法的内容中去除了环丝氨酸，但仍加入 2 倍量链霉素、10 倍量卡那霉素和卷曲霉素，接种量降低为 10^{-3} mg。此规程未明确指出耐药结果判定标准，最大的变更是罗氏培养基不再加热 2 次，但并无相应的药物浓度改变和微生物实验数据验证。中国防痨协会 2006 年出版的《结核病诊断实验室检验规程》在关于绝对浓度法测定结核分枝杆菌耐药性的判读部分将耐药定义为含药培养基上生长 1 个及 1 个以上的菌落，最大的变更是制备含药培养基时链霉素不再加倍，但卡那霉素和卷曲霉素仍加入 10 倍量。此绝对浓度法的规定目前仍被许多结核病专科医院沿用。

（四）比例法的普及

自 1996 年起，中国多个省份在 WHO 的支持下开展了结核病耐药性监测项目，比例法药敏试验开始在结核病预防体系实验室中应用，并逐步扩展到很多医疗体系的实验室。国内很多学者就药敏试验方法的改良以及绝对浓度法和比例法一致性进行过多项研究。杨立涛等认为最佳菌液浓度是 10^{-2}mg/ml 和 10^{-4}mg/ml。刘宇红等的研究结果表明，比例法和绝对浓度法药敏试验得到的异烟肼和乙胺丁醇结果存在明显差异，但结果有差异的菌株的 MIC 均在两种方法耐药浓度界限之间。丁北川等的研究结果显示，采用 WHO 推荐的比例法和绝对浓度法测定的耐药结果一致，但比较了 WHO 推荐的比例法和我国普遍采用的绝对浓度法获得的药敏结果后，发现异烟肼、链霉素、乙胺丁醇、利福平等结果均有差异，且异烟肼差异明显。黎友伦等认为，接种量 10^{-3}mg 和 10^{-4}mg 对药敏试验结果的影响差异不明显。张健源等认为，增大接种量可以发现更多耐药菌株。张楠等通过检测基因突变，认为乙胺丁醇的耐药浓度界限应从 2μg/ml 降为 1.6μg/ml。

（五）药敏试验方法在我国的应用

20 世纪，我国医疗系统普遍应用绝对浓度法进行药敏试验。21 世纪以来，越来越多的国际合作和国际交流项目的开展促进了比例法的普及。1990 年和 2000 年，全国结核病流行病学抽样调查采用了绝对浓度法，其数据更便于与既往数据比较。2007 年全国结核病耐药基线调查和 2010 年全国结核病流行病学抽样调查采用比例法，其结果更易于与世界各国的耐药数据进行比较。

回顾我国绝对浓度法和比例法的发展历史，不难发现，这两种方法的原理均基于细菌的 MIC。两种药敏试验方法各有优缺点。比例法设计从原理上对接种量进行了校正，一定程度上减少了接种菌量对检测结果的影响，但操作相对复杂；绝对浓度法操作简单，但容易受到接种量的影响，可重复性相对较差。绝对浓度法可以认为是一种简化了浓度选择的最低抑菌浓度法，也可认为是一种在细菌接种量精确情况下的比例法，两种方法原理上完全相同，并无对立之处。

纵观国内结核分枝杆菌耐药性试验绝对浓度法标准的发展历史，对实验对象的选择、培养基制作、药物的效价和加入量、接种量等因素存在与 WHO 不同之处，而且变更时缺乏微生物实验数据的支持。

在临床病例方面，参考 WHO 公报和国际防痨联盟公报，药敏试验所用的菌株是未治疗病例的菌株和治疗失败病例的菌株，耐药浓度界限是能将两组菌株最大限度区分的浓度，才能被认为是源于临床并指导临床用药的实验室方法。因此，在确定药敏试验方法时，在选择病例标准方面需要进一步统一。

在实验室方面，可能受间歇灭菌观念的影响，最初国内罗氏培养基凝固次数均规定为 2 次，造成对温度敏感的药物在培养基制备过程中大量降解。虽然可以通过增加药量加以弥补，但药量增加的程度缺乏数据支持。1996 年制定的《结核病诊断细菌学检验规程》将罗氏培养基凝固次数改为 1 次，但药物浓度并未改变，导致培养基内药物含量偏高，实际应用中耐药率降低。药量加倍是基于化学反应的考虑，并无微生物实验数据验证，导致该方法与比例法药敏试验的结果差异较大。

因结核分枝杆菌细胞壁脂质较多，在悬浊液中不易分散，早期缺乏统一、理想的细菌研磨器材。少数科研实验室使用玛瑙研钵，多数实验室使用玻璃滴管在普通玻璃试管中研磨，导致结核分枝杆菌分散度不够，接种后生长菌落数较少，这可能是接种量提高的原因之一。

以上因素导致国内绝对浓度法药敏试验的结果存在较大的偏差，表现为重复性差且与比例法药敏试验结果有较大差异。诸多学者对两种方法的研究结果表明，两种方法的差异主要由药物浓度差异导致，而接种量在一定范围内的变化对药敏试验结果影响不大。

（六）表型药敏试验方法未来的发展方向

许多临床医师和预防人员认为药敏试验方法由实验室专家确定即可，这忽略了药敏试验的意义。在临床治疗和流行病学调查中涉及的耐药是指 WHO 规定的耐药标准，即"明显不同于未接触药物的野生菌株，治疗反应性下降"。而对于实验室人员，只要细菌能在含药培养基上生长，即可认为是实验室耐药。两者的差异和药敏试验耗时较长的特点导致药敏试验实际应用价值降低。因此，实验室研究专家和临床诊疗专家有必要就药敏试验加强合作，进一步了解实验室耐药和临床耐药的关系，回归到"治疗反应性下降"这一点，才能提高实验室结果对临床治疗效果的预示作用。如前文所述，采用或者不采用某种药敏试验方法多为相关规定所影响，或采用 WHO 采用的方法，或采用国内规定的方法，而国内相关规定却缺乏足够的、适合我国实际情况的实验数据的支持。

另外，目前比例法的链霉素耐药浓度界限也有值得讨论之处。WHO 和国际防痨联盟公报最初规定的链霉素比例法药敏试验应用的药物为双氢硫酸链霉素，耐药浓度界限为 4μg/ml。而目前因双氢硫酸链霉素副作用大，临床已经放弃使用，制药企业已经不再生产，导致双氢硫酸链霉素药物纯粉难以采购，绝大多数实验室只能以硫酸链霉素替代，这可能会导致链霉素假耐药现象增多。比例法链霉素耐药浓度界限是否应恢复到 10μg/ml 以及链霉素和乙胺丁醇实验室间质量评价符合率不高的原因值得进一步研究。

针对药物敏感性检测的方法目前多集中于分子生物学的快速检测方法和液体培养基法，如文献所述，对耐药结核病的研究多注重于对流行病学数据的研究，对测定方法的基础性研究很少。作为基础的传统固体培养基药敏试验方法仍有诸多问题没有解决，有必要进一步研究以提高药敏试验结果的可靠性。

虽然传统细菌学诊断技术已经有上百年的历史，但其目前在全球的应用仍然非常广泛，属于结核病实验室诊断最可信赖的技术，也说明这些技术解决了关键问题，并且在操作层面具有可行性。由此可以看出，新技术的研发最需要关注的是应用价值和可行性，好的技术必须在这两个方面满足临床应用的需求。

参考文献

1. 马玙，朱莉贞，潘毓萱. 肺结核病学. 北京：人民卫生出版社，2006.
2. VanGrietnuysen AJ，JaMorgan MA，Horstmeier CD ，et al. Comparison of a radiometric method（bactec）and conventional culture media for recovery of mycobacetria from smear-

negative specimens. J Clin Microbiol, 1983, 18: 384 - 388.

3. Nsz AR, Buiting AGM. Comparison of Fluorescent Bactec 9000MB System, SeptiCheck-AFB System and Lowenstein-Jensen medium for detection of mycobacteria. J Clin Microbiol, 1996, 34: 2391 - 2394.
4. Wilson ML, Stone BL, Hilbred MV, et al. Comparison of a recovery rates for mycibacetria from BACTEC 12B vials Middlebrook 7H11 - selective 7H 11 biplates and Lowenstein-Jensen slants in a public health mycobacteriology laboratory. J Clin Microbiol, 1995, 33: 2516 - 2518.
5. Isenberg HD D'Amato RF, Heifets L, et al. Collaborative feasibility study of biphasic syustem (Roche SePTI Check AFB) for rapid detection and isolation of mycobacetria. J Clin Microbiol, 1991, 29: 1719 - 1722.
6. Pfyffer GE, Welscher HM, Kissling P, et al. Comparison of the myciobacetria growth indicator tube (MGIT) witjh radiometric and solid culture for recovery of acid fast bacilli. J Clin Microbiol, 1997, 35: 364 - 368.
7. Burman WJ, Stone BL, Reves RR, et al. The incidence of false-positive cultures for Mycobacetrium tuberculosis. Am J Respir Crit Care Med, 1997, 155: 321 - 326.
8. Anthony RM, Kolk AHJ, Kuijper S, et al. Light emitting diodes for auramine O fluorescencemicroscopic screening of Mycobacterium tuberculosis. Int J Tuberc Lung Dis, 1996, 10 (9): 1060 - 1062.
9. Youmans GP, Williston EH. Effect of streptomycin on experimental infections produced in mice with streptomycin resistant strains of M. tuberculosis var. Hominis Proc SocExpBiol Med, 1946, 63 (1): 131 - 134.
10. Wilking VN, Nemir RL, Lincoln EM, et al. The occurrence of tubercle bacilli resistant to streptomycin in children with tuberculosis , 1952, 66 (1): 63 - 76.
11. 何长清. 关于结核病的抗药性. 中华结核病科杂志, 1953, 1: 65 - 69.
12. 王凤连. 结核杆菌对链霉素、异烟肼及其他药物敏感度的测定方法. 中华结核病科杂志, 1954, 1: 65 - 69.
13. 郭钧. 结核杆菌耐药性实验的研究（一）结核杆菌对于异烟肼耐药性实验的报告. 中华结核病科杂志, 1955, 1: 45 - 49.
14. 吴绍青. 结核菌对异烟肼的耐药性与致病力的关系. 中华结核病科杂志, 1957, 2: 82 - 94.
15. Canetti G, Froman S, Grosset J, et al. Mycobacteria: laboratory methods for testing drug sensitivity and resistance. Bull WHO, 1963, 29: 565 - 578.
16. Canetti G, Fox W, Khomenko A , et al. Advances in techniques of testing mycobacteri-

al drug sensitivity, and the use of sensitivity tests in tuberculosis control programmes. Bull WHO, 1969, 41: 21-43.
17. 1963年全国结核病学术会议. 关于测定结核菌对药物敏感性试验方法的意见. 中国防痨杂志, 1963, 4 (3): 155-156.
18. 高东哲, 郑翼宗. 结核菌耐药性测定方法的研究 (一) 菌液的制备与其定量. 中国防痨杂志, 1964, 5 (4): 50-53.
19. 高东哲, 郑翼宗. 结核菌耐药性测定方法的研究 (二) 菌液的制备与其定量. 中国防痨杂志, 1964, 5: 609-614.
20. 陈惠兰, 王小天. 异烟肼、链霉素、对氨柳酸对结核菌敏感株抑菌浓度的测定及其方法的探讨 中国防痨杂志, 1965, 6 (1): 31-34.
21. 吴爱棣. 利福平耐药性测定方法的研究. 中华结核和呼吸杂志, 1980, 3 (2): 101-103.
22. 中华医学会结核病学分会. 抗结核药物耐药性测定暂行规定. 中华结核和呼吸杂志, 1980, 3 (21): 26.
23. 中国防痨协会. 结核病诊断细菌学检验规程. 中国防痨杂志, 1996, 18 (1): 28-31.
24. 中国防痨协会基础专业委员会. 结核病诊断实验室检验规程. 北京: 中国文化教育出版社, 2006.
25. World Health Organization. Anti-tuberculosis drug resistance in the world. The WHO/IUATLD Global Project on Anti-tuberculosis Drug Resistance Surveillance, 1994-1997. 1997, Geneva: WHO, (WHO/TB/97. 229.)
26. 张莉, 杨立涛, 赵玉玲, 等. 结核菌药敏实验室间质控超限原因分析. 中国公共卫生, 1999, 15 (11): 967-968.
27. 杨立涛, 张莉, 李爱华. 比例法测定结核菌药敏试验中菌液浓度的研究疾病监测, 2000, 15 (6): 208-210.
28. 陈裕, 刘建民, 张华伟, 等. 比例法和绝对浓度法对结核分枝杆菌药物敏感性测定的对比研究. 河南预防医学杂志, 2001, 12 (1): 6-8.
29. 刘宇红, 王苏民, 那希宽. 比例法测试结核分枝杆菌药物敏感性的探讨. 中华结核和呼吸杂志, 2000, 23 (2), 89-92.
30. 丁北川, 赵亭, 盖亚茹, 等. 结核分枝杆菌药物敏感性不同检测方法结果的比较. 中华结核和呼吸杂志, 2000, 23 (7): 423-425.
31. 陈民钧. 药敏试验中定性和定量都很重要. 中华医学检验杂志, 1998, 21 (2): 101.
32. 黎友伦, 陈保文, 沈小兵, 等. 结核分枝杆菌接种菌量对异烟肼和利福平药敏试验的影响. 中国防痨杂志, 2006, 28 (5): 288-291.

33. 谷蕴婷，于霞，李云絮，等. 不同报告时间结核分枝杆菌药物敏感性试验结果不一致的原因. 中国防痨杂志，2014，36（10）：874－879.

34. 张健源，赵雁林，孙照刚. 观察改良的药物敏感性检测法对检出耐药结核分枝杆菌的影响. 中国防痨杂志，2010，32（6）：310－314.

35. 张楠，胡继红，赵秀芹，等. 比例法药敏试验检测乙胺丁醇耐药适合药物浓度的初步探讨. 中国人兽共患病学报，2009，25（11）：1049－1053.

36. Laszlo A，Rahman M，Espinal M，et al. Quality assurance programme for drug susceptibility testing of Mycobacterium tuberculosis in the WHO/IUATLD Supranational Reference Laboratory Network：five rounds of proficiency testing，1994－1998. Int. J. Tuberc. Lung Dis，2002，6：748－756.

37. 雍小兰，曾仁杰. 重视利用性加强药敏试验的全程管理. 辽宁医学杂志，2005，19（6）：286－288.

38. 潘毓萱. 分枝杆菌药物敏感性测定的几个问题. 中华结核和呼吸杂志，2000，23（5）：268－270.

39. 刘志辉. 结核分枝杆菌药物敏感性测定方法现状和实践思考. 中国防痨杂志，2006，28（Suppl）：19－20.

第四节　抗结核药物的发现、治疗方案的探索和抗结核药物的应用

一、抗结核药物的发现和治疗方案的探索

结核病是世界上最古老的疾病之一，人们对结核病的认识经历了漫长和困难的过程。长期以来，由于对结核病的认识极其有限，其治疗方法也不多。在20世纪40年代以前，结核病的治疗多采用疗养院法、营养治疗及外科治疗等。虽然这些方法在当时取得了较好的效果，但肺结核患者死亡率仍然很高，据统计，抗结核药物出现以前，结核病的死亡率高达55%～66%，为此，科学家开始探索研究新的治疗方法。

1885年，意大利细菌学家Cantani发现人尸体腐烂后结核分枝杆菌毒力下降，据此创造性地提出使用腐生菌培养物喷雾治疗空洞性肺结核。1888年，罗马尼亚学者Victor Babès观察到某些腐生菌如葡萄球菌能够抑制结核分枝杆菌的生长。1913年，Vaudremer发现，如果将结核分枝杆菌与曲霉菌的培养滤液放置在一起，结核分枝杆菌的感染性减弱。这些发现提示，结核分枝杆菌外在生存环境可能影响其生长，这为后来结核病药物治疗的探索提供了科学依据。同年，德国学者Ehrlich提出“化学疗法”的概念。1932年，德国生物化学家Gerhardt Domagk从细菌染色法中得到启发，在试验中发现一种名为“百浪多息”的红色染料对感染溶血性链球菌的小白鼠具有很好的疗效，科学家后来证实这种化学药品在体内分解为氨苯磺胺（简称磺胺），能抵御链球菌感染，全球第一个抗生素由此诞生，从而开拓了现代抗感染化学治疗的时代，

这为开启结核病化学治疗时代提供了良好的契机，1939 年，Gerhardt Domagk 也因此获得诺贝尔生理学和医学奖。

（一）抗结核药物的发现

在有效的抗结核化疗药物发现前，人们曾使用众多物质用于结核病的治疗，如重金属（汞、砷、铜、金）、单宁酸、鳕鱼肝油、碘剂、木馏油、大蒜、亚甲蓝、维生素 D 等，然而，这些尝试都未取得满意效果。全球首个抗生素磺胺由于能抑制豚鼠结核分枝杆菌，1938 年被用于治疗结核病，但效果不佳。1945 年，青霉素问世，人们希冀其神奇疗效能够给结核病的治疗带来希望，然而青霉素对结核分枝杆菌并不起作用，能不能发现一种类似的抗生素能有效地治疗肺结核呢？

在因青霉素的发现而颁发诺贝尔奖后几个月，1946 年，美国罗格斯大学教授 Selman A. Waksman 宣布发现了链霉素（Streptomycin，S）。与青霉素不同的是，链霉素发现绝非偶然，而是精心设计、系统和长期研究的结果。Selman A. Waksman 是土壤微生物学家，早在 1915 年就发现了链霉菌——链霉素就是从这种放线菌中分离出来的。人们注意到结核分枝杆菌在土壤中会被迅速杀死，1932 年受美国防痨协会委托，Selman A. Waksman 开始研究这个问题。1940 年，他和他的团队分离出一种具有抗结核作用的抗生素——放线菌素，可惜其毒性太强，临床应用价值不大。1942 年，他们又分离出另一种抗生素——链丝菌素，链丝菌素对包括结核分枝杆菌在内的许多种细菌都有很强的抵抗力，但是对人体的毒性也很强，最后也不得不放弃。在研究链丝菌素的过程中，Selman A. Waksman 及其同事开发出了一系列测试方法，对后来发现链霉素至关重要。1943 年，他的学生 Albert Schatz 成功分离出来链霉素。在证实链霉素的毒性不大之后，梅奥诊所的两名医师开始尝试将它用于治疗结核病患者，而且效果非常好。链霉素的发现是结核病治疗史上的革命性事件，标志着结核病化学治疗时代新纪元的开始。由于发现链霉素，1952 年，Selman A. Waksman 获得诺贝尔奖。

继链霉素后，多种抗结核药物被陆续发现。1941 年，Gerhardt Domagk 教授发现了氨硫脲（Thioacetazone，T），然后由于战争因素，氨硫脲直到 1946 年才被用于结核病治疗研究并发现其疗效。1943 年，瑞典学者 K. G. Rosdahl 合成对氨基水杨酸（p-aminosalicylic acid，PAS），并治疗 20 例肺结核患者获得成功，然而由于其价格昂贵制约了其使用。奥地利学者 Hans Meyer 和 Josep Mally 早在 1912 年就合成了异烟肼（Isoniazid，H），但并未发现其抗结核作用，到 1951 年，美国 Roche、Squibb 公司及德国 Bayer 公司几乎同时发现了异烟肼的抗结核作用，异烟肼的问世使得结核病的治疗效果明显提高。1952 年，美国学者 kushner 等发现吡嗪酰胺（Pyrazinamide，Z）具有抗结核作用并用于治疗结核病。1955 年，美国学者 Kuehl、Hidy 与 Pohlandt 三人几乎同时报道发现环丝氨酸，1957 年 Roche 研究所成功将其合成。1956 年，法国学者 Libermann

等合成乙硫异烟胺（Ethambutol，E）。日本学者 Okami 和 Hamao Umezana 于 1957 年从卡那霉素链霉菌的滤液中发现卡那霉素。1961 年，Lederle 研究所的 Wilkinson 及其团队合成乙胺丁醇。同年，美国礼来公司 Herr 等成功提取卷曲霉素。1963 年，意大利 Lepetit 公司对从地中海链丝菌（从土壤中分离）中得到的利福霉素 B 进一步研究，发现了其高效衍生物利福平（Rifampicin，R），它对结核分枝杆菌具有强大的杀菌作用。20 世纪 40～60 年代是发现抗结核药物的黄金时代，自 1963 年利福平问世后，抗结核药物研发进入了“空窗期”，很长一段时间没有抗结核新药研发出来。直到 20 世纪 90 年代，加替沙星和莫西沙星问世，进入 21 世纪后，又有 3 种抗结核新药得以发现，分别是 pretonamid、德拉马尼和贝达喹啉，这些新药为抗结核治疗方案的选择和制定提供了更多可能。

（二）抗结核治疗方案的探索

1. 抗结核联合化学治疗方案的探索 1945 年链霉素发现后，全球首个人体试验开展，患者入组标准为年龄≤45 岁、细菌学证实为肺结核，且观察 60 天疾病稳定或有进展。所有患者每日肌内注射链霉素 1. 8g，一日 6 次，一次 0. 3g，疗程 120 天。试验最初设计是将满足条件的患者随机分为两组，一组采用链霉素治疗，另一组作为对照，仅卧床休息。遗憾的是，随机分组设计由于研究者担心链霉素治疗组患者例数不足而不能达到差异有统计学意义而被取消。研究者认为，既然入选患者在入组前的 60 天内病情稳定或进展，那么在用药后观察到的病情改善就只能用链霉素解释。这代表着当时临床科研设计的最高水平，虽然存在设计上的问题，这个研究中观察到的现象仍然非常有意义。使用链霉素后，结核病患者临床症状显著好转，咳嗽、咳痰和发热症状减轻，体重增加，影像学表现也有改善，同时也观察到链霉素使用者出现明确的前庭毒性，并且很快出现对链霉素的耐药。

同期，英国医学研究委员会（Medical Research Council，MRC）正在筹划一项后来成为临床科研史上具有里程碑意义的研究。当时有一小批链霉素捐赠到英国，MRC 的科学家们认为他们不仅要将链霉素用于患者治疗，还要评估它确切的效果。为此，他们设计并成功开展了后来被认可为历史上第一个随机、双盲、安慰剂对照的临床试验。正是这个临床试验将 1946 年定格为结核病史乃至医学史上一个重要节点。1948 年，MRC 的科学家 Hill 等在 *British Medical Journal* 杂志上发表《链霉素治疗肺结核的随机对照试验》一文。研究结果显示，链霉素治疗组中 51% 的患者治疗 6 个月后胸部 X 线影像学表现较基线显著改善，7% 的患者死亡；而卧床休息对照组，仅有 8% 的患者在治疗后 6 个月影像学表现明显好转，27% 的患者死亡。这项研究共 107 例患者，两组比较差异有统计学意义（$P<0.01$）。更加可贵的是，MRC 的科学家们并未就此止步，他们继续对入组患者进行了长达 5 年的远期疗效观察。研究者发现随着随访时间延长，

链霉素组的获益逐渐减小，5 年时两组的生存率分别为 42% 和 33%，差别仅为 9%。这些观察提示链霉素单药治疗仅推迟了死亡时间，最终避免死亡的效果并不大。但是在存活的患者中，使用链霉素治疗患者临床症状及胸部影像学表现改善比例比对照组患者高。然而 42 例接受链霉素治疗的患者中，88% 在治疗 6 个月后出现链霉素耐药，耐药的出现造成链霉素抗结核作用消失。对当时的患者来说，这是令人遗憾的，但这些重要的发现也激发了科学家继续研发其他抗结核药物的动力和信心。

对氨基水杨酸研制成功后，1948 年，MRC 在美国开展了一项具有重要意义的研究，对比了对氨基水杨酸与链霉素联用方案与链霉素单药方案治疗肺结核疗效的差异，研究显示联合化学治疗方案可以显著减少链霉素耐药的发生，这一结果令人鼓舞，这是全球首次证实联合用药可以减少耐药发生，为今后抗结核化学治疗理论的建立奠定了良好基础。1952 年，MRC 组织了临床研究验证异烟肼的抗结核治疗效果，令人遗憾的是，结果显示异烟肼单药治疗短期疗效并未超过对氨基水杨酸和链霉素联合用药，且异烟肼耐药迅速出现。而链霉素与异烟肼联用几乎可以完全避免异烟肼耐药的出现。

1955—1956 年，MRC 开展的全球首个全国结核病耐药性流行病学调查显示，当时英国患者对链霉素、对氨基水杨酸和异烟肼耐药的比例分别为 2.5%、2.6% 和 1.3%，而同时对 2 种或 3 种药物耐药的病例罕见。这个调查结果促使人们考虑使用三药联合的方案，以进一步预防耐药的发生。1956—1958 年，MRC 对异烟肼联用对氨基水杨酸进行抗结核治疗疗程进行研究，疗程分别为 6 个月、1 年、2 年和 3 年。每个方案在治疗前 6 周加入链霉素进行强化治疗。结果显示，抗结核治疗 6 个月患者复发率为 62%，证明 6 个月的疗程是不充分的；治疗 1 年，19% 患者复发；治疗 2 ~ 3 年，4% 患者复发。这项研究直接促成了首个抗结核治疗标准化治疗方案的诞生，即 S – PAS – H/PAS – H，治疗疗程 24 个月。然而在当时情况下，对氨基水杨酸价格昂贵，多数发展中国家难以实现该标准化治疗方案的使用，于是学者们提出使用较为便宜的氨硫脲（T）替代对氨基水杨酸，一系列临床试验围绕氨硫脲加入到异烟肼和链霉素方案后的疗效展开评估，结果表明 H – T – S 方案在临床试验中显示出非常好的疗效，但实际应用中效果并不理想，主要原因是在临床试验中患者受到严格的督导治疗。到 20 世纪 60 年代，对氨基水杨酸被乙胺丁醇（Ethambutol，E）取代，形成新的标准化方案，即 S – H – E/H – E，治疗疗程 18 个月。

2. 短程化学治疗方案的研究和探索　早期的标准化治疗方案尽管取得了较好的治疗效果，但疗程过长，不良反应较多，患者难以坚持到疗程结束，且复发率高达 50%，于是人们开始研究更为有效的抗结核治疗方案并缩短疗程，吡嗪酰胺和利福平（Rifampicin，R）的发现极大地加速了这一进程。

1965 年，时任 MRC 结核部主任的 Wallace Fox 受命开展结核病短程化学治疗的研究，他在东非、中国香港、新加坡、捷克布拉格、印度马德拉斯及阿尔及利亚先后组建了临床试验点。1970 年，MRC 正式开展短程抗结核治疗临床试验，同时比较 4 个疗程为 6 个月的短程化学治疗方案的效果，分别是 6H－S－R、6H－S－Z、6H－S－T 和 6H－S。即所有患者方案中均包括异烟肼和链霉素，但不同的是前三组各增加了一种药物，分别是利福平、吡嗪酰胺和氨硫脲。因为入组患者全部来自东非国家，因此这也称为东非短程方案第一临床试验。治疗开始后随访 30 个月，患者复发率在上述四组中分别是 3%、8%、22% 和 29%，而对照组采用 18 个月的标准化学治疗方案 2H－S－T/16H－T 的复发率为 3%。由于 6H－S－T 和 6H－S 两组复发率高，治疗效果差而提前终止了患者入组。6H－S－R 方案与对照组获得的疗效相当，而 6－H－S－Z 方案效果略差。这个具有里程碑意义的试验证明了将药物敏感性结核病治疗疗程缩短到 6 个月是可能的，这无疑代表着人类对结核病治疗的理解又向前迈进了一大步。当时利福平非常昂贵，所以该方案难以常规使用。该研究当年在 *The Lancet* 杂志发表的时候，研究者们也前瞻性意识到，需要设计新的方案，让更多患者用得起并从中受益。这个理想激励了此后的一系列临床试验，包括将吡嗪酰胺加入到强化期方案中，加快了痰菌阴转速度；证明缩短利福平使用时间到 1、2 或 4 个月会显著影响疗效，最终确定了短程化学治疗方案“2H－R－E－Z/4H－R”，在全球得到广泛推广并一直沿用至今。

（1）敏感结核短程化学治疗方案的探索。值得一提的是，过去的几十年中，结核病治疗领域的先行者们并没有停止对继续缩短药物敏感性结核病治疗疗程的尝试。而临床试验一直被视为人们证明或推翻某一假说的定音锤。MRC 牵头的东非短程方案第四临床试验比较了 5 个疗程为 4 个月的短程化学治疗方案的效果，分别是 2H－R－S－Z/2H－R－Z、2H－R－S－Z/2H－R、2H－R－S－Z/2H－Z、2H－R－S－Z/2H 和 2H－R－Z/2H。研究结果显示，治疗开始 28 个月后患者复发率在上述 5 组中分别是 16%、11%、32%、30% 和 40%，4 个月的治疗方案无一令人满意。研究结果也再次证实了需要全程使用利福平，才能减少复发风险。

近年来，随着氟喹诺酮类药物表现出来的强大抗结核作用，将其加入现有方案缩短药物敏感性结核病治疗疗程成为临床试验研究热点。2014 年，新英格兰医学杂志同刊发表了 3 个大规模的临床Ⅲ期试验，比较 4 个月的治疗方案与 6 个月标准治疗方案的疗效差异。它们分别是加替沙星替代乙胺丁醇（2HRZGfx/2HRGfx）、莫西沙星替代乙胺丁醇（2HRZMfx/2HRMfx）或莫西沙星替代异烟肼（2REZMfx/2RMfx）、莫西沙星和利福喷丁替代异烟肼和利福平（2REZMfx/2Rft2Mfx2 和 2REZMfx/2Rft1Mfx1）。研究结果显示，与 6 个月的治疗方案相比，上述 4 种方案均没有达到非劣效性标准，也就是说疗效低于对照组。

MRC 著名学者 Wallace Fox 在回顾药物敏感性肺结核患者短程化学治疗效果时提出，即使仅接受 3～4 个月的治疗，仍有 80% 以上的患者可以获得治愈。如果可以进一步加强目前的强化期方案，同时把治疗时间缩短到2~3个月，这样或许有可能达到更好的治疗效果。他表示，短程化学治疗方案的复发率可能会比6个月的标准化学治疗方案高，但可以尝试把短程化学治疗方案治疗后复发的患者再次治疗。这样的治疗策略可显著缩短大多数患者治疗时间。正在筹划的“采用2个月治疗方案提高药物敏感性肺结核疗效”研究（Two-month Regimens Using Novel Combinations to Augment Treatment Effectiveness for drug-sensitive Tuberculosis，TRUNCATE）就是在评估这个思路和方案的可行性。该研究治疗策略是，患者治疗2~3个月，如果患者在治疗3个月后痰涂片仍然阳性，或中断治疗超过8周，可直接改为6个月标准化学治疗方案；中期评估时，效果不佳的方案可立即停止；该研究要求对患者2年后复发情况进行仔细评估。

（2）MDR-TB短程化学治疗方案的探索。目前抗结核新药研究烽火再起，掀起新一轮热潮。2000年后，贝达喹啉、德拉马尼、Pretomanid、SQ109、PNU-100480（Sutezolid）、AZD5847先后进入临床试验。2010年后，TBA354率先进入Ⅰ期临床试验，2016年5月，又有一个抗结核新药Q203（新化合物）进入，可以预见，未来将会有更多药物陆续进入临床试验。这些新药的临床应用为探索MDR-TB治疗新方案并缩短其治疗疗程提供了更多可能。现行的WHO推荐的24个月治疗方案，整体循证等级较低且药物毒性大。孟加拉国采用9个月的短程化学治疗方案即4KmCfzGfxEH（高剂量）ZPto/5GfxEZCfz（Cfz = Clofazimine，氯法齐明；Gfx = Gatifloxacin，加替沙星；Km = Kanamycin，卡那霉素；Pto = Prothionamide，丙硫异烟胺）治疗MDR-TB的队列研究显示出良好的治疗转归。2010年，206例MDR-TB患者总体治疗成功率达到87.9%。2014年，最新515例MDR-TB患者队列分析显示总体治疗成功率为84.5%，对其中的405例治疗成功患者随访1年以上，11例（2.7%）复发。为了进一步验证9个月的短程化学治疗方案的有效性，2012年MRC启动了“MDR-TB患者抗结核药物标准化治疗方案评估”研究（The evaluation of a standard treatment regimen of anti-tuberculosis drugs for patients with MDR-TB，STREAM），该研究是一项随机对照试验，采用非劣性试验设计，将优化的孟加拉国短化方案4KmCfzMfxEH（高剂量）ZPto/5MfxEZCfz（Mfx = moxifloxacin，莫西沙星）与WHO推荐的MDR-TB治疗方案（具体方案各国各地有所差异，但需要符合WHO推荐的MDR-TB用药原则）进行比较，目前正在埃塞俄比亚、南非、越南和蒙古国四国开展。2012年底，贝达喹啉作为抗结核新药在美国注册成功，为缩短MDR-TB治疗疗程带来了新的选择。STREAM研究的专家组设计了STREAM Ⅱ期研究，即在Ⅰ期验证优化的孟加拉国短程化学治疗方案有效性基础上，增加2个新方案，其一是含贝达喹啉的全口服药物9个月治疗方案，另一个方案是含贝达喹啉的6个月短程化学治疗方案。目前STREAM Ⅰ期的患者入组已经完成，研究结果预期在2018年发表。此外，在喀麦隆及尼日尔开展的12个月短疗程MDR-TB治疗方案4KmPtoH（高剂量）GfxCfzEZ/8GfxCfzEZ的临床试验均获得89%的高治愈率，结果令人鼓舞。标准 MDR－TB 短程化疗方案包含7种药物，治疗周期为9～12个月，能大大降低患者治疗疗程，减少药物不良反应发生，有助于提高患者治疗依从性，但适用 MDR－TB 短程化学治疗方案的对象 WHO 有明确的界定，不符合条件的患者仍需采用传统的个体化治疗方案。

3. 抗结核治疗方案的未来 任何缩短疗程的临床试验方案都应该以不增加再燃和复发为前提；缩短疗程根本上是为了提高患者的依从性并降低治疗费用，从而提高治愈率。未来的研究应着重兼顾以上两个方面。

（1）加强抗结核药物作用机制的研究。结核病灶中存在4种不同状态的菌群，A菌群为持续生长繁殖菌，B菌群为间断繁殖菌，C菌群为酸性环境中半休眠状态菌，D菌群为休眠菌（或称持留菌）。既往的观点认为，一线抗结核药物中异烟肼可迅速杀灭A菌群，利福平杀灭B菌群，吡嗪酰胺杀灭C菌群，而D类菌群只能靠机体的免疫细胞来杀灭。这也是目前短程抗结核治疗方案的理论基础。B、C菌群可保持在体内很长时间，化学治疗药应使用足够的疗程才能杀灭。因此，如果使用的化学治疗药不当或者疗程不够，B、C菌群不能被消灭，容易造成复发。现在的观点是，D菌群也是今后复发的根源，而一些新的抗结核药物对此类菌群也具有良好的杀灭作用，从而，为进一步缩短疗程提供了理论依据。

（2）引入新的临床试验策略为缩短疗程的研究提供可靠的保障。传统的临床Ⅱ或Ⅲ期临床试验需要较大样本量，同时所需经费巨大。目前，由英国 MRC 提出的多臂多阶段新临床试验策略将明显减少临床试验样本量和经费。该策略的整体思路是：在试验设计时可选择多个试验组（即多臂）及一个对照组，各组同时入组研究对象，在进行第一次阶段性疗效分析时（一般为研究开始时8～10周），若其中的一个试验组的疗效不如对照组时该组则不进入第二阶段的研究；在进行第二次阶段性疗效分析时（一般为研究开始时16～20周），若其中一个试验组疗效不如对照组时该组不进入最后阶段的研究；对照组及剩余的试验组进入到最后研究阶段。通过这一临床试验策略将大大提高研究效率，减少研究经费。该临床试验策略也将或正在引入结核病临床试验中。

（3）加大药物剂量可望进一步缩短疗程。加大抗结核药物的剂量可以加速痰菌阴转，提高临床疗效，并可望进一步缩短疗程。目前，国际上将采用或正在采用加大药物剂量缩短药物敏感性结核病化学治疗疗程的研究共10个，其中包括含大剂量利福平方案5个，含高剂量异烟肼方案1个，含大剂量利福喷丁间歇治疗方案4个。相信不久的将来这些研究结果将会公诸于世。

（4）新药的加盟是未来进一步缩短疗程的基础和希望。研究发现，不少抗结核新药对结核分枝杆菌均具有强大的杀菌作用（即使是耐药菌），而且对于休眠菌或持留菌也具有良好的杀灭作用，具有加速痰菌阴转和减少结核病复发的作用，它们是未来进一步缩短结核病疗程的基础和希望。目前，新药新方案研究已经启动，至少有5个含新药的缩短药物敏感性结核病疗程新方案正在或将要进行。我们有理由相信，抗结核新药的加盟将为结核病缩短疗程的研究带来良好的契机。

二、抗结核药物的应用

（一）抗结核药物分类

长久以来，抗结核药物就有一线和二线之分，划分的基础包括以下四点：①杀菌活性；②临床疗效；③安全性；④药物价格。随着抗结核新药的研发，时有一线和二线药物互换类别的现象发生。早在20世纪60年代利福平应用于临床之初，对氨基水杨酸还是一线药物，尽管利福平临床疗效卓越但因其价格昂贵而被列为二线抗结核药物，现在这两者的分类已经完全颠倒。由于耐药结核病的流行与传播，二线抗结核药物在我国的应用越来越广泛，使用不规范的现象也越来越突出，因此，在目前形势下进一步规范二线抗结核药物的临床应用显得尤为重要。

1. 按作用效果与副作用大小分类　传统上，按作用效果与副作用大小将抗结核药物分为两类：即一线和二线抗结核药物，异烟肼、利福平、吡嗪酰胺、乙胺丁醇和链霉素等因其疗效好、副作用小归为一线抗结核药物，其余则归为二线抗结核药物。

2. 按杀菌作用与抑菌作用分类　Mitchison等根据抗结核药物作用分为杀菌药和抑菌药，异烟肼和利福平为全杀菌药物，而吡嗪酰胺和链霉素则为半杀菌药物，其余结核药物为抑菌药。

3. 按作用和功能分类　根据抗结核药物的作用和功能分为三类：即早期杀菌作用的药物如异烟肼，灭菌作用的药物如利福平，防止耐药性产生的药物如异烟肼和利福平等。

4. WHO的抗结核药物五组分类法　在耐药结核病的化学治疗中，WHO在原有传统分类的基础上主要根据疗效、使用经验和药物分类将抗结核药物分为5组，这种分组法对耐药结核病化学治疗方案的设计十分有用。详见表2－1。

表2－1　WHO抗结核药物五组分类法

组别		药物名称（缩写）
第1组	一线口服抗结核药物	异烟肼（H）、利福平（R）、乙胺丁醇（E）、吡嗪酰胺（Z）、利福布丁（Rfb）
第2组	注射用抗结核药物	卡那霉素（Km）、阿米卡星（Am）、卷曲霉素（Cm）、链霉素（S）

续表

组别		药物名称（缩写）
第3组	氟喹诺酮类药物	莫西沙星（Mfx）、左氧氟沙星（Lfx）、氧氟沙星（Ofx）
第4组	口服抑菌二线抗结核药物	乙硫异烟胺（Eto）、丙硫异烟胺（Pto）、环丝氨酸（Cs）、特立齐酮（Trd）、对氨基水杨酸（PAS）
第5组	疗效尚不确切的抗结核药物	氯法齐明（Cfz）、利奈唑胺（Lzd）、阿莫西林/克拉维酸（Amx/Clv）、氨硫脲（Thz）、亚胺培南（Ipm）、大剂量异烟肼（大剂量H）、克拉霉素（Clr）

（二）抗结核药物组成及介绍

参考WHO抗结核药物五组分类法，结合我国的实际情况将抗结核药物进行如下分类。

1. 一线抗结核药物

（1）异烟肼（Isoniazid，H）。

1）作用机制。本品作用机制尚未阐明，可能是抑制敏感细菌分枝菌酸的合成而使细胞壁破裂。

2）特点。异烟肼是目前使用的重要抗结核药，对结核分枝杆菌有高度选择性抗菌活性。异烟肼对生长旺盛的结核分枝杆菌有杀菌作用，对静止期结核分枝杆菌仅有抑菌作用。异烟肼易渗入吞噬细胞，对细胞内外的结核分枝杆菌均有杀菌作用，故称“全效杀菌药”。异烟肼耐药性最不稳定，即便在耐药情况下仍能具有一定的抗结核作用，并可延缓或防止结核分枝杆菌对其他抗结核药物产生耐药性，尤其是低浓度耐药情况下，仍可以作为耐药结核病化学治疗的可选择药物，但不能作为核心药物。Katiyar等最近研究结果显示，高剂量异烟肼［16～20mg/（kg·d）］治疗MDR－TB取得了良好的效果，其作用机制可能为，对异烟肼低度耐药菌往往对丙硫异烟胺或乙硫异烟胺也耐药，而对异烟肼高度耐药菌却对丙硫异烟胺或乙硫异烟胺敏感，当高剂量异烟肼杀死低度耐药菌后，高度耐药菌也被丙硫异烟胺或乙硫异烟胺所杀灭。

3）用法用量。一般采用口服法，口服用药困难者，可用注射剂肌内注射或静脉滴注。每日用药：成人300mg（5～8mg/kg），儿童不超过300mg（10～15mg/kg）。隔日用药：成人每次600mg。有关资料表明，异烟肼的疗效与血中高峰浓度有关，而与持续的浓度关系较小，故多采用一日1次的顿服为优。又因异烟肼有延续性抗菌作用，故又可用于间歇疗法。

4）不良反应。①使用常规剂量时，不良反应少见，慢乙酰化代谢者较易出现神经炎等不良反应。②异烟肼对肝的损害，一般认为与药品过敏或药品中毒有关。单用异烟肼预防治疗的患者，10% ~20% 出现一过性转氨酶升高，大多无自觉症状，严重肝损害者约占 1.25%，且有死亡者。大多数肝炎病例于用药 2 个月内出现，肝损害随着年龄增长而增加，20 岁以下者少见，50 岁以上者为 2.1%。异烟肼与利福平联用时肝毒性增加。③异烟肼的其他不良反应包括：过敏反应；内分泌障碍，如性欲减退、痛经、男子乳房发育、甲状腺功能减退等；血液系统可有粒细胞减少、嗜酸性细胞增多、高铁血红蛋白血症；老年患者可偶见排尿困难、便秘。

（2）吡嗪酰胺（Pyrazinamide，Z）。

1）作用机制。作用机制可能与吡嗪酸有关，吡嗪酰胺渗透入吞噬细胞后进入结核分枝杆菌菌体内，菌体内的酰胺酶使其脱去酰胺基，转化为吡嗪酸而发挥抗菌作用。另因吡嗪酰胺在化学结构上与烟酰胺相似，通过取代烟酰胺而干扰脱氢酶，阻止脱氢作用，妨碍结核分枝杆菌对氧的利用，从而影响细菌的正常代谢，造成死亡。

2）特点。本品为烟酰胺的衍生物，对牛结核分枝杆菌和 NTM 一般无抗菌作用，对结核分枝杆菌有抑制或杀灭作用取决于药物浓度和细菌敏感度。本品在体外抗结核活性很弱且受 pH 影响很大，酸性环境（pH≤5.6）增强其抗菌作用。

本品主要是在细胞内抗菌，在胞内的杀菌活性可因氟喹诺酮类药物的应用而得到加强，如果患者仅使用过标准的初、复治化学治疗方案，也就是说吡嗪酰胺使用的总疗程若为 4 ~5 个月，仍然有治疗 DR - TB 的价值。基于大多数 MDR - TB 患者伴有肺部慢性炎症，吡嗪酰胺在炎症的酸性环境中可充分发挥作用的原理，推荐吡嗪酰胺在 DR - TB 的治疗中全程使用。

结核分枝杆菌容易对本品迅速产生耐药性，单用时约 6 周即可产生耐药，与其他抗结核药联用可延缓耐药性的产生。吡嗪酰胺与其他抗结核药无交叉耐药。

3）用法用量。主要用于与异烟肼、利福平联合的短程化学治疗强化期，通常为 2 个月。每日用药：成人 1.5g（20 ~30mg/kg），儿童 30 ~40mg/kg。隔日用药：成人体重 <50kg，1.5g，体重≥50kg，2.0g。

4）不良反应。①吡嗪酰胺可引起转氨酶升高，肝大。长期大剂量应用时可发生中毒性肝炎，造成严重肝细胞坏死、黄疸、血浆蛋白减少等。肝损害与剂量和疗程有关，常规用量下较少发生肝损害，老年人、酗酒和营养不良者肝损害的发生率增加。②吡嗪酰胺的代谢产物吡嗪酸能抑制肾小管对尿酸的排泄（促进尿酸的重吸收），从而引起高尿酸血症，导致痛风发作，引起关节疼痛。③胃肠道反应，可有食欲不振，恶心呕吐。④过敏反应，偶见发热及皮疹，重者可出现黄疸。个别患者可发生光敏反应，皮肤暴露部位呈红棕色。

（3）乙胺丁醇（Ethambutol，E）。

1）作用机制。本品可渗入分枝杆菌体内干扰 RNA 的合成从而抑制细菌的繁殖，但是作用机制尚未完全阐明。

2）特点。本品对结核分枝杆菌和NTM中的堪萨斯和鸟分枝杆菌有抑菌作用，在中性环境中作用最强。本品为抑菌药，仅对生长繁殖期的结核分枝杆菌有作用，其对结核分枝杆菌细胞壁的破壁作用有效地促进了其他药物进入细菌体内的速度，提升了胞内药物浓度，与其他一线抗结核药物有协同作用，且可延缓其他药品耐药性的产生；对静止期细菌几乎无影响。乙胺丁醇在试管内耐药性出现较慢，临床应用3～4个月可出现耐药。迄今未发现本品与其他抗结核药物有交叉耐药性。

3）用法用量。每日用药：成人0.75～1.0g（15～20mg/kg），儿童15mg/kg，可与异烟肼、利福平同时顿服。隔日用药：成人体重＜50kg，1.0g，体重≥50kg，1.25g。

4）不良反应。①主要不良反应是视神经毒性，早期表现为视力模糊、眼球胀满感、异物感、流泪、畏光等。严重者可出现视力减退、视野缺损、辨色力减弱，甚至引起失明，视神经毒性与剂量呈正相关。②一般口服常用量（一日15mg/kg）的不良反应较少且轻微，发生率在2%以下，如过敏、瘙痒、皮疹、头痛、眩晕、关节痛、胃肠反应、全身不适、精神反应、肝功能异常、粒细胞减少等。

（4）利福平（Rifampicin，R）。

1）作用机制。本品可与微生物的DNA依赖性RNA多聚酶β亚单位牢固结合，抑制细菌RNA的合成，防止该酶与DNA连接，从而阻断RNA转录过程。

2）特点。利福平为脂溶性，故易进入细胞内杀灭其中的敏感细菌，因此对革兰阳性、阴性菌和结核分枝杆菌等均有抗菌活性。本品单独用于治疗结核病时可能迅速产生细菌耐药性，故必须与其他抗结核药合用。利福平耐药后的稳定较强，且利福平药敏试验结果可靠性较高，因此，药敏试验结果若显示对利福平耐药则不宜考虑再用。

3）用法用量。每日用药：成人0.45～0.6g（8～10mg/kg）；儿童10～20mg/kg。空腹顿服。隔日用药：成人600mg。

4）不良反应。①患者可出现转氨酶升高、黄疸和肝大等，其转氨酶多表现为一过性无症状的升高，在治疗过程中可自行恢复。老年人、嗜酒、营养不良、原有肝胆疾病患者易发生肝损害。利福平与异烟肼联用可增加肝毒性。②消化道不良反应常见上腹不适、厌食、恶心、呕吐、腹痛、腹泻或便秘等，一般不影响继续用药。③精神系统障碍可出现头痛、嗜睡、眩晕、疲乏、肢体麻木、视力障碍、共济失调等症状。④过敏反应，如药热、皮疹、荨麻疹、嗜酸性粒细胞增多、白细胞及血小板减少、凝血酶原减少、溶血、紫癜、急性肾衰竭等。

（5）链霉素（Streptomycin，S）。

1）作用机制。本品主要作用于结核分枝杆菌的核糖体，诱导遗传密码的错读，抑制信使RNA转译，干扰转译过程中的校对，从而抑制蛋白质合成。

2）特点。链霉素属氨基糖苷类抗生素，为半效杀菌药，对多种革兰阴性杆菌及葡萄球菌的某些菌株有效，对结核分枝杆菌的作用最为突出，呈强抑菌作用，高浓度有杀菌作用。碱性环境可增强其抗菌作用。在抗结核注射剂中链霉素抗结核活性最强。

3）用法用量。一般采用肌内注射。每日用药：成人 0.75g，儿童 20～30mg/kg（最大剂量不超过 0.75g）。隔日治疗：成人0.75～1.0g。

4）不良反应。①常见的不良反应有口唇麻木，肌肉抽搐，注射后不久即可出现。此反应与药品所含杂质如甲醛链霉胍和甲醛链霉素等有关。②对第Ⅷ对脑神经的损害是链霉素的严重不良反应，主要引起前庭功能障碍，如眩晕、恶心、呕吐、共济失调、步履蹒跚；其次是耳蜗损害，可出现耳鸣、耳聋，此毒性常为永久性损伤。出现此类症状应立即停药。③肾毒性一般为轻度损害，多见管型尿和蛋白尿，血尿素氮、肌酐升高。严重者则必须停药。④可出现皮疹、发热、关节痛等过敏反应，应停药，以免引起更严重毒性反应。过敏性休克大多于注射后 1～2 分钟或 10 分钟之内出现，表现为突然发作的呼吸困难、面色先苍白后发绀、昏迷、抽搐、口吐白沫、大小便失禁等，严重者可致死。过敏性休克比青霉素发生率低，一旦发生则死亡率高。

2. 二线抗结核药物　二线抗结核药物包括：利福喷丁和利福布丁、卡那霉素和丁胺卡那霉素、卷曲霉素、氧氟沙星和左氧氟沙星以及莫西沙星、乙硫异烟胺和丙硫异烟胺、环丝氨酸和特立齐酮、对氨基水杨酸和对氨基水杨酸异烟肼、氯法齐明、利奈唑胺、阿莫西林/克拉维酸、氨硫脲、克拉霉素、亚胺培南等。

（1）利福喷丁（Rifapentine，Rft）。

1）作用机制。利福喷丁作用机制同利福平。

2）特点。本品体内、外抗菌活性与利福平相仿，但由于其半衰期及抗生素后效应（PAE）较长，更适合间歇化学治疗。研究显示，以相同剂量利福喷丁一周 1 次用药，可获得利福平一周 6 次用药相似的疗效。单独使用多产生耐药性。本品与利福平呈交叉耐药。

3）用法用量。成人一次 450～750mg，一周 2 次。顿服。儿童口服量酌减。

4）不良反应。同利福平，但较轻微，且与利福平之间无明显交叉过敏反应。

（2）利福布丁（Rifabutin，Rfb）。

1）作用机制。利福布丁是否能抑制鸟分枝杆菌复合群（MAC）或胞内分枝杆菌的 DNA 依赖性 RNA 多聚酶还无法肯定，故本品作用机制目前尚不明确。

2）特点。利福布丁是由 S 利福霉素衍生而来的半合成的抗生素，具有高亲脂性，因此分布广泛，在组织细胞内易吸收。

3）用法用量。推荐剂量为 300mg，一日 1 次。

4）不良反应。同利福平。临床上肝损害的发生率也较高。

（3）卡那霉素（Kanamycin，Km）。

1）作用机制。为氨基糖苷类药物，通过破坏核糖体的功能而抑制结核分枝杆菌蛋白质合成，为杀菌药。

2）特点。本品对结核分枝杆菌有杀菌作用，且对耐链霉素的结核分枝杆菌仍然敏感，主要用于对本品仍敏感的复治、耐药病例的治疗，用于抗结核治疗时，需与其他抗结核药品配伍。

3）用法用量。成人结核病，常规用量为0.75g，肌内注射，一日1次，每日剂量不能超过15mg/kg。老年患者用量酌减，0.5g，一日1次，或0.75g，肌内注射，隔日1次。儿童每日用量7mg/kg。注意需深部肌内注射。

4）不良反应。①发生率较高者包括：听力减退、耳鸣或耳部饱满感等耳毒性，血尿、排尿次数减少或尿量减少、食欲减退、极度口渴等肾毒性，以及步履不稳、眩晕、恶心或呕吐等。②发生率较少者有呼吸困难、嗜睡或软弱无力。

（4）阿米卡星（Amikacin，Am）。

1）作用机制。本品通过干扰蛋白质的合成抑止细菌生长。

2）特点。本品为氨基糖苷类广谱抗生素，具有较强的抗结核分枝杆菌作用，治疗各种类型结核病，主要用于链霉素耐药者。本品和卡那霉素的作用相似，两者具完全交叉耐药性，但前者对结核分枝杆菌的杀菌活性更高，而毒副反应低于后者，价格上两者并无大的差异。因此，在耐药结核病化学治疗中提倡选用阿米卡星。

3）用法用量。常规用量为400mg，肌内注射；或400mg溶于生理盐水100ml，静脉滴注。一日1次，老年人用量酌减。儿童每日用量4～8mg/kg。注意需深部肌内注射，有条件的患者可静脉滴注。

4）不良反应。同链霉素。

（5）卷曲霉素（Capreomycin，Cm）。

1）作用机制。为环多肽类药物，其化学结构不同于氨基糖苷类，但抗菌机制类似，多肽的作用是抑制肽基—转运RNA（tRNA）的转移和蛋白合成，为杀菌药。

2）特点。适用于复治、耐药结核病治疗。对耐链霉素、卡那霉素或阿米卡星的结核分枝杆菌仍然敏感或部分敏感，是治疗耐药结核病的重要药物之一。与卡那霉素有单项交叉耐药。

3）用法用量。每日用量750～1000mg，肌内注射。需深部肌内注射，有条件的患者可予以静脉滴注。

4）不良反应。①发生率相对较多者包括：血尿、尿量或排尿次数显著增加或减少，食欲减退或极度口渴。②发生率较少者包括：过敏反应、耳毒性、肾毒性、电解质紊乱、神经肌肉阻滞等。

（6）氟喹诺酮类药物。目前常用的氟喹诺酮类药物包括氧氟沙星（Ofloxacin，Ofx）、左氧氟沙星（Levofloxacin，Lfx）和莫西沙星（Moxifloxacin，Mfx）等。

1）作用机制。氟喹诺酮类药物对结核分枝杆菌具有不同程度的杀菌活性，主要通过作用于结核分枝杆菌 DNA 旋转酶（拓扑异构酶Ⅱ），阻止 DNA 的复制、转录而杀菌。

2）特点。本类药物适用于各种类型复治、耐药结核病的治疗。对结核分枝杆菌的最低抑菌浓度（MIC），加替沙星和莫西沙星（MIC 90 0.25μg/ml）优于左氧氟沙星（MIC 0.5μg/ml）、氧氟沙星（MIC 1.0μg/ml）和环丙沙星（MIC 1.0μg/ml），其抗菌活性是左氧氟沙星的 2 倍、氧氟沙星的 4 倍。当 2 倍于 MIC 时即为最低杀菌浓度（MBC），在巨噬细胞中，司帕沙星和莫西沙星（MBC 0.5μg/ml）明显强于左氧氟沙星（MBC 2μg/ml）和氧氟沙星（MBC 4μg/ml）。氟喹诺酮类药物与其他抗结核药无交叉耐药性。

3）用法用量。口服或静脉注射。氧氟沙星一日 600～800 mg，左氧氟沙星一日 400～600mg，莫西沙星一日 400mg，一次或分次用药。

4）不良反应。①胃肠道反应：恶心、呕吐、不适、疼痛等；②中枢反应：头痛、头晕、睡眠不良等，并可致精神症状；③其他：光敏反应、关节损害、结晶尿、肝损害、心脏毒性、干扰糖代谢等。

（7）乙硫异烟胺（Ethionamide，Eto）。

1）作用机制。本品为异烟酸的衍生物，其作用机制尚不清楚，但可能抑制肽类的合成。

2）特点。本品对结核分枝杆菌有抑菌作用，抗菌活性仅为异烟肼的十分之一。对渗出性及浸润性干酪病变疗效较好。单独应用时少，常与其他抗结核病药联合应用以增强疗效和避免病菌产生耐药性。

3）用法用量。一日 0.5～0.8g，一次或分次服用（以顿服效果为好），可从小剂量（0.3g/d）开始。

4）不良反应。①服药后有恶心、呕吐、腹痛、腹泻、厌食、胃部不适等症状，多于服药 2～3 周后发生，如不能耐受，可酌减剂量或暂停服药，待症状消失后继续服用。如合用碳酸氢钠，或服肠溶片，可减轻反应。在发生呕吐时，可同时使用止吐药物。②少数患者有糙皮病症状、精神抑郁、视力紊乱和头痛、末梢神经炎、经期紊乱、男性乳房发育、脱发、关节痛、皮疹、痤疮等。

（8）丙硫异烟胺（Protionamide，Pto）。

1）作用机制。本品主要通过阻碍结核分枝杆菌细胞壁的合成而抑菌。

2）特点。丙硫异烟胺是异烟酸的衍生物，对结核分枝杆菌有杀菌作用，MIC 值为 0.6μg/ml，能抑制异烟肼在肝内的乙酰化，增强异烟肼的抗结核作用。治疗各种类型的结核病，需与其他抗结核药物联合应用；适用于复治、耐药结核病或用于不能耐受其他药物治疗者；适用于 NTM 病的治疗。

3）用法用量。一般不适宜间歇用药。成人一日用量 600mg，可从小剂量

（250mg/d）开始。儿童一日用量：10～20mg/kg，分 3 次口服。

4）不良反应。①发生率较高者包括：精神忧郁（中枢神经系统毒性）。②发生率较低者包括：步态不稳或麻木、针刺感、烧灼感、手足疼痛（周围神经炎）、精神错乱或其他精神改变（中枢神经系统毒性）、眼或皮肤黄染（黄疸）。③发生率极少者包括：视力模糊或视力减退、合并或不合并眼痛（视神经炎）、月经失调或怕冷、性欲减退（男性）、皮肤干而粗糙、甲状腺功能减退、关节疼痛、僵直肿胀。④如持续发生以下情况者应予注意：腹泻、唾液增多、流口水、食欲减退、口中金属味、恶心、口痛、胃痛、胃部不适、呕吐（胃肠道紊乱、中枢神经系统毒性）、眩晕（包括从卧位或坐位起身时）、嗜睡、软弱无力（中枢神经系统毒性）。

（9）环丝氨酸（Cycloserine，CS）。

1）作用机制。本品通过竞争性抑制 L－丙氨酸消旋酶和 D－丙氨酸合成酶，抑制细菌细胞壁的合成。

2）特点。对结核分枝杆菌有抑制作用，对结核分枝杆菌的 MIC 为 5～20μg/ml。主要用于复治、耐药、耐多药和广泛耐药结核病治疗。必须与其他抗结核药物联合应用，并可延缓其耐药性的产生。

3）用法用量。成人和青少年常用剂量为：最初 2 周每 12 小时口服本品 250mg；然后根据必要性及接受性小心加量，最大加至每 6～8 小时口服 250mg，并监测血药浓度。最大剂量为一日 1g。

4）不良反应。①常见的不良反应包括：焦虑、精神症状、头晕、头痛、嗜睡、兴奋、烦躁不安、精神抑郁、肌肉抽搐或颤抖、神经质、多梦、其他情绪改变或精神改变、语言障碍、自杀倾向（中枢神经系统毒性）。②少见的不良反应包括：皮疹（过敏）、麻木、麻刺感、烧灼感、手足无力（周围神经病）、癫痫发作。

（10）对氨基水杨酸（Sodium Aminosalicylate，PAS）和对氨基水杨酸异烟肼（Pa）。

1）作用机制。本品的结构类似对氨基苯甲酸，通过对结核分枝杆菌叶酸合成的竞争性抑制作用破坏结核分枝杆菌叶酸代谢，属于杀菌剂。

2）特点。对氨基水杨酸钠对结核分枝杆菌有抑菌作用，与异烟肼、链霉素联合应用可加强后两者的抗结核作用；必须与其他抗结核药物配伍应用，与杀菌药联合有延缓耐药产生的作用，适用于复治、耐药结核病。

3）用法用量。一般不适宜间歇用药。成人一日用量：片剂 8g，分 3 次服用；颗粒剂 8g，分 2 次服用；粉针剂 4～8g 用生理盐水或 5% 葡萄糖液稀释，浓度为 3%～4%，避光下滴注（2～3 小时完成），需新鲜配制并避光保存，药液变色后不能使用，以避免分解成间位氨基酸引起溶血。静脉滴注时应在避光下进行。儿童一日用量：200～300mg/kg，分 3 次口服。

4）不良反应。①胃肠道症状：食欲不振、恶心、呕吐、胃烧灼感、上腹部疼痛、腹胀及腹泻，甚至可致溃疡和出血，饭后服药可减轻反应。②肝损害：转氨酶升高、胆汁淤积，出现黄疸等。③过敏反应：皮肤瘙痒、皮疹、剥脱性皮炎、药物热及嗜酸粒细胞升高等，应立即停药。④肾脏刺激症状：如结晶尿、蛋白尿、管型尿、血尿等。⑤罕见不良反应：长期用药，偶可引起甲状腺肿大或黏液性水肿；大剂量能抑制凝血酶原的生成，使凝血时间延长。

（11）氨硫脲（Thioacetazone，Thz）。

1）作用机制。本品对结核分枝杆菌具有抑菌作用，可能与本药阻碍分枝杆菌核酸合成以及与铜生成一种活性复合物有关。

2）特点。本品为抗结核病药，对结核分枝杆菌的 MIC 值为 1mg/L，抗菌作用相对于对氨基水杨酸钠差。单用本药 4～6 个月约有 30% 的结核分枝杆菌菌株可对本品产生耐药。本品耐药稳定性好，发生耐药后少见有复敏现象，不能再次使用。氨硫脲的抗结核活性相对较弱，而且与硫胺类（乙硫异烟胺和丙硫异烟胺）有交叉耐药性。如对乙硫异烟胺、丙硫异烟胺耐药，不应再使用氨硫脲。与其他抗结核药合用于淋巴结结核、黏膜结核（如喉结核、肠结核）及浸润性肺结核。本品无延缓生长期，故不能作间歇疗法。

3）用法用量。口服。成人一日最初 25～50mg，以后渐增至一日 100～150mg；小儿体重 <10kg 者，一日剂量为 25mg，体重为 10～20kg 者，一日剂量为 50mg，体重为 20～40kg 者，一日剂量为 100mg，可分 2～3 次服用或顿服。

4）不良反应。氨硫脲的不良反应与剂量有关，如一日剂量超过 100mg，不良反应发生率为 68%；一日剂量小于 100mg，不良反应发生率为 26%。不良反应包括：①消化道症状：恶心、呕吐及腹泻等胃肠道反应最多见。②肝毒性：可发生伴有黄疸的严重肝损害，偶可致死；多见于同时接受异烟肼治疗患者。③血液系统：表现为粒细胞减少、血小板减少等骨髓抑制现象；也可发生溶血性贫血。④耳毒性：可出现头晕、眩晕、共济失调、耳鸣、听力下降。⑤过敏反应：可出现皮疹，偶见剥脱性皮炎或史－约综合征（多形糜烂性红斑，见于皮肤、口、鼻黏膜和眼结膜）。⑥肾脏损害：尿中出现蛋白、管型、红细胞及血尿素氮升高。

（12）氯法齐明（Clofazimine，Cfz）。

1）作用机制。本品抗菌作用可能通过干扰麻风杆菌的核酸代谢，与其 DNA 结合，抑制 DNA 信赖性 RNA 聚合酶，阻止 RNA 的合成，从而抑制细菌蛋白的合成，发挥其抗菌作用。主要用于麻风病的治疗。

2）特点。本品不仅对麻风杆菌有缓慢杀菌作用，与其他抗分枝杆菌药物合用对结核分枝杆菌、溃疡分枝杆菌亦有效。此外，还具有抗炎作用，对治疗和预防Ⅱ型麻风反应结节性和多形性红斑等均有效。优点是可进入巨噬细胞，但往往因皮肤红染而不易被患者所接受。

3）用法用量。成人一日最大剂量不超过300mg；小儿剂量尚未确认。

4）不良反应。①皮肤黏膜着色为其主要不良反应。服药2周后即可出现皮肤和黏膜红染，呈粉红色、棕色，甚至黑色。着色程度与剂量、疗程成正比。停药2个月后色素逐渐减退，1～2年才能褪完。本品可使尿液、汗液、乳汁、精液和唾液呈淡红色，且可通过胎盘使胎儿着色，但未有致畸报道。应注意个别患者因皮肤着色反应而导致抑郁症，曾有报道，个别患者继皮肤色素减退后，因精神抑郁而自杀。②70%～80%用本品治疗的患者皮肤有鱼鳞病样改变，尤以四肢和冬季为主。停药后2～3个月可好转。③本品可致食欲减退、恶心、呕吐、腹痛、腹泻等胃肠道反应。④个别患者可产生眩晕、嗜睡、肝炎、上消化道出血、皮肤瘙痒等。⑤个别患者可产生皮肤色素减退、阿斯综合征。

（13）利奈唑胺（Linezolid，Lzd）。

1）作用机制。本品为合成的抗革兰阳性菌药，其作用为抑制细菌蛋白质合成，其突出特点是与细菌50S亚基附近界面的30S亚基结合，阻止70S初始复合物的形成而发挥杀菌作用。

2）特点。为噁唑烷酮类抗菌药物，新近发现利奈唑胺具有较强的抗分枝杆菌作用，其抗结核分枝杆菌的MIC值为0.125～1mg/L，对敏感菌株和耐药菌株具有同等的抗菌活性，对快速增殖期和静止期菌群均有抗菌作用。临床研究结果显示，利奈唑胺治疗耐多药和广泛耐药结核病取得了令人满意的临床效果。

3）用法用量。强代期一日剂量1200mg（50mg/kg），分2次服用或静脉滴注，疗程1～2个月。巩固期，一日剂量600mg，1次服用或静脉滴注，疗程4～5个月。在治疗广泛耐药结核病时总疗程可延长至1年左右。

4）不良反应。主要不良反应有骨髓抑制（包括血小板减少症、贫血等）、外周神经炎、视神经炎、腹泻、头痛、恶心。骨髓抑制多发生在4～8周，外周神经炎多发生在2～4个月后，视神经炎多发生在4～6个月后。另外，还有口腔念珠菌、阴道念珠菌感染，以及假膜性结肠炎、低血压、消化不良、局部腹痛、瘙痒和舌变色等。

（14）阿莫西林/克拉维酸（Amoxicillin/Clavulanate，Amx/Clv）。

1）作用机制。结核分枝杆菌也可产生β－内酰胺酶而影响抗结核药物效果，而β－内酰胺酶抑制剂克拉维酸可对抗β－内酰胺酶而增强抗结核作用。

2）特点。本品的优点是对抗结核分枝杆菌所产生的β－内酰胺酶，缺点是不能进入哺乳动物的细胞内，而影响了抗结核作用。适用于敏感菌引起的各种感染。

3）用法用量。阿莫西林/克拉维酸钾一次1.0g，一日2～3次，口服。也可一次1.2g，一日2～3次，静脉滴注。

4）不良反应。①常见胃肠道反应如腹泻、恶心和呕吐等。②皮疹，尤其易发生于传染性单核细胞增多症者。③可见过敏性休克、药物热和哮喘等。④偶见血清氨基转移酶升高、嗜酸性粒细胞增多、白细胞降低及念珠菌或耐药菌引起的二重感染。

（15）克拉霉素（Clirithromycin，Clr）。

1）作用机制。本类药物可透过细菌细胞膜，与细菌核糖体的50S亚基成可逆性结合，阻断了转肽作用和信使核糖核酸的位移，抑制细菌蛋白质合成。

2）特点。本品是红霉素的6－氧甲醇衍生物。其特点为：脂溶性好，易透过分枝杆菌的脂质层，组织细胞内浓度高，酸稳定性强；在吞噬溶酶体酸性环境中可长期保持活性。在同类药物中抗分枝杆菌活性最强。克拉霉素抗药物敏感性结核分枝杆菌菌株的MIC值为0.25～2.0μg/ml，抗耐药菌株的MIC值为2.0～32μg/ml。本品抗MAC的MIC值为0.25～4μg/ml，MIC 90为4μg/ml，抗MAC作用是红霉素的8～32倍。克拉霉素与利福布丁合用是治疗艾滋病合并MAC感染的最有效药物。

3）用法用量。成人：体重<50kg者，一日500mg，分2次口服；体重≥50kg者，一日750mg，分2～3次口服；或按7.5mg/kg计算。

4）不良反应。主要不良反应为食欲减退、恶心、呕吐、腹泻等胃肠道反应，但是新大环内酯类药物的胃肠道反应等较红霉素明显减少。

（16）亚胺培南（Imipenem，Ipm）。

1）作用机制。亚胺培南可与多种青霉素结合蛋白（PBPs），尤其是与PBP1a、PBP1b和PBP2结合，抑制细菌细胞壁合成，导致细胞溶解和死亡。

2）特点。亚胺培南为新型β－内酰胺类抗生素，既有极强的广谱抗菌活性，又有β－内酰胺酶抑制作用。本品具有第一代头孢菌素强大的抗革兰阳性菌的作用特点，又具有第三代头孢菌素对阴性杆菌产生的广谱内酰胺酶的高度稳定性，对阴性杆菌，包括耐药阴性杆菌有极强的抗菌活性，极易对β－内酰胺类抗生素产生耐药性的绿脓杆菌、金黄色葡萄球菌、粪链球菌、脆弱拟杆菌等，对本品也高度敏感。本品的抗菌谱几乎包括了临床上所有的有意义的致病菌。部分耐甲氧西林金黄色葡萄球菌、D族链球菌对亚胺培南敏感。用于各类敏感菌所致的感染。研究显示，本品对结核分枝杆菌有一定的抗菌活性。

三、抗结核治疗方案的临床应用

（一）初治肺结核

1. 化学治疗方案制定的原则

（1）初治患者原则上采用短程化学治疗方案，疗程不可短于6个月，方案中吡嗪酰胺至少使用2个月，利福平必须贯穿整个疗程。

（2）有结核病密切接触史的患者，治疗前需要做痰结核分枝杆菌培养、菌种鉴定及药敏试验，为正确地选择用药和制定化学治疗方案提供科学依据。如有明确与耐药患者的接触史，需要参考传染源（耐药患者）的药敏试验结果，按照耐药肺结核治疗原则制定化学治疗方案。

（3）有条件的地区尽量做痰结核分枝杆菌培养、菌种鉴定及药敏试验，其结果作为强化期结束调整方案的依据。

（4）无结核病接触史的患者，在无药物过敏和肝功能正常的前提下，直接选择由异烟肼（75mg）、利福平（150mg）、吡嗪酰胺（400mg）、乙胺丁醇（275mg）4种药组成的固定剂量复合剂用于强化期治疗，巩固期选择异烟肼（150mg）、利福平（300mg）联合或不联合乙胺丁醇方案。或者采用异烟肼、利福平（或利福喷丁）、吡嗪酰胺、乙胺丁醇散装药组成化学治疗方案以及使用含上述药物的板式组合药予以治疗。

（5）当DOT管理尚不完善时尽量不选用间歇疗法，以减少或降低MDR－TB的发生概率。

2. 初治菌阳肺结核化学治疗方案 新近抗酸菌涂片阳性和新近抗酸菌涂片阴性肺结核患者的治疗方案如下。

（1）推荐的方案。

1）2HRZE（FDC）/4HR（FDC）。

强化期：含异烟肼、利福平、吡嗪酰胺、乙胺丁醇的固定剂量复合剂每日1次，共2个月。

巩固期：含异烟肼、利福平的固定剂量复合剂每日1次，共4个月。

备注：①FDC含量，异烟肼（75mg）、利福平（150mg）、吡嗪酰胺（400mg）、乙胺丁醇（275mg）/异烟肼（100mg）、利福平（150mg）；②治疗2个月痰抗酸菌涂片阳性者，继续原方案再治疗1个月。

2）2HRZE（S）/4HRE。

强化期：异烟肼、利福平、吡嗪酰胺、乙胺丁醇（或链霉素）每日1次，共2个月。

巩固期：异烟肼、利福平、乙胺丁醇每日1次，共4个月。

备注：治疗2个月痰抗酸菌涂片阳性者，继续原方案再治疗1个月。

3）2HRZE（S）/4HR。

强化期：异烟肼、利福平、吡嗪酰胺、乙胺丁醇（或链霉素）每日1次，共2个月。

巩固期：异烟肼、利福平每日1次，共4个月。

备注：治疗2个月痰抗酸菌涂片阳性者，继续原方案再治疗1个月。

4）3HRZE/3HRE。

强化期：异烟肼、利福平、吡嗪酰胺、乙胺丁醇每日 1 次，共 3 个月。

巩固期：异烟肼、利福平、乙胺丁醇每日 1 次，共 3 个月。

备注：治疗 2 个月痰抗酸菌涂片阳性者，继续原方案再治疗 1 个月。

（2）慎重推荐的方案。用于可严格保障执行 DOTS 的地区或个体，其目的为减少和杜绝 MDR－TB 发生，如已发现有耐药存在，需参考耐药章节。以下方案中药物名称前数字表示服药月数，右下方数字表示每周用药次数。

1）$3HRZE/6H_3R_3E_3$。

强化期：异烟肼、利福平、吡嗪酰胺、乙胺丁醇每日 1 次，共 3 个月。

巩固期：异烟肼、利福平、乙胺丁醇隔日 1 次（即 $H_3R_3E_3$ 为隔日 1 次或每周 3 次），共 6 个月。

2）$3H_3R_3Z_3E_3S_3/9H_3R_3E_3$。

强化期：异烟肼、利福平、吡嗪酰胺、乙胺丁醇、链霉素隔日 1 次，共 3 个月。

巩固期：异烟肼、利福平、乙胺丁醇隔日 1 次（即 $H_3R_3E_3$ 为隔日 1 次或每周 3 次），共 9 个月。

3）3HRZEOfx（Lfx）/$5H_3L_1Ofx_3$（Lfx_3）。

强化期：异烟肼、利福平、吡嗪酰胺、乙胺丁醇、氧氟沙星（或左氧氟沙星）每日 1 次，共 3 个月。

巩固期：异烟肼、氧氟沙星（或左氧氟沙星）隔日 1 次（即 H_3O_3 为隔日 1 次或每周 3 次），利福喷丁（L）每周 1 次，共 5 个月。

按照上述方案，治疗中如痰菌持续不阴转，可适当延长疗程；耐药者按照耐药治疗原则处理。血行播散性结核病需增加疗程至 12 个月为宜。

3. 初治菌阴肺结核化学治疗方案

（1）推荐的方案。

2HRZ/4HR。

强化期：异烟肼、利福平、吡嗪酰胺每日 1 次，共 2 个月。

巩固期：异烟肼、利福平每日 1 次，共 4 个月。

备注：治疗 2 个月痰抗酸菌涂片阳性者，在原方案基础上加乙胺丁醇每日 1 次，再治疗 1 个月，巩固期也需加乙胺丁醇每日 1 次，治疗 4 个月。

（2）慎重推荐的方案。

1）$2HRZ/4H_3R_3$。

强化期：异烟肼、利福平、吡嗪酰胺每日 1 次，共 2 个月。

巩固期：异烟肼、利福平隔日 1 次（即 H_3R_3 为隔日 1 次或每周 3 次），共 4 个月。

备注：治疗 2 个月痰抗酸菌涂片阳性者，强化期在原方案基础上加乙胺丁醇每日 1 次，再治疗 1 个月，巩固期也需加乙胺丁醇隔日 1 次或每周 3 次，治疗 4 个月。

2）$2H_3R_3Z_3/4H_3R_3$。

强化期：异烟肼、利福平、吡嗪酰胺隔日 1 次，共 2 个月。

巩固期：异烟肼、利福平隔日 1 次（即 H_3R_3 为隔日 1 次或每周 3 次），共 4 个月。

备注：治疗 2 个月痰抗酸菌涂片阳性者，在原方案基础上加乙胺丁醇隔日 1 次或每周 3 次，再治疗 1 个月，巩固期也需加乙胺丁醇隔日 1 次或每周 3 次，治疗 4 个月。

4. 初治肺结核病化学治疗方案的实施

（1）用药方式。虽然有全程每日用药、强化期每日用药 + 巩固期间歇用药和全程间歇用药三种类型用药方式，但是为减少和杜绝在 DOTS 执行不力情况下 MDR－TB 的发生，尽量采用全程每日用药方式。

（2）治疗方案分强化期和巩固期两个阶段。

1）强化期。以期达到尽快杀灭各种菌群保证治疗成功的目的。

2）巩固期。其目的是巩固强化阶段取得的疗效，继续杀灭残余菌群。

（3）采用全程间歇治疗方案时，必须做到 DOT 管理（督导给药）。

（4）强化期结束时的处理。痰抗酸菌涂片未能阴转者，则延长 1 个月的强化期治疗，增加 1 次痰菌培养，巩固期化学治疗方案不变。

（5）血行播散性结核病、结核性多浆膜炎需增加疗程至 12 个月；伴发糖尿病或其他免疫性疾病者也需适当延长疗程。

（二）复治肺结核

1. 化学治疗方案制定的原则

（1）任何原因所造成的复治。治疗前均需要做痰结核分枝杆菌培养、菌种鉴定及药敏试验，用以确定是否存在耐药以及区分耐药的种类，以便于制定化学治疗方案。

（2）初治过早停药或不规则用药造成的复治。药敏试验不显示存在耐药情况下，可继续采用目前推行的复治方案足量治疗（异烟肼、利福平、吡嗪酰胺、乙胺丁醇、链霉素）。但强化期结束痰抗酸菌涂片未能阴转者，必须参照药敏试验结果重新选择敏感药组成新方案。

（3）各种原因所导致的复治。均需要根据药敏试验结果选择敏感药和未曾用过的可能敏感药组成新方案，根据具体情况可适当选择二线注射剂、氟喹诺酮类或口服二线药。

（4）治疗的疗程需要依据各自不同情况确定。目前推行的复治方案疗程为 8 ~ 9 个月，伴有糖尿病者需延长疗程至 12 个月；有其他伴发症者疗程至少 12 个月。

（5）确定为单耐药、多耐药肺结核者应参照耐药肺结核治疗部分。

2. 复治涂阳肺结核化学治疗方案

（1）推荐的方案。

1）2HRZES/HRZE/6HRE。

强化期：①异烟肼、利福平、吡嗪酰胺、乙胺丁醇、链霉素每日1次，共2个月；②异烟肼、利福平、吡嗪酰胺、乙胺丁醇每日1次，共1个月。

巩固期：异烟肼、利福平、乙胺丁醇每日1次，共9个月。

备注：糖尿病者巩固期延长至9个月，总疗程为12个月。

2）2HRZES/6HRE。

强化期：异烟肼、利福平、吡嗪酰胺、乙胺丁醇、链霉素每日1次，共2个月。

巩固期：异烟肼、利福平、乙胺丁醇每日1次，共8个月。

备注：糖尿病者巩固期延长至9个月，总疗程为12个月。

3）3HRZES/6HRZE。

强化期：异烟肼、利福平、吡嗪酰胺、乙胺丁醇、链霉素每日1次，共3个月。

巩固期：异烟肼、利福平、吡嗪酰胺、乙胺丁醇每日1次，共6个月。

备注：糖尿病者巩固期延长至9个月，总疗程为12个月。

4）3HRZES/6HRE。

强化期：异烟肼、利福平、吡嗪酰胺、乙胺丁醇、链霉素每日1次，共3个月。

巩固期：异烟肼、利福平、乙胺丁醇每日1次，共6个月。总疗程为9个月。

5）3HRZES/3HRZE/3HRE。

强化期：异烟肼、利福平、吡嗪酰胺、乙胺丁醇、链霉素每日1次，共3个月。

巩固期：①异烟肼、利福平、吡嗪酰胺、乙胺丁醇每日1次，共3个月；②异烟肼、利福平、乙胺丁醇每日1次，共3个月。总疗程为9个月。

备注：糖尿病者第二巩固期延长至6个月，总疗程为12个月。

（2）慎重推荐的方案。用于可严格保障执行DOTS的地区或个体，其目的为减少和杜绝MDR－TB发生，如已发现有耐药存在，需参考耐药章节。以下方案中药物名称前数字表示服药月数，右下方数字表示每周用药次数。

1）3HRZES/6$H_3R_3E_3$。

强化期：异烟肼、利福平、吡嗪酰胺、乙胺丁醇、链霉素每日1次，共3个月。

巩固期：异烟肼、利福平、乙胺丁醇隔日1次（即$H_3R_3E_3$为隔日1次或每周3次），共6个月。

2）3HRZES/9$H_3R_3E_3$。

强化期：异烟肼、利福平、吡嗪酰胺、乙胺丁醇、链霉素每日1次，共3个月。

巩固期：异烟肼、利福平、乙胺丁醇隔日1次（即$H_3R_3E_3$为隔日1次或每周3次），共9个月。

3）3HRZEOfx（Lfx）/5$H_3L_1Ofx_3$（Lfx_3）。

强化期：异烟肼、利福平、吡嗪酰胺、乙胺丁醇、氧氟沙星（或左氧氟沙星）每日 1 次，共 3 个月。

巩固期：异烟肼、氧氟沙星（或左氧氟沙星）隔日 1 次（即 H_3O_3 为隔日 1 次或每周 3 次），利福喷丁每周 1 次，共 5 个月。

3. 复治肺结核病化学治疗方案的实施

（1）详见初治肺结核病化学治疗方案的实施部分。

（2）采用强化期 2 个月方案时，如治疗至第 2 个月末痰菌仍阳性，则应延长 1 个月的强化期方案治疗，巩固期治疗方案不变，第 3 个月末增加一次痰菌培养。方案更改为 3HRZES/6HRE。

四、结　语

抗结核药物的发现及抗结核治疗方案的探索和应用已走过了百年的历程，我们看到几代临床科研工作者孜孜不倦、勇于开拓、上下求索。同时，我们也看到医务工作者、患者无私的投入和奉献。首个链霉素随机对照临床试验的作者，MRC 的 D'Arcy Hart 教授在百岁高龄时仍笔耕不辍、撰写论文。抗结核药物及抗结核治疗方案的探索和应用的发展历史再次告诉我们，脚踏实地、科学严谨地做好基础研究工作是基础，促进研究成果转化为真正能为患者提供治疗的手段是关键，这正是转化医学所体现的作用和意义，强调从实验室到病床旁的连接。我们将踏着前辈的基础继续攀登，续写与结核病抗争的新篇章，为患者带来更好的治疗，最终实现消灭结核病的世纪梦想。

参考文献

1. 李亮，李琦，许绍发，等. 结核病治疗学. 北京：人民卫生出版社，2013：1－428.
2. Sakula A. Selman Waksman（1888—1973），discoverer of streptomycin：A century review. Br J Dis Chest，1988，82：23－31.
3. 王君玉. 抗结核合成药品概述. 中国医药工业杂志，1980（6）：33－41.
4. Hart PD. Chemotherapy of tuberculosis；research during the past 100 years. Br Med J，1946，2（4483）：805.
5. Medical Research Council. Streptomycin treatment of pulmonary tuberculosis. Br Med J，1948，2（4582）：769－782.
6. Fox W，Sutherland I，Daniels M. A five-year assessment of patients in a controlled trial of streptomycin in pulmonary tuberculosis. Q J Med，1954，23（91）：347－366.

7. Crofton J, Mitchison DA. Streptomycin resistance in pulmonary tuberculosis. Br Med J, 1948, 2 (4588): 1009 - 1015.

8. Medical Research Council. Treatment of pulmonary tuberculosis with streptomycin and para-aminosalicylic acid. Br Med J, 1950, 2 (4688): 1073 - 1085.

9. Fox W, Sutherland I. A five-year assessment of patients in a controlled trial of streptomycin, para-aminosalicylic acid, and streptomycin plus para-aminosalicylic acid, in pulmonary tuberculosis. Q J Med, 1956, 25 (98): 221 - 243.

10. Medical Research Council. Prevention of streptomycin resistance by combined chemotherapy. Br Med J, 1952, 1 (4769): 1157 - 1162.

11. Fox W, Sutherland I. A five-year assessment of patients in a controlled trial of streptomycin with different doses of para-aminosalicylic acid in pulmonary tuberculosis. Q J Med, 1959, 28 (109): 77 - 95.

12. Medical Research Council. Treatment of pulmonary tuberculosis with isoniazid. Br Med J, 1952, 2 (4787): 735 - 746.

13. Fox W. The Medical Research Council trials of isoniazid. Recent results of combined chemotherapy. Bull Int Union Tuberc, 1953, 23: 292 - 307.

14. Medical Research Council. Isoniazid in the treatment of pulmonary tuberculosis. Second Report. Br Med J, 1953, 1 (4809): 521 - 536.

15. Medical Research Council. Emergence of bacterial resistance in pulmonary tuberculosis under treatment with isoniazid, streptomycin plus PAS, and streptomycin plus isoniazid. Lancet, 1953, 265 (6779): 217 - 223.

16. Medical Research Council. Isoniazid in combination with streptomycin or with PAS in the treatment of pulmonary tuberculosis. Br Med J, 1953, 2 (4844): 1005 - 1014.

17. Medical Research Council. Various combinations of isoniazid with streptomycin or with PAS in the treatment of pulmonary tuberculosis. Br Med J, 1955, 1 (4911): 435 - 445.

18. Medical Research Council, Tuberculosis Chemotherapy Trials Committee, Laboratory Sub-Committee. Laboratory techniques for the determination of sensitivity of tubercle bacilli to isoniazid, streptomycin, and PAS. Lancet, 1953, 265 (6779): 213 - 217.

19. Fox W, Wiener A, Mitchison DA, et al. The prevalence of drug-resistant tubercle bacilli in untreated patients with pulmonary tuberculosis; A national survey, 1955 - 56. Tubercle, 1957, 38 (2): 71 - 84.

20. East African Hospitals/British Medical Research Council. Comparative trial of isoniazid in combination with thiacetazone or a substituted diphenylthiourea (SU1906) or PAS in the treatment of acute pulmonary tuberculosis in East Africans. Tubercle, 1960, 41

(6): 399 - 423.

21. East African/British Medical Research Councils. Isoniazid with thiacetazone in the treatment of pulmonary tuberculosis in East Africa-second investigation. Tubercle, 1963, 44 (3): 301 - 333.
22. East African/British Medical Research Council. Isoniazid with thiacetazone (thioacetazone) in the treatment of pulmonary tuberculosis in East Africa-third investigation. Tubercle, 1966, 47 (1): 1 - 32.
23. Tuberculosis Chemotherapy Centre, Madras. Isoniazid plus thiacetazone compared with two regimens of isoniazid plus PAS in the domiciliary treatment of pulmonary tuberculosis in South Indian patients. Bull World Health Organ, 1966, 34 (4): 483 - 515.
24. East African/British Medical Research Council. Isoniazid with thiacetazone (thioacetazone) in the treatment of pulmonary tuberculosis in East Africa-fourth investigation: The effect of increasing the dosage of isoniazid. Tubercle, 1966, 47 (4): 315 - 339.
25. East African/British Medical Research Council. Isoniazid with thiacetazone (thioacetazone) in the treatment of pulmonary tuberculosis in East Africa-fifth investigation. Tubercle, 1970, 51 (2): 123 - 151.
26. East African/British Medical Research Council. Isoniazid with thiacetazone (thioacetazone) in the treatment of pulmonary tuberculosis in East Africa-second report of fifth investigation. Tubercle, 1970, 51 (4): 353 - 358.
27. East African/British Medical Research Council. Isoniazid with thiacetazone (thioacetazone) in the treatment of pulmonary tuberculosis in East Africa-third report of fifth investigation. Tubercle, 1973, 54 (3): 169 - 179.
28. East African/British Medical Research Council. Controlled clinical trial of short-course (6 - month) regimens of chemotherapy for treatment of pulmonary tuberculosis. Lancet, 1972, 1 (7760): 1079 - 1085.
29. East African/British Medical Research Council. Controlled clinical trial of four short-course (6 - month) regimens of chemotherapy for treatment of pulmonary tuberculosis. Second report. Lancet, 1973, 1 (7816): 1331 - 1338.
30. East African/British Medical Research Council. Controlled clinical trial of four short-course (6 - month) regimens of chemotherapy for treatment of pulmonary tuberculosis. Third report. Lancet, 1974, 2 (7875): 237 - 240.
31. East African/British Medical Research Council. Controlled clinical trial of four short-course (6 - month) regimens of chemotherapy for the treatment of pulmonary tuberculosis. Lancet, 1974, 2 (7889): 1100 - 1106.

32. East African/British Medical Research Council. Controlled clinical trial of four 6 – month regimens of chemotherapy for pulmonary tuberculosis. Second report. Am Rev Respir Dis, 1976, 114 (3): 471 – 475.

33. East African /British Medical Research Council. Results at 5 years of a controlled comparison of a 6 – month and a standard 18 – month regimen of chemotherapy for pulmonary tuberculosis. Am Rev Respir Dis, 1977, 116 (1): 3 – 8.

34. East African/British Medical Research Council. Controlled clinical trial of four short-course regimens of chemotherapy for two durations in the treatment of pulmonary tuberculosis. First report. Am Rev Respir Dis, 1978, 118 (1): 39 – 48.

35. East African/British Medical Research Council. Controlled clinical trial of four short-course regimens of chemotherapy for two durations in the treatment of pulmonary tuberculosis. Second Report. Third Study. Tubercle, 1980, 61 (2): 59 – 69.

36. East African/British Medical Research Council. Controlled clinical trial of five short-course (4 – month) chemotherapy regimens in pulmonary tuberculosis. First report. Lancet, 1978, 2 (8085): 334 – 338.

37. East African/British Medical Research Councils. Controlled clinical trial of five short-course (4 – month) chemotherapy regimens in pulmonary tuberculosis: Second report of the 4th study. Am Rev Respir Dis, 1981, 123 (2): 165 – 170.

38. Merle CS, Fielding K, Sow OB, et al. A four-month gatifloxacin-containing regimen for treating tuberculosis. N Engl J Med, 2014, 371 (17): 1588 – 1598.

39. Gillespie SH, Crook AM, McHugh TD, et al. Four-month moxifloxacin-based regimens for drug-sensitive tuberculosis. N Engl J Med, 2014, 371 (17): 1577 – 87.

40. Jindani A, Harrison TS, Nunn AJ, et al. High-dose rifapentine with moxifloxacin for pulmonary tuberculosis. N Engl J Med, 2014, 371 (17): 1599 – 608.

41. WHO. Global tuberculosis report, 2015. Geneva: World Health Organization, 2015.

42. Van Deun A, Maug AK, Salim MA, et al. Short, highly effective, and inexpensive standardized treatment of multidrug-resistant tuberculosis. Am J Respir Crit Care Med, 2010, 182 (5): 684 – 692.

43. Aung KJ, Van Deun A, Declercq E, et al. Successful 9 – month Bangladesh regimen for multidrug-resistant tuberculosis among over 500 consecutive patients. Int J Tuberc Lung Dis, 2014, 18 (10): 1180 – 1187.

44. Piubello A, Harouna SH, Sluleymane MB, et al. High cure rate with standardized short-course multidrug-resistant tuberculosis treatment in Niger: no relapses. Int J Tuberc Lung Dis, 2014, 18 (10): 1188 – 1194.

45. Kuaban C, Noeske J, Rieder HL, et al. High effectiveness of a 12 – month regimen for MDR – TB patients in Cameroon. Int J Tuberc Lung Dis, 2015, 19 (5): 517 – 524.

第五节　结核病患者管理策略和应用

在现代结核病控制策略（DOTS 策略）中，结核病患者的管理是一项非常重要的内容。在使用合理治疗方案的前提下，对结核病患者实施有效、科学、人文的管理，是改善治疗依从性，确保治疗成功的关键。

在不同时期，由于结核病控制策略和手段不同，患者管理的主要内容、重心和方式也有很大不同。互联网时代，各种创新的患者管理手段应运而生，并逐步应用于结核病防治的实践。

一、结核病患者管理策略的演变

（一）疗养院时代

从化石证据来看，早在 50 万年前，结核病就开始危害人类健康，结核病几乎贯穿了人类历史的整条时间轴，无论贫、富、长、幼，都无法免受这种疾病的侵袭。长期以来，由于人们对结核病的认识极其有限，结核病的治疗方法也不多。直到 20 世纪 40 年代抗结核病药物逐渐问世前，对结核病的治疗和管理大多在结核病疗养院进行。

世界上最早的结核病疗养院可以追溯到 19 世纪 50 年代。一名法国研究植物的学生 Hermann Brehmer，同时也是一名受结核病折磨的患者，偶然的机会他去到喜马拉雅山地区开展研究，回来后结核病竟然“神奇”治愈。从此，他开始学习医学。1854 年，他发表论文“结核病是可以治愈的疾病”。1856 年，他在西里西亚的 Görbersdorf

地区枞树林中建立了全球第一个收治结核病的专门机构，肺结核患者在那里可以呼吸新鲜的空气、晒太阳、补充营养，不少患者得到治愈，这成为结核病疗养院的雏形。当时的欧洲结核病肆虐，病死率很高，被称为“白色瘟疫”，疗养院的治疗管理方式得到大力倡导，各国纷纷效仿，形成了在全球范围迅速推广的一场“疗养院运动”。

我国结核病疗养院治疗开始于20世纪20～30年代。鉴于结核病的严重流行，在我国的一些地方（主要是京、津、沪等大城市）建立了少数疗养院，以住院治疗（休息、营养等）作为主要手段。新中国成立后，一部分疗养院经过改造，成为新中国最早期的结核病防治机构。疗养院以公办为主要形式。到1956年底全国共有疗养床位76000多张，这比新中国成立前的最高数字要多12倍。20世纪50年代末期，随着各地结核病防治机构的完善以及不住院治疗模式的推广，疗养院治疗模式逐渐减少。

疗养院治疗具备两个特点：第一是患者在疗养期间有专门的医护人员进行病情观察，对患者进行集中管理，阳光、休息和营养是疗养院“治疗”的三大法宝；第二是将传染性患者进行了有效的隔离，减少了结核病的传播。患者在疗养方式下接受治疗和管理的方式经历了一个多世纪，是结核病治疗史的一个重要阶段。但是，缘于当时对结核病的了解非常局限，且没有有效的医疗手段治疗结核病，这种主要靠患者休息和营养疗法实现“自愈”的治疗效果也比较有限，部分自然治愈后的患者后期结核病复发率仍很高，资料显示，疗养院出院后6年内60%的患者死亡。

（二）化学治疗时代

结核病管理的内涵和方法，随着结核病病原学、发生学和治疗学的进展而演变，当代化学治疗（化疗）的进展与应用，使结核病患者管理方法发生了质的变化。

1943年，第一个抗结核药物——链霉素的抗结核效果被发现，这是人类抗击结核病历史上的革命性事件，标志着结核病化学治疗时代的开始，从此，人们同结核病的斗争进入了一个全新的、主动的时期。20世纪40～60年代是抗结核药品发现的黄金时代，时至今日，药物治疗仍然为治疗结核病的主要方法。继链霉素后，多种抗结核药物被陆续发现，对氨基水杨酸、氨硫脲、异烟肼、吡嗪酰胺、环丝氨酸、乙硫异烟胺、卡那霉素、乙胺丁醇、卷曲霉素、利福霉素相继问世。同时，由不同药物组合的方案式化学治疗得到广泛研究，并成为结核病治疗的共识。

化学治疗时代初期的患者管理，分为两个部分，一是住院化学治疗管理，二是不住院治疗患者。各国原设置在结核病疗养院的大量结核病病床，为化学治疗时代的住院治疗创造了条件。由于化学疗法的进展，原来以休息和营养为主要干预手段的治疗价值明显下降，住院已不再是单纯的疗养，住院患者可以获得有效的化学治疗而最终治愈疾病；同时，传染源可以得到充分隔离以防止传播。

由于住院治疗资源有限，且价格非常昂贵，1947—1974年间，WHO 9次召集了结核病专家委员会研讨一系列适宜在资源有限国家开展的患者治疗管理的可行策略。1955 年，WHO 与英国医学研究理事会（MRC）合作，在印度金奈（旧称马德拉斯）开展了不住院化学治疗和住院化学治疗的对照研究，研究结果证实化学治疗干预是安全的，且不住院治疗比住院治疗更具成本效益。同一时期，另一项改变了结核病控制策略的杰出研究是在 20 世纪 60 年代后期和 70 年代，WHO - MRC 在印度开展的一系列研究，这些研究由 Wallace Fox、Karel Styblo 和 Annik Rouillon 指导开展，研究发现，抗结核治疗的成功率可以通过采取标准化短程疗法、实施全程督导治疗得以提高。这就是 DOTS 策略的基础，是科学研究的成果转化为全球结核病控制政策的成功案例。

DOTS 是一种能够有效地治疗结核病，防止结核病复发和耐药结核分枝杆菌产生的治疗管理策略。督导人员可以是医务人员、患者家属、志愿者或者其他相关人员，以医务人员为主。

在我国，早在 20 世纪 60 年代初期，北京市结核病防治所与北京结核病研究所流行病学研究室就开始对门诊肺结核患者进行了化学治疗强化期监察用药的研究。1978 年，北京结核病控制研究所张立兴教授对农村不住院肺结核患者进行 DOTS 研究，通过试点研究发现这种治疗具有很好的可接受性和实际可行性，能够达到高的治疗完成率和痰菌阴转率。从 1979 年起，DOTS 作为标准的治疗管理形式逐步在北京 18 个区推行实施，至 1992 年覆盖率达到 98%，痰菌阴转率在 95% 以上，新排菌患者治愈率达 94%，治疗失败率仅为 2. 5%。

推行 DOTS 后，肺结核患者坚持规律用药率由原来的 40% 提高到 95% 以上，显著减少了化学疗法过程中停药或不规律用药，提高了肺结核患者治疗成功率，使其由原来 50% 左右增加至 90% 以上，失败率 <5%，失联者较少；复发率由原来 10% 以上降至 2% 左右，一般 <5%。北京市结核病流行情况显著好转，全国三次结核病流行病学调查结果显示，北京市涂阳患病率 1979 年、1985 年、1990 年分别为 127/10 万、56/10 万、16/10 万，平均年递降率为 17%，成为中国结核病疫情最低者和下降最快者，引起国内外的重视。

1992 年，中国政府首次利用世界银行贷款在河北等 13 个省、市、自治区实施了世界银行贷款中国结核病控制项目（简称卫 V 项目），1993 年自筹资金在河南等 15 个省实施了卫生部加强与促进结核病控制项目。这两个项目均将实施 DOTS 策略的核心内容在项目地区全面推行和应用。原则上要求对涂阳患者实施 DOTS，免费的涂阴患者采用化学治疗全程管理。在 13 个省实施的世界银行贷款中国结核病控制项目，项目期间发现治疗初治涂阳肺结核患者平均治愈率达 95. 6%，治疗复治涂阳肺结核患者平均治愈率达 90. 4%。2002 年在 16 个项目省的 188 个地市、1450 个区县实施了全球迄今为止最大的结核病控制项目——世界银行贷款/英国赠款中国结核病控制项目（简称卫 X 项目），各级更加注重 DOTS 的实施。

DOTS 开始逐渐被纳入全国结核病防治规划的主要措施中。1981—1990 年国家规划推行不住院化学治疗，采用全程督导和全程管理的治疗管理措施。1991—2000 年国家规划全面推行以 DOTS 作为核心内容的 DOTS 策略。2001—2010 年国家规划继续有效地实施 DOTS 策略，规范合理实施 DOTS。

二、目前我国结核病患者管理的内涵和外延

随着全球和我国结核病防治策略的不断提升，结核病患者管理已经不仅是 DOTS 的简单内容，还应包括确保患者顺利完成疗程的各种教育、关怀和支持。国家卫计委新近出台的“肺结核患者健康管理服务规范”要求对辖区内确诊的所有肺结核患者进行规范化管理，并把肺结核患者管理率和肺结核患者规则服药率作为国家结核病规划评价的重要指标之一。肺结核患者的管理内容包括如下内容。

（一）筛查及推介转诊

对辖区内前来就诊的居民或患者，如发现有慢性咳嗽、咳痰 2 周以上，咯血、血痰，或发热、盗汗、胸痛或不明原因消瘦等肺结核可疑症状者，在鉴别诊断的基础上，填写“双向转诊单”。推荐其到结核病定点医疗机构进行结核病检查。1 周内进行电话随访，看是否前去就诊，督促其及时就医。

（二）第一次入户随访

乡镇卫生院、村卫生室、社区卫生服务中心（站）接到上级专业机构管理肺结核患者的通知单后，要在 72 小时内访视患者，具体内容如下。

（1）确定督寻人员，督导人员优先为医务人员，也可为患者家属。若选择家属，则必须对家属进行培训。同时与患者确定服药地点和服药时间。按照化学治疗方案，告知督导人员患者的“肺结核患者治疗记录卡”或“耐多药肺结核患者服药卡”的填写方法、取药的时间和地点，提醒患者按时取药和复诊。

（2）对患者的居住环境进行评估，告诉患者及家属做好防护工作，防止传染和传播。

（3）对患者及家属进行结核病防治知识宣传教育。

（4）告诉患者出现病情加重、严重不良反应、并发症等异常情况时，要及时就诊。

若 72 小时内 2 次访视均未见到患者，则将访视结果向上级专业机构报告。

（三）督导服药和随访管理

1. 督导服药　由医务人员对患者进行 DOTS，或者由家属进行 DOTS。

2. 随访评估　对于由医务人员督导的患者，要求医务人员至少每月记录1次对患者的随访评估结果；对于由家属督导的患者，基层医疗卫生机构要在患者的强化期或注射期内每10天随访评估1次，继续期或非注射期内每1个月随访评估1次。评估内容包括：是否存在危急情况，如有则紧急转诊，2周内主动随访转诊情况；对无须紧急转诊的，了解患者服药情况（包括服药是否规律、是否有不良反应），询问上次随访至此次随访期间的症状。询问其他疾病状况、用药史和生活方式。

3. 分类干预　对于能够按时服药，无不良反应的患者，则继续督导服药，并预约下一次随访时间。如患者未按定点医疗机构的医嘱服药，要查明原因。若是不良反应引起的，则转诊；若其他原因，则要对患者强化健康教育。若患者漏服药次数超过1周及以上，要及时向上级专业机构进行报告。对出现药物不良反应、并发症或合并症的患者，要立即转诊，2周内随访。提醒并督促患者按时到定点医疗机构进行复诊。

（四）结案评估

当患者停止抗结核治疗后，要对其进行结案评估，包括：记录患者停止治疗的时间及原因；对其全程服药管理情况进行评估；收集和上报患者的“肺结核患者治疗记录卡”或“耐多药肺结核患者服药卡”。同时将患者转诊至结核病定点医疗机构进行治疗转归评估，2周内进行电话随访，看患者是否去结核病定点医疗机构就诊及确诊结果。

（五）患者管理的延伸

此外，对结核病患者的管理还可延展到对患者提供经济上和心理上的关怀及帮助。

1. 对结核病患者的心理支持　结核病患者常见的心理问题包括紧张、恐惧心理；抑郁、焦虑心理；自卑、多疑心理；悲观、绝望心理；孤独、寂寞心理等。抗结核治疗的过程改变了患者的生活状态，给患者带来了精神上和物质上的压力。要渡过这种种难关，除了药物和保健方式的支持，患者的心理支持也是结核病医治过程中的一个重要组成部分。心理支持也帮助患者面对和处理结核病治疗中的并发症或不良反应，学习适应与疾病斗争的生活，改善患者在治疗过程中的生活质量。给予患者心理支持要了解患者心理状况，帮助他们解除心理压力；关心、爱护和尊重结核病患者，消除对患者的歧视；传递正确结核病防治知识，提高患者的治疗信心。

2. 对结核病患者的关怀和社会支持　国内外的研究和实践表明，对结核病患者，特别是贫困患者实施交通、营养补助的措施，可以大幅提高患者的依从性，减少因贫困导致的患者丢失和不能完成疗程。陈秋兰等人研究了世界银行贷款/英国赠款项目对贫困患者实施交通补助措施的实施效果。根据对患者基本情况调查结果，大部分患者家庭收入低，近一半自述不能承担交通费。对患者实施交通补助可帮助患者解决实际困难，有助于患者坚持疗程，获得患者较好的反馈，更利于结核病防治工作的开展。

全球基金流动人口项目、结核分枝杆菌/艾滋病毒双感项目和耐多药项目对贫困人群实施了交通补助和营养补助政策，对患者完成治疗发挥了很好的辅助作用。全球基金流动人口项目接受交通和营养补助的患者丢失率和迁出率都低于没有补助的患者，说明向患者提供交通和营养补助能提高患者治疗依从性。

3. 患者健康教育 对结核病患者及其家属进行有关结核病知识的教育，对于患者树立信心、科学治病具有重要作用。专业人员要告诉患者做好自身的隔离，以防传染他人或导致身体其他部位的结核；要告知患者结核病治疗时间长，初治肺结核需要6~8个月的时间，耐多药肺结核需要2年时间，患者常因自觉症状消失，或因药物不良反应而中断治疗，必须坚持服药，完成整个疗程；还要指导患者如何留取合格的痰标本，定期随访检查；在生活、饮食问题方面也要给予指导。

三、探索中国肺结核患者治疗管理的适宜模式

（一）传统面对面DOTS的局限性

由医务人员或经培训的志愿者每日与患者直接见面，督导结核病患者服药的方式并不是以患者为中心的管理方式，患者的自由受到限制，患者的隐私未得到充分尊重，一定程度上也加剧了患者的心理压力；另一方面，这种患者管理方式需要比较大的人力、物力和时间成本，在现实工作的可操作性较差；此外，每日面对面督导服药也增加了督导人员的暴露风险。因此，对肺结核患者实施单一的DOTS治疗管理显然难以推行下去，不仅要考虑到不同地区经济、地理和交通等影响因素，还要结合患者的意愿和医疗卫生服务费用等情况。虽然DOTS已经成为WHO广泛推荐的一项最好的患者管理方式，但在关于DOTS的有效性方面仍有争议，有研究数据指出：在已经进行的10个试验中，DOTS并不比自我治疗管理更有效。也有研究提出，要达到WHO提出的85%的治疗完成率，仍然离不开其他的干预措施的支持。另外，不是所有的患者都有必要实行DOTS。来自美国的一项对122名自我治疗管理的肺结核患者的服药研究显示，患者从非电子监测药盒中取异烟肼和对氨基水杨酸进行服药治疗18~24个月后，有82.3%的患者服药量达到了全疗程规定用药的70%，有60.7%的患者服药量超过了全疗程规定用药的90%。这表明治疗依从性好的患者能够让其采取自我治疗管理的方式，治疗依从性较差的患者需要辅以相关措施来确保其治疗依从性。中国每年发现并治疗的活动性肺结核约100万例，分布在全国各地，更需要针对不同的地区、不同的患者开展有针对性的治疗管理，而不能统一使用DOTS。

（二）创新手段的探索

为有效解决众多医疗卫生单位在为结核病患者提供DOTS过程中所面临的问题，

新的国际标准已不再坚持为所有的患者提供 DOTS，但是明确规定医务人员不仅要制定正确的治疗方案，而且要能够评估患者治疗管理的依从性，并在患者发生不规律服药的情况下及时进行处理。WHO 的“遏制结核病（STOP TB）”策略中也明确指出“应当根据不同个体、不同条件，采取不同的 DOTS 方式”。这样既保证患者规律服药，又保证督导员能提供恰当的服务和支持，确保患者和督导员两方面的依从性。目前国内外较多使用的集中创新的患者管理方式有以下几种。

1. 电子药盒技术　电子药盒具有容纳药物和监测取药记录的电子产品，它可以定时提醒患者服药，同时提示患者按时到结核病防治机构随访取药。如果服药记录显示患者有漏服药现象，则根据漏服次数，采用不同的激励措施由督导医师对患者进行治疗管理。许多研究表明，应用电子药盒能够记录日常服药剂量和时间，但患者的服药依从性随着药物剂量的上升而下降。在加拿大用电子药盒对 104 名 LTBI 者的治疗依从性进行研究发现，LTBI 者的治疗完成率与第一个月的取药率密切相关，另外每天在相同时间取药的患者更可能完成治疗。然而在上海等地进行的对活动性患者的监测研究显示，在前 11 周内治疗依从性≥90% 的患者在 1 年内显示出较好依从性的概率是在前 11 周内治疗依从性 <90% 的患者的 3 倍，并且在前 11 周内治疗依从性 <90% 的患者治疗失败的概率是在前 11 周内治疗依从性≥90% 的患者的 6 倍。这些研究显示早期的药物服用监测记录能够帮助预测患者的依从性及治疗失败情况。

2. 手机短信技术　在此次研究中，我们通过手机短信系统，按照患者的意愿定期向其发送提醒服药的手机短信。患者接到服药提醒短信后，开始服药并向系统回复短信，表示已服药。在患者服药期间，短信系统会不定期向患者发送有关健康教育的信息，同时按时提醒患者到结核病防治机构进行随访取药。如果服药记录显示患者有漏服药现象，改为严格的医务人员督导服药，即实施 DOTS。既往文献表明：为肺结核患者设置提醒物（如卡片），提供服药剂量、方法和时间的说明，并将提醒物放在使患者能经常看到的地方，如床头、饭桌、刷牙杯旁等，是提高依从性的良好措施之一。Sonnenberg 等研究表明，为患者提供关于药物服用说明的卡片后，结核患者服药的依从性从 62% 提高到 88% ~93%。也有研究报道，在发现患者没有按时去医院取药时就给予他两次写信提醒，采取这样的干预措施后，对于提高患者服药的依从性有很好的效果。另一篇相关研究中提到，对试验组中 29 位脱落者采取写信提醒的干预，其中有 17 位（58.16%）能够回医院继续接受治疗，而对照组中 31 位脱落者中仅有 4 人（12.19%）在没有采取任何措施的前提下能够回医院接受治疗。

3. 手机 APP　随着“互联网 +”技术的逐渐普及和应用，利用智能手机应用软件进行患者管理的方式已经涌现。中国疾控中心结核病防治临床中心开发的“结核助手”具备服药提醒、检查提醒、医患沟通、健康教育、奖励积分等功能，目前正在部分地区进行试点，初步应用显示出强大的潜力。

四、加强转化中试环节建设

中国结核病临床试验合作中心

1. 背景 结核病在全球范围仍是严重的公共卫生疾病，每年新发肺结核患者800多万例，2015年，结核病更是超越艾滋病跃居传染病死亡首位。近年来，全球在结核病新药、新诊断技术、新疫苗等方面加大投入和研究力度，一批新的诊断工具的面市给广大结核病患者带来了福音。新药方面，在经过了半个多世纪的沉寂以后，一些新药、新的治疗方案崭露头角，需要大量的临床科研工作对这些新的武器进行验证和推广。另一方面，全球研究的中心正在由欧洲国家向印度、南非、中国等新兴经济体转移，不仅仅是因为这些国家具有丰富的病源，还因为各国整体的医疗卫生能力和开展科研工作的能力也在不断提升。

2. 成立 中国结核病临床试验合作中心（China Tuberculosis Clinical Trial Consortium，CTCTC）于2013年9月在黑龙江省哈尔滨市正式成立。合作中心成立的目的在于加强在结核病临床研究领域的国内与国际合作和交流，提高中国结核病临床研究的整体能力和水平，促进中国开展更多高质量的临床研究，并更多地参与国际多中心临床试验，并在参与中不断积累经验、建设科研团队、培养创新思维，最终期待实现由参与到引领的飞跃。合作中心首批成员包括已经取得国家食品药品监督管理总局结核病临床试验机构资质的8家结核病医院，以及4家正在申请并即将获得机构资质的结核病医院。美国NIH在成立大会上宣布将通过家庭健康国际（FHI 360）对合作中心提供支持。CTCTC由首都医科大学附属北京胸科医院、中国疾控中心结核病防治临床中心牵头，采取理事会制度，由各个成员单位推荐组成理事会，下设办公室和专家组。

3. 发展 CTCTC成立之初设立了前两年重点加强能力建设、后三年开始开展高水平临床试验的五年计划。在NIH和FHI360的大力支持下，对CTCTC成员单位开展了全面细致的临床科研能力评估，并根据评估结果开展了大量务实的、有针对性的培训。内容包括药物临床试验质量管理规范、伦理、实验室标准、实验室质控、临床试验实验室管理规范、科研设计、数据统计和分析，等等，形式采取小班面对面、现场手把手、远程点对面等多种形式，邀请了国外具有丰富理论和实践经验的专家进行授课和现场指导，大幅提高了CTCTC成员单位开展临床试验的能力。到2015年，CTCTC成员单位扩展到19家。

4. 实战 年轻的CTCTC经过三年多的发展，在国内外的影响力越来越大。一些重要的国际多中心临床试验主动邀请CTCTC的加盟，包括耐多药肺结核使用贝达喹啉缩短疗程的STREAM－Ⅱ研究、旨在将敏感结核疗程从6个月缩短到2个月的TRUN-

CATE－TB 研究、一滴血诊断活动性结核的 POC test 研究等，主要研究者都希望与中国的研究点和研究团队进行合作。此外，国内自主的研究，包括重大专项痰涂片阳性初治肺结核新方案的研究、E－C 三期临床研究等，也已经在 CTCTC 平台上开展。

5. 未来　能力提高、人才培养、团队建设不是一蹴而就的事情，CTCTC 的发展已经显示了良好的势头，随着国际交流和合作的不断加深，中国研究者的科研能力、创新思维必将逐渐与国际接轨，CTCTC 实现从参与到引领的转变也将不仅仅是希望。

参考文献

1. 戴志澄，肖东楼，万利亚. 中国防痨史. 北京：人民卫生出版社，2013.
2. 刘宇红. 全球结核病控制！过去，现在和未来. 结核病与肺部健康杂志，2013，2（3）：143－149
3. 屠德华，万里亚，王黎霞. 现代结核病控制理论与实践. 北京：军事医学科学出版社，2013：1－5.
4. 全国结核病防治规划（2011—2015 年），（国办发［2011］53 号）.
5. 中华人民共和国卫生部疾病预防控制局，中华人民共和国卫生部医政司，中国疾病预防控制中心. 中国结核病防治规划实施工作指南（2008 年版）. 北京：中国协和医科大学出版社，2008.
6. 刘宇红，杜建，唐神结，等. 信息化与结核病防治. 结核病与肺部健康杂志，2016，5（1）：12－13
7. 马艳，杜建，刘宇红，等. 移动医疗在结核病患者管理中的作用. 中国防痨杂志，2016，38（7）：527－530
8. 王黎霞，姜世闻. 我国结核病控制策略的发展与展望. 中国防痨杂志，2014，36（8）：630－633.
9. 高静韬，刘宇红，李亮. 从链霉素到贝达喹啉：抗结核药物临床试验发展 70 年历程回顾. 结核病与肺部健康杂志，2016，5（1）：14－19.

第三章　转化医学对结核病研究的影响

第一节　转化医学理念对结核病研究策略的影响

我们把时针拨回到 1996 年 8 月，《柳叶刀》发行了一篇关于分子基因检测对家族腺瘤性息肉病手术治疗指导方面的文章——Adenomatous polyposis coli and translational medicine，在文章中转化医学第一次作为一个新的名词出现。

2003 年，NIH 正式提出了转化医学的概念，转化医学（translational medicine）也称作转化研究（translational research），是指在从事基础医学研究的学者们和了解患者病情及需求的医师们之间建立起联系的桥梁，实现临床问题和基础医学研究内容的双向调整和共同发展，使基础医学研究真正发挥作用，从而提高人类的健康水平。

结核病侵扰人类至少已有 7000 余年的历史，而转化医学对结核病学的影响也持续而深远。从 Robert Koch 在 1882 年发现结核病的罪魁祸首——结核分枝杆菌开始，转化医学理念对结核病学研究的影响就一直没有间断过。

简单地梳理一下结核病的诊断和治疗的发展过程，我们不难发现转化医学对结核病研究的影响一直在潜移默化地进行着，结核分枝杆菌的发现引发人类研究出抗酸染色法查找抗酸杆菌、分枝杆菌分离培养等实验技术应用于结核病病原学诊断。其后 X 线的发现并被广泛运用于医学，使结核病的诊断能力得到了更大的提升。与此同时，临床上结核病无药可治的窘境也促进了抗结核化疗药物的研发，链霉素（Sm，1944 年问世）、乙胺丁醇（EMB，1950 年问世）、异烟肼（INH，1951 年问世）、吡嗪酰胺（PZA，1952 年问世）、利福平（RFP，1965 年问世）等抗结核药物的相继发现并广泛应用于结核病临床治疗。至此，结核病的临床诊治也得到了里程碑式的发展，这些辉煌的成就也堪称结核病转化医学中良好实现基础研究、临床实践之间双向转化的典范。

由此看来，转化医学对结核病学发展的历史上有着浓墨重彩的一笔，怎样更好地认识、理解、掌握和利用转化医学的理念和方法必将决定是否能充分发挥转化医学在结核病研究中的作用。

一、转化医学的特点

转化医学的定义很多，至今尚未完全统一，会因观察者的角度不同而发生变化。但是，人们对它的认识是一致的。转化医学是建立在基础研究和临床应用开发间的一条双向转化通道，也是一种跨学科研究模式，同个性化医学（Personalized Medicine）、可预测性医学等构成系统医学（systems medicine），包括系统病理学、系统药物学、系统诊断与综合治疗等的体系。建立在基因组遗传学、组学芯片等基础上的生物信息学，同系统医学理论与自动化通信技术之间的互动密切，加快了科学研究向工程应用转变的产业化过程，使基础研究与临床应用之间的距离迅速缩短。

转化医学的内涵包含两个方面：从实验室到临床（bench to bedside）以及从临床到实验室（bedside to bench），即通常所说的 B to B 过程。前一个 B to B 是指将实验室的研究成果应用到临床、转化为医药产品或者诊疗技术的过程，第二个 B to B 是指通过临床观察分析为基础医学研究提供思路、指导实验设计的过程。二者相辅相成，构成了转化医学的双向循环，不把二者作为一个整体或者忽视任何一方都是对转化医学的片面理解。

归纳起来，转化医学具有如下特点。

（一）优化社会和经济效益

转化医学聚焦具体疾病，以重大疾病为研究出发点，着眼于解决疾病的早期预警、预防、诊断、干预、治疗、新药研发与应用的具体问题，将医学实验室成果转化为临床服务的技术和手段，应用到治病救人的临床实践中。转化医学能够缩短科学技术应用到临床实践的时间，提高医疗技术水平，降低全社会的医疗成本，给我们带来更为贴近人类健康需求的新生物医学研究模式。成功的转化医学研究成果能在生物医学和药学研发等方面产生巨大的社会效益和经济效益。

（二）多学科交叉融合

基础研究注重于探索和发现科学问题，临床医学立足于诊断、治疗和预防疾病。转化医学则是将基础研究与临床研究紧密结合开展科研活动，涉及医学、生物、化学、物理、信息科学、人文科学等多学科领域的知识。实质上，转化医学既是知识体系的融合，还是知识、技术、方法的集成。多学科交叉参与的特点，使转化医学项目有必要建立良好的协作和交流平台。

二、转化医学在现代结核病研究中的必要性

（一）转化医学产生的原因

医学科技的发展经历了20世纪40～90年代的突飞猛进之后发展速度明显减缓甚至出现停滞。美国NIH每年的研究经费高达200多亿美元，发明了大量的新技术，积累了大量的新知识，发表了大量的高水平论文，但人们的健康状况并没有得到显著改善。例如癌症等疾病，虽然世界各国均进行了大量投入然而产出却不能令人满意。2004年Ioannidis对6种顶尖基础科学杂志在1979—1983年之间发表的文章进行了分析，结果表明101篇在发表当时明确表明有广泛的临床应用前景的论文在20年之后只有5项研究获准应用于临床，而仅有1项显示出了重要的价值。

科学家们分析出造成上述困境的原因中非常重要的一点就是如何促进基础医学和临床应用之间的相互转化，随着临床医学和基础研究的分工不断细化，医学上各学科分支越来越多造成了知识的割裂和碎片化，复杂疾病的研究被分解和再分解为一个个的狭窄的研究问题，而单因素的一对一的研究方式所得出的成果无法真正还原于临床。

因此，以追求研究技术进步为目的、以高度简化的“研究问题”为特征的医学研究范式必须变革，需要一门全新的符合医学科学发展内在客观规律的桥梁学科来帮助基础医学研究和临床之间实现真正的相互转化，转化医学正是在这样的背景下逐渐浮现并且逐渐发展起来。

（二）目前我国医学科研的割裂和局限

从2007年起，我国科学家在SCI收录期刊发表论文数量已逼近美国，跃居全球第二。然而，相比世界科技发达国家，我国的基础研究成果的转化率却存在很大差距。目前的科研评价体系过多地关注在SCI收录期刊发表论文的数量及发文期刊的影响因子，这种评价标准并不适宜于对转化医学科研成果的评价。从学科发展来看，临床研究和基础研究在两条不同的科研战线不断进步。但是，随着医学科研领域各学科分科、分支愈来愈细，两者出现了向各自纵深发展、各行其道的脱节现象。在现实中，大量的基础研究课题仍然局限于分子生物学或动物实验，缺乏用于研究的临床样本和系统的临床资料。另一方面，虽然拥有世界上最大的疾病和生物样本资源，我国不少临床医师却难以找到有价值的科研选题。

钟南山、王辰两位院士曾指出："我国呼吸内科研究生的课题，大部分属于基础研究方面，其中不乏在文献堆里找出来的课题，经过一番研究，整理出文章，再回到文献堆中去。要解决什么问题，其目的性不强。"

（三）结核病研究的发展现状

1995 年推广 DOTS 策略以来，全球结核病控制已经取得了显著成绩，结核病的三大重要指标，发病率、患病率和死亡率呈现全面下降趋势，我国为此做出了重要贡献。然而，结核分枝杆菌这个狡猾的生物，却不断地对我们产生新的威胁。耐药结核病，尤其是 MDR－TB 疫情仍然十分严峻，治愈率低、治疗费用高、死亡率高。严峻的事实对结核病诊断和治疗的科研提出了更高的要求，但目前的状况并不乐观。

从诊断上看，细菌学检测往往是我们首先会考虑借助的检查手段，它是结核病临床诊断和制定化学治疗方案的重要依据之一，痰涂片抗酸染色检查是最基本的细菌学检查方法。其优点是简便、快速和廉价，但灵敏度低、特异性差，无法辨别死菌与活菌，同时一些口腔寄植菌也会起到干扰诊断的作用。结核分枝杆菌培养的灵敏度和特异性均高于涂片，并可鉴定死菌与活菌，但传统培养方法的缺点是需时较长，通常 4～8 周才能得出结果。虽然液体培养法的临床应用，一定程度上提高了培养效率，但是高污染率和高成本等问题也随之出现。可见目前细菌学检查尚不能很好地满足结核病诊疗的需求。

药敏试验（drug susceptibility testing，DST）是结核病诊疗的重要一环，可是，我们知道，现阶段除利福平和异烟肼外，链霉素、乙胺丁醇、吡嗪酰胺的可靠性和可重复性相对较低，阿米卡星、卷曲霉素和氟喹诺酮类药物的药敏结果可靠性尚待评估，其他二线药物的 DST 较为复杂，方法学上也存在着较大的差异，其结果的可靠性和可重复性以及结果与临床的疗效和相关性不确定。

另一方面，在治疗上我们也面临着诸多挑战，WHO 2014 年全球结核病报告显示，2013 年全球 MDR－TB 新发病例数为 48 万，死亡 21 万。MDR－TB 中 XDR－TB 比率为9.0%，3.5% 的新发病例和 20.5% 的复治患者为 MDR－TB。而更为严峻的事实是目前全世界只有约 50% 的 MDR－TB 患者治疗成功。2011 年，仅有 22% 的 XDR－TB 患者成功地完成了他们的治疗，而 35% 的 XDR－TB 患者死亡。2007—2010 年的临床研究结果表明，现有治疗 MDR－TB 的化学治疗方案效果差，治愈率和治疗成功率分别约为 35% 与 50%。全球基金治疗 MDR－TB 和 XDR－TB 项目尚未结题，但局部的研究资料显示治疗成功率仅 47.06%。

抗结核药物是控制结核病的最有效武器，但面对 MDR－TB 尤其是 XDR－TB 明显力不从心，数十年无新药的尴尬境地使得结核病有可能因此而再度成为不治之症。由此可见，研制更有效的抗结核药物，设计具有抗耐药结核病的化疗方案，化解耐药结核病的治疗困境，迫在眉睫。

三、转化医学在现代结核病研究上的体现

虽然，转化医学在现代结核病研究上的发展荆棘密布，但随着科技发展的日新月异，结核病研究的发展逐渐步入了快车道，转化医学功不可没。

（一）病原诊断

首先，在结核病病原学诊断方面，新技术发光二极管（Light-Emitting-Diode，LED）与涂片镜检的联合运用让人为之眼前一亮。LED 是一种能够将电能转化为光能的半导体，它改变了白炽灯钨丝发光与节能灯三基色粉发光的原理，而采用电场发光。LED 的特点非常明显，寿命长、光效高、低辐射与低功耗，是一种新型的照明工具。LED 与显微镜完美的结合——LED 荧光显微镜在快速检测标本中的抗酸杆菌发挥出了强大的功效。它的优势体现在：①价格低廉；②不需要暗室；③使用非常方便；④阳性检出率较高；⑤需时缩短。2010 年 WHO 推荐采用 LED 荧光显微镜代替传统的荧光显微镜。这是多交叉学科融合，并成功转化运用于结核病诊断的结果。

DST 一直是临床医师密切关注的问题，它直接关乎有效的化学治疗方案的形成。

显微镜观察药物敏感性测定法（microscopic observation drug susceptibility，MODS）是集分枝杆菌培养、初步菌种鉴定和 DST 于一体的新的快速诊断方法。多项国际研究显示 MODS 法可将 BACTEC 法诊断的中位数时间从 21 日缩短到 9 日，MODS 法培养的敏感性、特异性均较高，对标本耐 INH、RFP 以及 MDR－TB 的检出率和特异性均可达到 90% 左右，2010 年 WHO 将其作为非商业用的培养和 DST 新方法进行推荐。

近年来，分子生物学诊断技术的飞速发展为结核病尤其是耐药结核病的快速诊断提供了重要手段。核酸扩增技术具有广阔的应用前景，分子技术能准确地诊断疾病，目前随着对结核分枝杆菌特异性 DNA 片段的核酸扩增为基础的技术的发展，其临床应用也将进一步扩大。Xpert MTB/RIF 技术是由美国 Cepheid 公司研发的一项基于结核分枝杆菌核酸扩增为基础的全自动分子诊断方法，是集痰标本处理、DNA 提取、核酸扩增、结核分枝杆菌特异核酸检测、利福平耐药基因 *rpoB* 突变检测于一体的结核病和耐药结核病快速诊断方法。被 WHO 誉为结核病诊断中的革命性突破。是 WHO 最近重点推介的技术。TB－LAMP 是由日本开发的基于新的环介导等温扩增（LAMP）平台的检测方法，具有快速（40 分钟内）、等温检测、对反应条件要求不高、可用肉眼检测结果等优点。但目前还不能取代痰涂片镜检。

痰标本培养是诊断肺结核的金标准，但是固体培养与菌种鉴定需要 6～8 周的时间，即便使用 BACTEC 960 技术，也需要 3 到 6 周，往往会延误诊治。分子生物学技

术进行核酸检测以其高灵敏度、快速等优点而广泛应用于临床，因而将其作为对结核病的辅助诊断手段之一。传统的分子生物学方法为扩增结核分枝杆菌特异性的DNA片段并进行探针杂交或进行荧光定量检测，同济大学附属上海市肺科医院的科研人员研制出实时荧光核酸恒温放大技术（simultaneous amplification and testing，SAT），该技术因简化了扩增和检测方法而受到关注。

SAT方法是基于恒温扩增技术（transcription mediated amplification，TMA）发展起来的一项新的核酸检测技术。其原理是通过设计特异性的结核分枝杆菌核糖体RNA扩增引物及优化探针（optimal probe，patent pending）技术，使用M－MLV反转录酶及极高转录活性的T7RNA多聚酶来同时实现核酸恒温扩增和仪器实时荧光检测，能够快速、直观地反映样本中结核分枝杆菌的感染情况。与传统的基于DNA为模板的核酸扩增技术相比，SAT方法优点在于：①恒温扩增一方面可以降低对仪器的要求，另一方面亦使得操作简便化，提高检测稳定性和结果准确性；②起始靶标为RNA，由于RNA在环境中极易降解，可有效避免污染；③由于结核分枝杆菌死亡后RNA便降解，因此RNA只在活菌中存在。SAT法尚可作为疾病活动性及用药之后疗效的监测，以及判断治愈与否的辅助诊断方法；④在扩增的过程中采用了荧光标记的RNA探针，可同步检测扩增信号。

（二）影像技术

影像技术的发展与计算机技术的转化密不可分，并随着后者的不断革新也在不断发展。X线胸片检查仍被WHO推荐用于结核病疑似患者筛查，特别是在低收入和条件受限制的地区。数字化X线摄影（digital radiography，DR）操作便捷，获得结果迅速且费用较低，诊断结核病有较高的灵敏度和特异性。最近，在DR胸片的基础上建立了计算机辅助图像分析系统，直接通过软件对DR图像进行分析。这种软件的应用使X线胸片检查不再需要专业技术人员或影像学专家读片，更适用于人员和技术匮乏的地区。该软件由挪威Radboud大学开发，称为CAD4TB系统，已发展至第4代，软件同时提供电脑版本和手机APP版本下载。CAD4TB系统的主要工作流程是对X线胸片图像中的可疑病灶进行搜索，包括肺部阴影、畸变和空洞等，然后与数据库中的图像进行比对和计算，最终得出结果。CAD4TB系统能自动对图像进行分析，1min内就能获得诊断结果。研究表明，以结核分枝杆菌培养结果为金标准，CAD4TB软件的分析结果与人工读片相比较未见显著差异。CAD4TB系统另一大优点在于配合便携式DR的应用，可建立移动式检查站，直接到结核病流行地区进行筛查，不需特殊专业人员，还大大降低了筛选成本。最新研究表明，首先通过X线胸片和CAD4TB筛选出疑似结核分枝杆菌感染者，然后通过分子检测如Xpert MTB/RIF等进一步明确并进行耐药测定，与直接应用Xpert MTB/RIF筛选相比，成本降低一半以上，且准确率无显著差异。

CT、FDG、PET－CT 等影像检查手段向来都是肺部疾病影像诊断中的主力军，但它们最大的局限性在于缺乏特异性。分子影像学的发展异军突起，由于活化的巨噬细胞是结核相关炎症的主要成分，巨噬细胞示踪剂能作为检测结核分枝杆菌更有特异性的显像剂，如放射性碘化物^{125}I－DPA－713 是监测体内结核病灶更特异性的生物标记，对影像学诊断辅助结核病会有更大的帮助。

（三）介入诊断

介入方法对结核病尤其是菌阴结核病及肺外结核，在获取病变部位组织标本上有着不可取代的优势，将在今后很长一段时间内在这类患者的诊治过程中扮演重要的角色。

在我国已逐渐开展起来的气管镜超声引导针吸活检术（EBUS－TBNA）总体敏感度为94.02%，特异度为100%，对结核病的诊断率超过80%，让我们看到了它蓬勃的生命力。新近出现的电磁导航支气管镜（electromagnetic navigation bronchoscopy，ENB）是一种以电磁定位技术为基础，结合计算机虚拟支气管镜与高分辨率螺旋 CT 的特点经支气管镜诊断的新技术，其优点在于既可准确到达常规支气管镜无法到达的肺外周病灶或进行纵隔淋巴结定位，又可获取病变组织进行病理检查，该项技术是近年来介入呼吸病学的新进展，国外主要应用在周围型肺部疾病、纵隔和肺门淋巴结病变的诊断及呼吸介入治疗的定位等方面。

（四）治疗学

当前耐药结核病化学治疗新药研发的步伐越来越快，自从结核分枝杆菌的全基因组序列完成测序后，人们开始着手于利用基因组学信息来发现有效的药物靶标并测试其有效性。目前正在研究及既往已经研究的抗结核药物靶标包括：①细胞壁；②氨基酸合成；③DNA 的合成；④乙醛酸循环；⑤其他酶的合成。21 世纪以来，相继有二芳基喹啉类、硝基咪唑吡喃类衍生物、二胺类药物、吡咯类化合物、甲硫哒嗪和利奈唑胺 6 类新药进入实验研究，这些新药在体外试验中显示了强大的杀灭结核分枝杆菌作用，目前已有部分药物进入Ⅱ期和Ⅲ期临床试验，其中贝达喹啉（TMC207）和 Delamanid（OPC 67683）即将获批进入我国市场。

以化疗为核心的综合治疗，辅以手术、介入、免疫和中医中药等其他治疗方法，这些治疗方法虽然进展较为缓慢，但是仍然不可或缺，是未来结核病治疗探索和突破的方向之一。

结核病的介入治疗是多学科交叉融合在转化医学中最为突出的体现，目前我们接触最多的主要是气管和支气管结核的介入治疗，目前此类结合了物理学、光学、声学、力学、电磁学、机械学、解剖学、生物医学工程等多种学科的介入治疗技术的发展已经逐渐成熟。球囊扩张、冷冻、支架、激光、高频电刀、氩气刀等可谓百花齐放。但对于结核破坏支气管软骨环导致支气管壁软化塌陷、管腔闭塞的有效治疗的办法仍不多，期待今后能有新的突破。光动力治疗术是结核病介入治疗的新成员。有研究发现，耐多药结核分枝杆菌。广泛耐药结核分枝杆菌临床分离株单纯暴露于光敏剂或激光时，有被灭活的现象，可见光动力治疗术有可能成为 MDR - TB 和 XDR - TB 治疗的新选择。

以前我们谈到疫苗多指具有预防作用，而目前研究的针对结核分枝杆菌的大多数疫苗既具有预防作用，兼具治疗作用。治疗性疫苗能够治疗已经受分枝杆菌感染的个体，包括潜伏感染及活动性结核感染。近年来开始使用纳米技术在治疗性疫苗中的应用还是一个新的尝试，目前尚处研究之中。有研究结果表明相关技术制成的疫苗可缩短化学治疗疗程，减轻肺部结核病损的程度，值得进一步探索。

四、转化医学在结核病研究的发展战略

近年来，国家对结核病基础研究的重视程度与结核病基础研究水平均在不断提高。但科研立项中紧扣目前结核病临床问题的基础性研究相对较少；申报单位也多为高等院校和科研院所，许多单位并不具备可供研究的结核病临床与生物学资源。目前众多的结核病基础研究尚不能很好地针对结核病临床与控制实践中最急迫需要解决的重大基础问题，能向结核病临床研究转化的结核病基础研究成果不多。这些也是未来结核病转化医学研究发展需要克服的问题。

（一）构建结核病医学转化平台

建立高效运转的平台硬件资源，应以解决转化医学问题为主要目标，配置必备的实验室空间、硬件设施及运行经费。在项目实施过程中，应营造开放、共享的科学研究环境，实现大型科学仪器设施、病例资源信息共享，推进信息化建设。健全项目平台运行机制。转化医学研究平台既可以是实体也可以是虚体。依据项目任务配置人力资源，建立专门的项目办公室，组建专家咨询组、实现科研岗位人员和行政岗位人员的分工和协作。重视平台制度保障，制定项目实施目标、计划、规章和流程。搭建一个跨学科、跨领域的平台和联系机制，以科研项目为纽带，使政府卫生管理部门、基础医学、临床医学、工业界和医药卫生产业链有机地结合在一起。积极开展学术交流活动。通过学术研讨会，攻关咨询论证会、学术论坛、学术沙龙等形式，鼓励科研人员之间的交流互访，以确保新的学术思想和新的研究动态能及时传播与共享，促进交叉学科发展的学术思想的碰撞与融合，从而启迪科研人员的创造性思维，为项目发展提供持续的思想源泉。

（二）优化科研布局

做好转化医学项目的合理布局和科学规划，是进行高效科研管理的前提。有学者统计，近年来国内外转化医学项目主要集中在肿瘤和传染病两个领域。转化医学的目的要面向人类发病率高、死亡率高的重大疾病的防治，立足于对重大疾病问题的解决。科研管理部门应做好宣传和引导，将临床医学、基础医学及其他不同学科领域的科学技术工作者组织起来，综合学术水平、科学价值、社会效益等多个因素，凝练针对重大疾病防治的科学问题。转化医学科研项目的切入点，应坚持有所为、有所不为的方针，秉承量力而行、实事求是的原则，立足于本单位已有研究基础和人才优势的学科，引导拳头项目优先立项，制定符合实际的转化医学发展目标、方向和方案。转化医学研究一定要因地制宜、避免尚未具备条件就一窝蜂上马的情况发生，以避免重复建设和资源浪费。

研究者在临床实践中发现、提出和凝练科学问题，利用临床丰富资源建立、完善科学信息库，结合分子生物学、生物信息学等实验室研究方法和技术，提高对疾病发病机制的认识水平与临床诊治、预防水平，并且加快新药的研发和应用进程，从而推动医学的发展。科研机构应重视学科交叉，优化科研布局，依靠自身优势，发展有特色的应用性研究。医学院校和科研机构在长期的科研活动中，一般都形成了各自的特色专业，这些科研单位可以充分利用自己的特色与优势，通过对重点实验室、重点学科建设，进一步提升特色专业水平，形成技术优势，产出较为成熟的科技成果。

（三）保护知识产权

对于具有良好、明确的应用导向和应用前景的转化医学项目，相关知识产权保护工作的重要性尤为突出。科研管理人员应做好知识产权方面的管理和服务，积极宣传知识产权知识，培养科研人员的知识产权意识，创造良好的知识产权保护的氛围。在制度建设方面，应对成果署名、专利申报、技术秘密保护等方面，就资源共享、成果分享、成果登记等问题制订管理规章及管理流程，通过严格项目内部审查和备案制度，加强合同管理规范等工作程序，实现对知识产权监督和保护。鼓励和支持项目成果申报专利、新药证书等，使科研成果落实到知识产权行政保护的载体，从而便于转化医学的发展。

（四）加强转化医学人才的培养

目前我国转化医学人才相对缺乏，传染病学工作环境风险相对较高，人才短缺显得尤其明显。未来加强交叉学科的发展，交叉学科（医学与物理、机械学、医学生物工程等）专业人员之间相互交流、交叉培养。鼓励理工科院校设立医学与物理学化学、工程学、信息学等学科的交叉学科专业，鼓励医学生选修其他专业学科。鼓励高校教师、科研人员向医药生产企业、医院、科研院所流动，帮助企业做好吸收和消化科技成果的工作，通过参与企业孵化器的建设和积极参与高新区的建设，促进科技成果产业化。同时，实施人才工程，培养高校企业家，建设一批高水平的精通科研和成果转化管理的复合型人才队伍。

（五）转化医学离不开基础研究的指导和临床实践的反馈

随着现代医学的进步，基础研究逐渐自成体系，形成了专门的研究机构和独特的实验室工作方法，并与临床分离，这是医学科学向纵深发展的结果。但这种分离并不是真正意义上的分离，而是以一种分工协作的形式存在，彼此之间相辅相成、密不可分。转化医学离不开基础研究的指导和临床实践的反馈。在临床与基础研究有机结合的效应的影响下，结核病细菌学、影像学、免疫学、病理学等领域的技术研究才会不断推陈出新，为结核病的辨证诊疗提供越来越多新的支点和契机。

结核分枝杆菌的分离培养是结核病诊断的重要依据之一，在我国，长期以来临床上使用的罗氏培养基由于营养成分比较简单，分枝杆菌特别是慢生长分枝杆菌的分离培养时间较长，分离培养速度比较慢，且对标本中的结核分枝杆菌的分离培养阳性率偏低，对临床及时诊断和治疗耐药结核病产生了很大的影响。而液体快速培养仪法虽然速度快，但仪器试剂价格昂贵，对于很多经济条件较差的结核病患者，是难以承受的。针对这种情况，同济大学附属上海市肺科医院的科研人员开发出了既可以提高阳性检出率又可以缩短检测时间的价廉的结核分枝杆菌培养分离方法——双相罗氏培养基。该培养基结合了罗氏培养基和液体培养基两种培养基的优势，既可以通过罗氏培养基斜面上生长的菌落观察菌落形态，又可以利用液体培养基丰富的营养成分加快分枝杆菌的生长。研究结果显示双相罗氏培养基与罗氏培养基相比较，检测分枝杆菌的阳性率显著提高，检测时间大大缩短，且不需要特殊的仪器设备，适合在基层或者资源有限的地区推广使用。

虽然结核分枝杆菌的培养及 DST 技术在不断地革新，不过针对部分抗结核药物 DST 可靠性和可重复性相对较低，一些二线药物的 DST 较为复杂，临床不能过分依赖于基础实验，要正确合理地进行分析和有价值的反馈，指导科研人员对技术进行改进和转化。

γ-干扰素释放试验（γ-interferon release assays，IGRAs），如 T. SPOT. TB 和 QuantiFERON. TB Gold 在我国已广泛应用，逐渐成为临床工作中的重要检测手段。但仍存在一定问题，诊断灵敏度和特异性均有待提高。IGRAs 并不能区别活动性结核病与结核分枝杆菌潜伏感染（latent tuberculosis infection，LTBI）、潜伏感染与新近感染。针对活动性结核病和潜伏性结核感染的免疫学诊断技术，改进 IGRAs 的研究一直在进行，如增加新的诊断抗原、增加 IFN7 以外的诊断标记等。Qiagen 公司 2015 年底公布了新一代结核诊断试剂盒 QuantiH：RoN—TB Gold Plus（QFT®. Plus）。QFT®. Plus 含 4 根采血管，管壁上分别包被有阳性对照、阴性对照和两个结核分枝杆菌特异性抗原。与上一代产品相比，新产品宣称第一次加入了 $CD8^+T$ 淋巴细胞应答数据，可对潜伏性感染发展为活动性结核病的风险进行评估，并改进了工作流程，提高了操作效率，便于同时对多个样本进行检测。

在支气管结核的介入治疗中，支架置入术是较早发展并应用于临床的转化医学技术，经过 10 余年的临床实践，我们逐渐认识到它的优缺点，通过不断的反馈和改进而不断完善。比如由于支架置入后肉芽组织增生所致的再狭窄不可避免，尤其是无覆膜的金属裸支架刺激增生作用较强，管壁软化基础上可能继发狭窄，且后续处理耗费人力物力较大，目前逐步倾向于置入临时性支架，而在置入时间上，金属支架取出时间为置入后 30 天内，最长不应超过 60 天。另一方面，逐步淘汰了不可回收的金属裸支架，研发出了可回收的金属裸支架和可回收的全覆膜金属支架，以及更为先进的硅酮支架，并成功转化应用于临床。未来理想的支架既不影响支架取出，而且置入时间最短，并能很好地帮助气道成形、硬化和具有良好支撑作用，这需要我们进一步去研究探索，转化医学能够助我们一臂之力。

转化医学在我国起步较晚，发展也远远落后于发达国家，在结核病研究上更是一块短板，但它前进的步伐始终没有放慢。随着各学科之间的相互渗透、融合的更加深入，基础和临床之间相互协作的更加紧密，转化医学将向着更为成熟的目标迈进，对结核病研究的帮助也会越来越大。

参考文献

1. Geraghty J. Adenomatous polyposis coli and translational medicine. Lancet, 1996, 348 (9025): 422.
2. Zerhouni E. Medicine. The NIH Roadmap. Science, 2003, 302 (5642): 63 – 72.
3. Butler D. Translationalresearch: crossing the valley of death. Nature, 2008, 453 (7197): 840 – 842.
4. Anon. Phagocytes and the " bench-bedside interface". N Engl J Med, 1968, 278 (18): 1014 – 1016.
5. 许术其，刘萌. 转化医学科研项目的管理策略探讨. 中华医学科研管理杂志，2014，27 (2)：136 – 139.
6. Sonntag KC. Implementations of translational medicine. J Transl Med, 2005 (3): 33.

7. Ioannidis JP. Materializing research promises: opportunitiespriorities and conflicts in translational medicine. J Transl Med, 2004, 2 (1): 5.
8. Choi DW. Bench to bedside: the glutamate connection. Science, 1992, 258 (5080): 241 – 243.
9. Morrow GR, Bellg AJ. Behavioral science in translationalresearch and cancer control. Cancer, 1994, 74 (4 Su-ppl): 1409 – 1417.
10. Geraghty J. Adenomatous polyposis coli and translationalmedicine. Lancet, 1996, 348 (9025): 422.
11. Adams JU. Building the bridge from bench to bedside. Nat Rev Drug Discov, 2008, 7 (6): 463 – 464.
12. 刘杰，吕有勇．解析转化医学：医学科研选题应源于临床．中华医学杂志，2008，88 (38): 2665 – 2666.
13. 王辰，陈荣昌．呼吸病学．北京：人民卫生出版社，2014：15.
14. 肖和平，方勇．耐药结核病的流行现况与对策．诊断学理论与实践，2015，14 (5)，393 – 396.
15. Palomino JC. Molecular detection, identification and drug resistance detection in Mycobacterium tuberculosis. FEMS Immunol Med Microbiol, 2009, 56 (2): 103 – 111.
16. 肖和平，方勇，范琳，等．耐药结核病化学治疗研究的过去、现状与未来．中国防痨杂志，2014，36 (8): 634 – 637.
17. World Health Organization. Global tuberculosis report 2013. Genera: World Health Organization, 2013.
18. 吴惠忠，尹建军，钟耐容，等．广东省全球基金耐多药结核病项目阶段性实施情况分析．中国防痨杂志，2013，35 (10): 799 – 802.
19. MinionJ, Pai M, Ramsay A, et al. Comparison of LED andconventional fluorescence microscopy for detection of acid fastbacilli in a low-incidence setting. PLoS One, 2011, 6 (7): e22495
20. Solomon S, Balakrishnan P, Vignesh R, et al. A rapid and low cost microscopic observation drug Susceptibility assay for detecting TB and MDR-TB among individuals infected by HIV in South India J Med Microbiol, 2013, 31 (20): 130 – 137
21. Makamure B Mhaka J, Makumbirofa S, et al. Microscopic-observation drug-susceptibility assay for the diagnosis of drug-resistant tuberculosis in Harare, Zimbabwe. PloS one, 2013, 8 (2): e55872.
22. Lawn SD, Mwaba P, Bates M, et al. Advances in tuberculosis diagnostics: the Xpert MTB/RIF assay and future prospects for a point-of-care test. Lancet Infect Dis, 2013, 3

(4): 349 - 361.

23. World Health Organization. The use of a commercial loop-mediated isothermal amplification assay (TB-lamp) for the detection of tuberculosis: expert group meeting report. Genava: 2013. http://www.who.int/iris/handle/10665/83142.
24. Hill CS. Molecular diagnostic testing for infectious diseases using TMA technology. Expert Rev Mol Diagn. 2001, 1 (4): 445 - 455.
25. Bradley SP, Reed SL, Catanzaro A. Clinicalefficacy of the am-plified Mycobacterium tuberculosis direct test for the diagnosis of pulmonary tuberculosis. Am J Respir Crit Care Med, 1996, 153 (5): 1606 - 1610.
26. 张津萍，龚匡隆，尤永燕，等．实时荧光核酸恒温扩增法检测泌尿生殖道淋球菌感染．国际皮肤性病学杂志，2010，36 (3): 137 - 139.
27. Maduskar P, Muyoyeta M. Detection of tuberculosis using digital chest radiography: automated reading VS. interpretation by clinical officers. Int J Tuberc Lung Dis, 2013, 17 (12): 1613 - 1620.
28. Breuninger M, vanGinneken B, et al. Diagnostic accuracy of computer-aided detection of pulmonary tuberculosis in chest radiographs: a validation study from sub-Saharan. Africa L. PLoS One, 2014, 9 (9): e106381.
29. Philipsen RH, S6nchez CI. Automated chest-radiography as a triage for Xpert testing in resource—constrained settings: a prospective study of diagnostic accuracy and costs [J/OL]. Sci Rep, 2015. http://www.ncbi.nlm, nih.gov/pmc/articles/ PMC4515744.
30. Foss CA, Harper JS, Wang H, et al. Noninvasive molecular imaging of tuberculosis-assosociaed inflammation with radioiodinated DPA - 713. J Infect Dis, 2013, 208 (12): 2067 - 2074.
31. 顾晔，姜格宁，周晓，等．气管内超声引导下针吸活检对肺门纵隔病变的诊断价值．中华结核和呼吸杂志，2013，36 (1); 22 - 26.
32. 刘蓉，张捷，陈秀平，等．电磁导航支气管镜技术应用进展．国际呼吸杂志，2008，28 (5): 289 - 292.
33. Nuermberger EL, Spigelman MK, Yew WW. Current development and future prospects in chemotherapy of tuberculosis. Respirology, 2010, 15 (5): 746 - 778.
34. 唐神结，肖和平．利奈唑胺抗结核作用的研究及其最新进展．中华临床医师杂志（电子版），2010，4 (1): 63 - 66.
35. 中国防痨协会临床专业委员会．结核病临床诊治进展年度报告（2012 年）（第二部分结核病临床治疗）．中国防痨杂志，2013，35 (7): 488 - 510.
36. Ma Z, Lienhardt C, McIlleron H, et al. Global tuberculosisdrug development pipeline:

the need and the reality. Lancet, 2010, 375 (9731): 2001 – 2009.

37. Diacon AH, Donald PR, Pym A, et al. Randomized pilot trial of eight weeks of bedaquiline (TMC207) treatment for multidrug-resistant tuberculosis: long-term outcome, tolerability, and effect on emergence of drug resistance. Antimicrob Agents Chemother, 2012, 56 (6): 3271 – 3276.

38. Gler MT, Skripconoka V, Sanchez-Garavito E, et al. Delamanid for multidrug-resistant pulmonary tuberculosis. NEngl J Med, 2012, 366 (23): 2151 – 2160.

39. Sung N, Back S, Jung J, et al. Inactivation of multidrug resistant (MDR) and extensively drug resistant (XDR) -Mycobecterium tuberculosis by photodynamic therapy. Photodiagnosis Photodyn Ther, 2013, 10: 694 – 702.

40. Coler RN, Bertholet S, Pine SO, et al. Therapeutic immunization against Mycobacterium tuberculosis is an effective adjunct to antibiotic treatment. J Infect Dis, 2013, 207 (8): 1242 – 1252.

41. GrodeL, Ganoza CA, Brohm C, et al. Safety and immunogenicity of the recombinant BCG vaccine VPM1002 in a phase 1 open-label randomized clinical trial. Vaccine, 2013, 31 (9): 179 – 188.

42. 中国防痨协会基础专业委员会. 结核病诊断实验室检验规程. 北京: 中国教育文化出版社, 2006.

43. 肖和平, 方勇. 再议结核分枝杆菌感染. 中华结核和呼吸杂志, 2016, 39 (1): 3 – 4.

44. 中华医学会结核病学分会,《中华结核和呼吸杂志》编辑委员会. 气管支气管结核诊断和治疗指南 (试行). 中华结核和呼吸杂志, 2012, 35 (8): 581 – 587

第二节　流行病学研究与新的预防策略与方法的建立

21 世纪以来，世界大多数发达国家医学研究策略发生了重大调整，更加强调将基础研究成果转化为临床医学，即转化医学。转化医学的研究是多层次、需要跨学科的团队合作，这个团队不仅需要分子生物学家、医学专家，还需要流行病学专家。

同时，随着分子生物学的广泛应用和生物技术的飞速发展，流行病学已经从传统上的人群调查发展成了真正意义上的跨学科、跨领域的交叉学科，进入了基因和分子时代，即分子流行病学。分子流行病学在转化医学中的作用不仅在于为转化医学提供研究成果，更重要的是，它可以在基础科学和医学研究之间起到衔接作用，促进基础科学成果的有效转化。

一、转化医学在结核病流行病学研究与新的预防策略与方法的建立中的紧迫性

（一）结核病严重影响我国人民健康、经济发展和社会稳定

结核病是由结核分枝杆菌感染所致，可导致多种结核病，其中临床上以肺结核为主。卡介苗和抗生素的出现使结核病一度得到控制。但耐药结核病的产生及结核分枝杆菌与 HIV 双重感染等使结核病在世界范围内又死灰复燃。WHO 于 1993 年史无前例

地宣布“全球结核病紧急状态”，1998 年又重申了“遏制结核病刻不容缓”。目前全球 60 亿人约有 20 亿感染了结核分枝杆菌，现有结核病患者 2000 万人，2014 年，估算全球有 960 万新发结核病患者，每年死亡 140 万，结核病已成为单一因素导致死亡的传染病的头号杀手。我国为全球 22 个结核病疫情严重的国家之一，年发病人数约为 93 万，占全球发病的 10%，位居全球第 3 位。2010 年第五次中国结核病流行病学调查显示：现有活动性肺结核患者总数为 523 万。这些数据表明：我国结核病疫情严重，是结核病高负担国家，结核病也是我国列入重点控制的重大疾病之一（这已成为目前国家的一项政策）。然而，耐药的出现使得结核病问题雪上加霜。1944 年，链霉素开始用于结核病治疗，使其暂时得到控制，但很快就出现了耐药性。1948 年，氨硫脲投入结核病治疗，与对氨基水杨酸合用，抗结核效果很好，但很快也出现耐药。1952 年，异烟肼投入临床治疗结核病，3 种药物联合应用，治疗效果更好，但仅有 3 年时间又产生了耐药，而且是耐多药。1972 年研制出利福平，利福平的出现打破了结核病化学治疗的难点，缩短了疗程。但没过多久，同样也出现了耐药现象。对于结核分枝杆菌这种特殊的耐药本领，人类束手无策，使部分结核病再次成为“不治之症”。尽管全球结核病控制成绩显著，但 MDR－TB 的出现严重地影响着结核病的控制。目前全球感染结核分枝杆菌的 20 亿人中有 5000 万是耐药的。全球已有 50 多个国家报告发生了 XDR－TB 病例。中国是 MDR－TB 和 XDR－TB 疫情最严重的国家之一，其中 MDR－TB 患者人数达 14 万，占全球的 1/3～1/4。再加上全球的城市化进程加快、交通日益发达以及人口老龄化等因素又为结核病的流行创造了有利条件，其结果导致结核病的流行正在全球复活。居高不下的发病率、不断涌现的 MDR－TB 和 XDR－TB 病例给全球人口健康、经济发展和社会稳定带来极大影响。

我国为人口众多的发展中国家，社会稳定和人民健康水平始终是影响我国国民经济发展的一个重要因素。结核病的流行不仅严重危害人民健康，而且其流行的逐渐扩大极大影响了经济发展和社会稳定。由于现有结核病疫苗——卡介苗的保护期为 10～20 年，2/3 的结核病患者正处在生命最旺盛期的 18～50 岁，是家庭的主要劳动力。患结核病后均有不同程度的劳动功能丧失，其沉重的疾病负担对家庭和社会造成极大的经济损失。而耐药结核病的产生、发展和耐药年龄组的前移等，使得结核病控制工作面临新的难题。由于耐药结核病治疗失败率和死亡率比药物敏感结核病高，治疗费用更昂贵，化学治疗管理也更困难，使得耐药结核病患者的家庭遭受沉重的经济负担，社会劳动生产力也受到严重损失。目前我国结核病患者达 600 万，并且以 1500 例/天的速度增加。因此，结核病不仅是公共卫生问题，也给我国的社会稳定、经济发展和国际形象带来巨大影响。

（二）急需解决结核病临床防治工作中存在的瓶颈问题

目前结核病防治存在的关键问题与降低“两率”的瓶颈是：①没有特异的结核病生物标志物及其灵敏、快速的检测方法，并且无法识别潜伏感染导致结核病发现率很低；②无有效疫苗可进行结核病预防，尽管卡介苗的普及应用大大降低了新生儿和青少年结核病的发病率和死亡率，但是其保护时效较短，在青壮年时期已经失去保护力，而青壮年肺结核是结核病高病死率的主要原因；③50 年来无抗结核新药，导致耐药产生。WHO 推广结核病治疗使用 DOTS 策略。这是一种标准化疗程，即前期 4 种药物联合应用（异烟肼 + 利福平 + 吡嗪酰胺 + 乙胺丁醇）加后期的两种药物联合应用（异烟肼 + 利福平）。这种策略虽然在结核病治疗方面起着非常重要的作用，但由于长期使用同样的药物和患者个体化的差异导致疗效有限，同时由于 MDR – TB 和 XDR – TB 的出现和结核分枝杆菌与 HIV 的双重感染，导致原有结核病的控制策略也存在诸多问题。

临床防治工作中存在的瓶颈问题对结核病的基础研究提出了更高的要求，要从根本上解决这些问题，需要在相应的基础研究重大科学问题上有所突破。①发病机制方面新的突破是结核病诊断、新疫苗构建和新药研发的奠基石。结核分枝杆菌不产生毒素，也没有明确单一的毒力因子，结核病的发生、发展进程是由病原和宿主双方多重因素共同决定的。同时，结核分枝杆菌与宿主之间的相互作用是动态的，往往涉及“一对一”“一对多”以及“多对多”等作用模式，而且在结核病发病的不同阶段细菌和宿主之间的这些相互作用还可能被调控。因此，结核病发生、发展的这些特征决定了通常的直接选取单一因素或单一相互作用进行研究的思路很难清楚地阐明结核分枝杆菌感染和致病的分子机制。因此有必要从新的视角、多层次和多种新技术方法系统研究并整合已有信息，全面理解结核病发病机制。②耐药性结核病的出现使得结核病问题雪上加霜。首先是结核病的耐药性检测，确定患者所感染结核分枝杆菌的耐药谱是制定治疗方案的前提。耐药机制不明确，很难实现耐药性的准确、快速检测，进而无法尽早制定合适的治疗方案，并最终导致药效不足或产生不良反应进而使病情恶化，或产生新的药物耐药性。其次是治疗药物的选择，结核分枝杆菌耐药性，特别是广泛耐药的产生，使得可选药物的范围急剧缩小，甚至出现无药可治的情况。要从根本上解决结核病的耐药性问题，必须从耐药机制这一基础问题入手，而且结核病耐药机制的阐明，将直接促进结核病耐药性准确、快速检测方法的开发，同时也将为抗结核新药的研发提供更多的理论依据。③抗结核新药和预防疫苗的研发迫在眉睫。耐药性结核病的肆虐，加上 50 年来没有新药用于临床，使得新药研发成为迫切需要。抗结核新药研发面临的问题为：已鉴定的药物靶标和先导化合物数量少且先导化合物的动物药效实验周期长，急需发展新的动物药效实验方法。在结核病疫苗研发方面主要集中在减毒活结核疫苗和基于新抗原基因发现两个方面。卡介苗是唯一使用的抗结核减毒活疫苗，但它来源于牛结核分枝杆菌，与人结核分枝杆菌相差很多。因此，以人结核分枝杆菌为出发菌株，可获得免疫效果更好的疫苗。而且为提高抗结核疫苗的保护效果，在疫苗设计中纳入多个抗原基因非常有必要。同时，需要建立药物靶标数据库、新抗原组分库及高通量药物和疫苗的筛选方法，以增加药物靶标和候选药物及构建疫苗的新抗原组分的数量，以建立新的动物药效实验方法和疫苗评估系统。此外，还需要加大结核病基础研究力度，不断取得原始创新成果，攻克关键技术和方法，为实现结核病早期诊断、有效预防和及时治疗，降低结核病发病率、死亡率提供强有力的科学理论支撑。

（三）揭示结核病重大科学问题是全球结核病防控严峻形势的必然要求

结核病控制中亟待解决的主要问题包括缺乏早期快速诊断技术、有效的抗结核疫苗和新的抗结核药物。目前，结核病的细菌学检查面临敏感性太低、耗时长以及成本高等问题，血清学检测技术缺乏灵敏度和特异性好的分子标志物。卡介苗对成年人几乎缺乏保护性，新的具有自主知识产权的特异性抗结核药物靶标还十分缺乏。所有这些问题的解决都强烈依赖于对结核分枝杆菌感染和致病机制以及耐药分子机制的全面认识和深刻理解。

人感染结核分枝杆菌可产生三种结局，即彻底清除结核分枝杆菌，或者结核病发生，或者是处于潜伏感染状态。所有这些都是结核分枝杆菌在感染中与宿主的免疫系统相互作用、相互斗争的结果。在结核分枝杆菌感染宿主的过程中，宿主的免疫系统针对结核分枝杆菌的病原相关分子能够产生一系列的免疫应答。但是，目前对于结核分枝杆菌与宿主之间的相互作用以及宿主的免疫系统如何应答等分子机制还知之甚少，而且对于结核分枝杆菌如何通过基因组的变异导致耐药的发生等问题还无分子依据，这些无疑为结核病的有效防控增加了难度。因此，系统研究和阐明结核病发病和耐药产生的分子基础是我国结核病有效防控的迫切要求。如果开展结核分枝杆菌－宿主蛋白相互作用研究，从整体和全局水平上发现与结核分枝杆菌相互作用的宿主蛋白的特点以及结核分枝杆菌对宿主蛋白功能的调控影响，能够系统地阐释结核分枝杆菌感染和破坏宿主细胞的分子机制、宿主细胞应对病原菌感染和侵袭的信号转导通路以及结核分枝杆菌－宿主长期共生形成持续性感染的分子基础，有利于发现新的分子标志物、新抗原以及与感染和致病密切相关的关键节点蛋白，为进一步结核病的防控提供新靶点和新策略。特别是采用高通量实验技术（生物芯片、流式筛选等）与生物信息学分析相结合的策略，系统发现结核分枝杆菌与宿主蛋白质相互作用并构建功能网络，研究结核分枝杆菌感染、致病的分子标志物以及宿主免疫应答等相关的蛋白质相互作用网络模块及其功能特性和结构基础，从分子、细胞和动物模型等不同层面系统阐释结核分枝杆菌感染与致病的蛋白质网络调控机制，为理解结核分枝杆菌－宿主相互作用的分子机制提供一个蛋白质网络全景图，为结核病的防控提供新的潜在诊断标识、新抗原和药物靶标，并转化为产品，为结核病防控技术和防控策略的创新提供方法。

（四）全球结核病防治工作的要求

2015年全球“终止结核病策略（2016—2035年）”已正式提出，这个目标的提出，向结核病防治工作者提出了更高、更严的要求。但是，纵观全球目前结核病防治态势，无论从疫情的严重性或现有的防治手段和方法都不容乐观。尽管近些年来，一些新的药物和检测方法开始在试用，但大多数结核病防治工作还是在结核病防治工作中使用50年前的药物、90年前的疫苗和100年前的诊断方法。而新疫苗的投入临床使用还遥遥无期。因此，全球结核病防治新策略的需求，紧迫呼唤结核病新诊断技术、新疫苗和新药物的早日问世。

二、全球结核病防治策略的演变和我国结核病转化医学取得的成果及存在的主要问题

（一）全球结核病防治策略的演变

1. DOTS 策略（1995—2005年）　1995年，DOTS策略开始在全球推广，当时被认为是结核病诊治和管理的最有效方法。

DOTS策略的核心内容包括5个要素：①政府对结核病控制规划的承诺；②对所有出现可疑结核病症状者进行痰涂片显微镜检查；③对所有有传染性的结核病患者在正确的管理方式下使用标准短化方案进行治疗；④有规律不间断的抗结核药物供应系统；⑤有督导及评估的监测系统。

其中，政府的承诺是首要因素。可见DOTS策略的普及，需要政府和有关部门的大力支持和协作。

DOTS策略对于患者来说，可以保证在不住院条件下得到全程规范治疗，提高了治愈率；防止细菌产生耐药性，减少复发机会。对于家人和社会来说，可以减少传染，阻断结核病传播。所以说肺结核患者接受DOTS策略治疗管理是最好的选择。

DOTS策略的优点在于：①即使在最贫穷的国家，DOTS策略也可使结核病治愈率达到95%（但不包括HIV和结核分枝杆菌双重感染、MDR－TB）；②可通过治愈传染性结核病患者而预防新感染病例的出现；③可通过提高患者对全程化学治疗的依从性而降低MDR－TB的发生率；④在某些地区，6个月治疗药物的费用仅为10美元，因

此世界银行将 DOTS 策略列为“成本效益比最高”的治疗方法之一。

2. 遏制结核病策略（2006—2015 年） 2006 年 3 月 17 日，为大幅度降低全球结核病负担，实现联合国千年发展目标（MDG），WHO 和全球遏制结核病伙伴（STOPTB）在总结分析多年来实施 DOTS 策略的成功经验和发现新问题的基础上，提出了新的遏制结核病控制策略。该策略致力于各国目前所面临的挑战——如何继续加强结核控制活动，同时也解决结核分枝杆菌与 HIV 双重感染及 MDR－TB 的扩散问题。其核心是 DOTS 策略，在其成功的基础上，同时承认结核分枝杆菌与 HIV 双重感染和 MOR－TB 的主要挑战。它也对 DOTS 策略的实施及其公平性和质量方面的制约做出要求，目的是确保所有结核患者均能获得诊断和治疗，实现 2015 年的结核千年发展目标并减轻全球的结核负担。

遏制结核病策略核心内容包括 6 个要素。①提高 DOTS 策略质量：加强政府承诺，保证持续增长的资金投入；采用细菌学方法发现患者，督导下的标准化治疗，并保证治疗的依从性；设置有效的药物供应系统；健全的监控系统和效果评价。②应对结核分枝杆菌与 HIV 双重感染、MDR－TB 和其他挑战：结核病和艾滋病防治联合行动；预防和控制耐药性结核病，实施 DOTS－Plus 策略；关注高危人群和特殊场所。③致力于医疗卫生体系的改革：积极参与国家和全球的卫生工作；实施结核病控制体系的改革措施；吸纳其他领域的革新方法；将结核病关怀与呼吸系统保健相结合。④号召所有的卫生服务提供者参与结核病控制：按照结核病关怀的国际标准，采用公立－私立医疗机构合作模式。动员患者和社区的力量，以宣传、交流和社会动员方式，组织社区结核病防治。⑤促进科学研究：开展为结核病防治规划服务的应用性研究。⑥协作研发新型诊断方法、疫苗和药物。

3. 终止结核病策略（2016—2035 年） 2015 年是全球进一步扩展结核病防控重要干预措施、改善公平性和可及性的一年，也是计划 2015 年后“终止结核病策略”、从 MDG 向可持续发展目标（SDG）过渡的一年。因此，在 2015 年的 WHO 全球结核病报告中提出了全球“终止结核病策略”。终止结核病策略包括 3 个支柱。

（1）加强以患者为中心的预防和服务。

1）落实早期诊断，包括对所有患者进行 DST，对所有密切接触者和高危人群进行筛查。

2）对所有患者，包括耐药患者进行系统化治疗。

3）加强结核病与艾滋病联合治疗，减少共病死亡。

4）对高危人群进行预防性治疗。

（2）强化更加有力的政策支持。

1）各国政府要做出承诺并明确结核防控策略，同时提供足够的资源。

2）动员全社会，包括基层社区、各类社会组织以及公立和民营组织参与结核病防控。

（3）开发结核病快速检测新技术、新药物以及创新治疗措施，优化治疗方案并推广实施。

尽管 WHO 推荐 DOTS 策略和遏制结核病策略在全球实施 20 年（1995—2015 年），对全球结核病疫情的控制做出了重大贡献。但是，由于 DOTS 策略和遏制结核病策略的实施过程中，一直沿用结核病 100 年前的诊断方法，未采用新的研究成果和新技术。因此，对落实早期诊断，包括对所有患者进行 DST、对所有密切接触者和高危人群进行筛查、对耐药结核病患者的诊断治疗和检测都存在诸多缺陷和不足。

（二）我国结核病转化医学取得的成果

近 10 年来，我国许多科技工作者和结核病防治工作者在结核病转化医学方面做了不懈努力，成立了结核病转化医学中心，也取得了大量的研究成果。例如，以中国科学院毕利军教授为首的科学家，组建由中国科学院、北京胸科医院、深圳华大基因研究院、中国科学院武汉病毒所和广东省结核病控制中心组成的团队，开展系统研究，取得了一些创新性成果。

1. 通过较大规模的结核分枝杆菌临床分离株全基因组测序及分析，新发现 72 个编码基因和 28 个基因间隔区的突变与耐药相关　结核分枝杆菌基因组中已知的耐药基因有限，并且这些基因突变与耐药发生的对应性不高（除 *rpoB* 基因外），因此，需要对临床耐药株进行大样本的全基因组测序及分析来系统发现新的耐药基因并揭示其耐药机制，为结核分枝杆菌耐药检测和抗结核新药研发提供依据。本团队对来自中国 12 个省份的 161 株敏感和耐药结核分枝杆菌临床菌株进行了全基因组测序及分析（图 3 - 1）。该研究获得了我国临床耐药结核分枝杆菌中耐药相关基因的突变情况，新发现了与结核分枝杆菌耐药性相关的 72 个编码基因和 28 个基因间隔区的突变，揭示其耐药性发生的本源及其与耐药性进化相关联的基因，提供了药物开发新靶标。由于该研究分析的菌株来源于全国各地，其结果具有广泛的代表性，从而具有重要意义。其研究结果在世界著名自然杂志上发表，引起国际同行关注。他们认为，“该工作系统地发现耐药相关新基因和新的非编码基因，新发现表明与耐药性进化关联的基因比我们想象的多得多，结核分枝杆菌耐药性产生的机制非常复杂”；“该研究发现了新的耐药基因，并开展了这些基因编码蛋白与药物的相互作用模式，将为耐药性结核病疫情的出现提供新见解，并为耐药性测试和药物开发提供新标靶”；“通过大规模耐药菌株的测序及分析，该研究提供了更完整的耐药基因突变列表，了解这些进化步骤能够帮助医师监测菌株耐药性的发展变化，或者提早研发出相应的药物，医师就可以避免给患者开出不对症的无效药，同时迅速找到更合适的治疗方法”。

此外，本团队对结核分枝杆菌基因组稳定性维护机制与耐药发生的相关性开展系统研究，揭示结核分枝杆菌独特的 DNA 复制和修复机制，为耐药检测和临床治疗提供依据。该研究从另一个角度揭示结核分枝杆菌耐药发生机制，为结核分枝杆菌耐药检测提供了新的思路和方法。此外，由于结核分枝杆菌在 DNA 复制和修复基因中一些是其生长的必需基因、特有基因，且其编码蛋白具体独特的结构，对这些蛋白结构的解析为结核病新药设计和研发提供重要依据，上述结果发表在 *Nucleic Acids Research*、*Journal of Structural Biology*、*Mutation Research* 等杂志上。

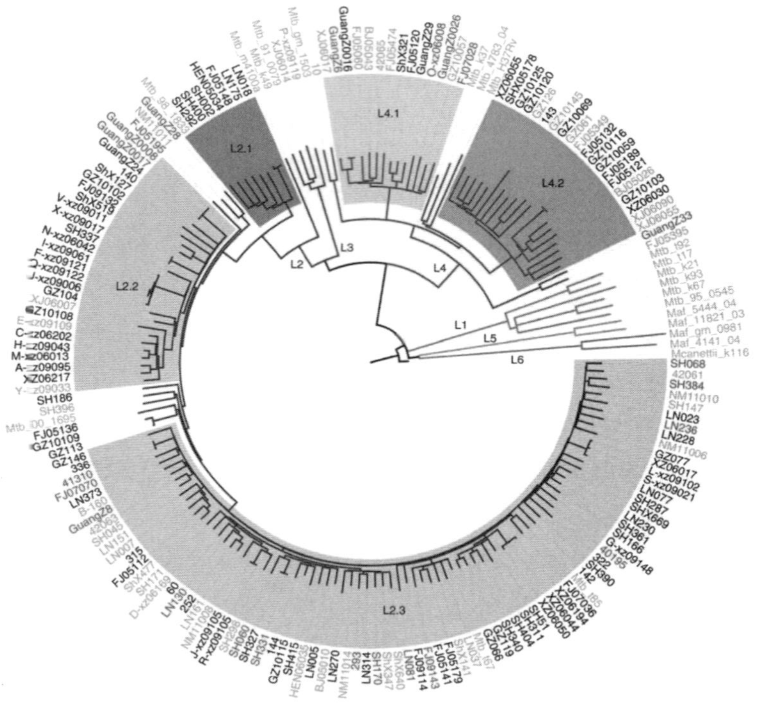

图 3－1　从中国 12 个省份中收集的 161 株结核分枝杆菌的进化分析图

灰色菌株名代表以前公布过的结核分枝杆菌菌株；蓝色菌株名代表药物敏感性结核分枝杆菌菌株；黑色菌株名代表耐多药结核分枝杆菌菌株；粉红色菌株名代表广泛耐药结核分枝杆菌菌株（见封面彩图）

2. 通过对结核分枝杆菌临床耐药分离株全转录组和非编码 RNA 组学分析，发现一批耐药相关的非编码 RNA　已有的结核分枝杆菌耐药机制研究多关注的是编码基因。研究发现病原菌（结核分枝杆菌等）基因组中存在非编码基因并转录成非编码 RNA，近期报道发现其与病原菌的致病相关，但是否与耐药相关尚不清楚。由于还没能建立一套完善通用的技术方法，迄今发现的原核生物特别是病原微生物的非编码 RNA 数目不多。本团队首先建立了原核生物非编码 RNA 的系统发现和鉴定技术平台，以及相应的非编码 RNA 表达调控的功能研究平台，将临床分离的结核分枝杆菌广泛耐药菌株 B42 经过一线（利福平、异烟肼）和二线药物（氧氟沙星、阿米卡星）处理，通过全转录组学分析鉴定 135 个与耐药发生相关的非编码 RNA 和 262 个编码基因；同时通过结核分枝杆菌广泛耐药菌株 B42 药物处理前后的定量蛋白质组学分析来系统发现药物刺激响应的编码基因的蛋白质水平差异（图 3－2），并进一步验证和分析结核分枝杆菌非编码 RNA 通过调控编码基因的转录和翻译来导致耐药的发生。此项研究确认结核分枝杆菌基因组中存在非编码基因并转录成非编码 RNA，并发现一批耐药相关非编码 RNA，这是其主要创新点。另外，其主要研究结果开启了结核分枝杆菌耐药机制研究的新途径，推动该领域相关研究进入深入新层次，从而具有重要意义。

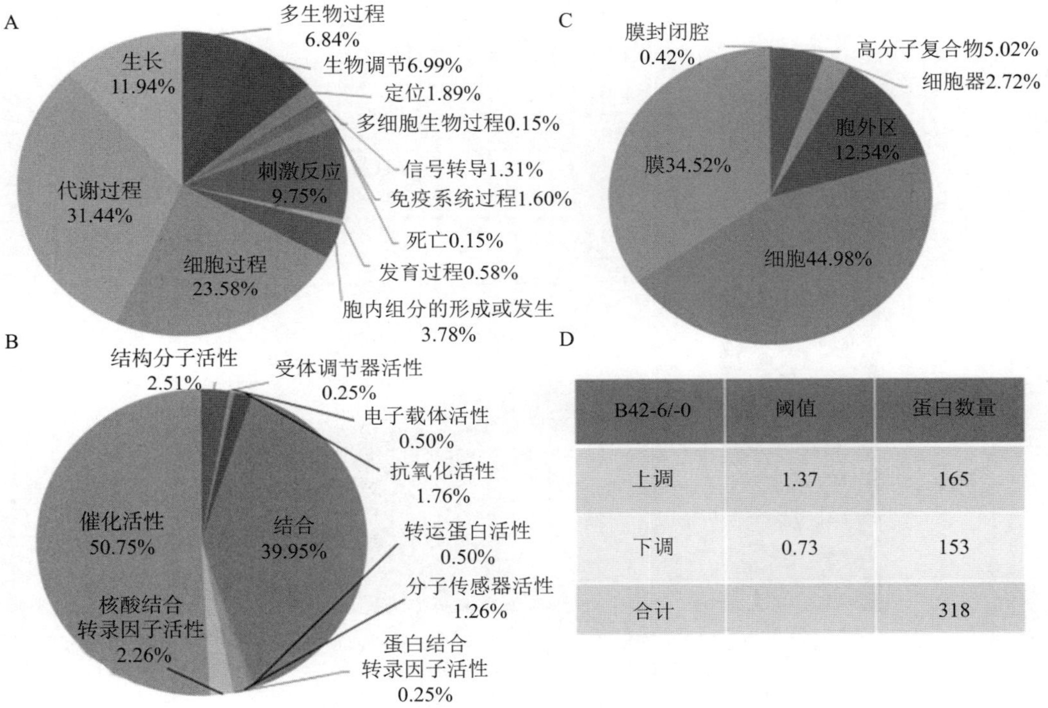

B42-6/-0	阈值	蛋白数量
上调	1.37	165
下调	0.73	153
合计		318

图 3－2　结核分枝杆菌广泛耐药菌株 B42 药物处理前后的定量蛋白质组学分析

A. 根据生物学通路归类的差异表达蛋白；B. 根据分子功能归类的差异表达蛋白；C. 根据细胞定位归类的差异表达蛋白；D. 差异表达蛋白列表

3. 构建结核分枝杆菌的全蛋白质表达文库（4262 个蛋白质），制备首张结核分枝杆菌高纯度蛋白质芯片（蛋白质覆盖率约为 95%），通过这些高通量研究平台系统地发现结核病候选分子标志物和免疫原　该项工作首先是完成结核分枝杆菌 4262 个编码基因的克隆、表达和纯化，并制备成蛋白质芯片。通过收集大量结核病患者临床样本（细胞和血清），利用纯化的结核分枝杆菌 4262 个蛋白质及蛋白质芯片，从结核病的细胞免疫和体液免疫两个方面入手系统筛选结核分枝杆菌免疫原。新发现一系列蛋白质能引起宿主的免疫反应，可能与结核分枝杆菌的致病性相关。同时收集大量新的临床样本，对于遴选的这些蛋白质进行临床验证，确定其与致病的相关性，并验证其是否可以作为结核病诊断的分子标志物。对已筛选到的部分致病相关因子（包括 Rv3705、Rv3899c 和 Rv1569）开展了进一步的结构与功能研究，并取得部分结果。

该项研究成果主要创新性及科学意义为：结核分枝杆菌蛋白质芯片为结核病研究奠定了新的基础，打开了新的窗口，建立了全局性开展相关研究的有效途径，包括蛋白质－蛋白质相互作用分析、宿主－结核分枝杆菌的相互作用机制、小分子或药物与蛋白质相互作用分析、药物靶标的全局性发现、高通量血清分析、系统性地进行结核病诊断生物标志物和免疫原的发现，为开发结核病新型疫苗、新药和新检测技术提供强有力的技术平台（图 3－3）。

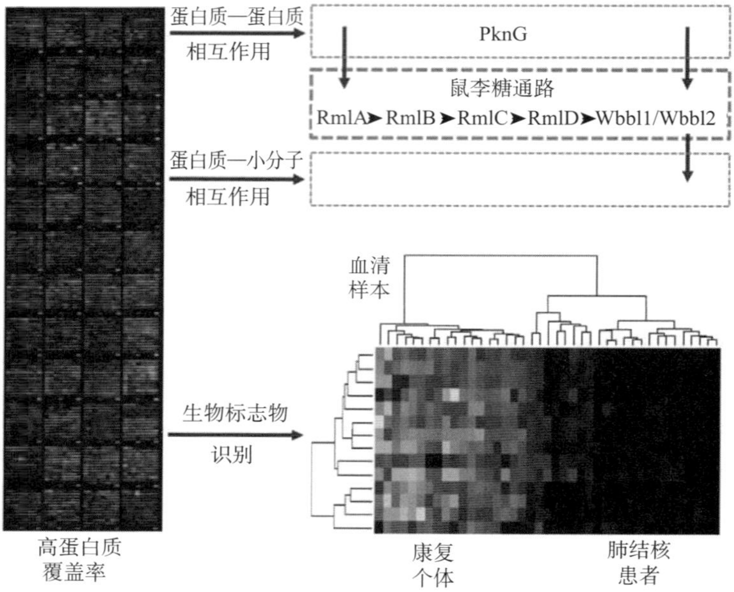

图 3－3　结核分枝杆菌蛋白质芯片及其应用

4. 建立结核病系统生物医学资源数据库　结核病领域相关的研究具有基础性和长远性意义，拥有结核病相关生物资源高质量的实物样本和对应临床数据的完整性至关重要。本团队依托中国科学院生物物理所、北京胸科医院和广东省结核病控制中心等行业内机构联合建立包括结核病患者（细胞、血清、组织样本等）和结核分枝杆菌（DNA、RNA、蛋白质、活菌等）以实物和信息两方面内容的结核病系统生物医学资源数据库。内容包括：①结核分枝杆菌约 4000 个基因克隆、蛋白表达及其部分抗体库；②中国代表性敏感和耐药菌株及其基因组学、转录组学、蛋白质组学、代谢组学和糖组学及对应结核病患者血样、尿样及各种组织的相应组学等信息；③结核分枝杆菌与宿主的相互作用信息；④结核病患者治疗过程中以及不同患者同种药物治疗过程中的样品及其信息，并建立各种资源的数据信息库及网络查询系统。

该资源数据库的建立有如下应用：①患者和结核分枝杆菌的组学信息为结核病科研工作者揭示结核病致病和耐药机制、发现相关分子标志物及药物靶标蛋白质，以及建立结核病诊断、预防、治疗策略奠定基础；②收集到的结核分枝杆菌菌株库是一个临床分离的天然突变基因库，可为研究者提供真实存在的突变基因型与表型的对应关系，是结核分枝杆菌功能基因组学研究的宝贵资源；③患者信息库和样本库可真正实现实验台与病床旁的衔接，是发现结核病分子标志物和药物作用靶点的物质基础；④建设中国结核病系统生物医学资源数据库，在资源基础和运行管理模式方面为我国建立更为丰富、完整的传染病数据库奠定了基础。

此外，国内其他团队如广东体必康、杭州优思达、广州迪奥等在结核病转化医学方面也做了大量产品研发和转化工作。

（三）我国结核病转化医学存在的主要问题

1. 结核病基础研究、临床和防控团队未能紧密结合　尽管国内部分结核病基础研究、临床和防控团队在结核病转化医学工作上做过一些有益尝试，也取得了一些成功。但是，由于种种原因，结核病基础研究、临床和防控团队仍各唱各戏。基础研究团队主要是研究和发表论文，其研究成果多数局限在研究室内，很少转化成产品为结核病临床防治服务；临床团队主要是通过开展结核病临床诊疗，治愈患者，创收经济效益；防控团队主要是开展流行病学调查，收集流行病学相关数据，分析结核病流行趋势。结核病三大团队在结核病防控问题上很难紧密有效地交叉在一起。

2. 部分结核病防控科技工作者对结核病转化医学信心不足　随着分子生物学的突飞猛进，许多功能强大的技术不断出现，比如，基因组学和蛋白质组学。以人类基因为例，它的出现给人们带来了许多期望。有人甚至预言人类基因组学将会在短时间内对疾病的诊断、治疗和预防等产生巨大影响，从而最终实现转化医学。但现实却相反，至今为止，只有非常少量的研究成果被有效转化，甚至在很多科学家眼里，转化医学是一个“死亡之谷”。他们认为，转化医学整个过程不仅漫长，而且结果也不确定。更加令人担忧的是，从现状来看，转化医学并没有向好的方向发展，科学研究和应用之间的差距并没有在缩小，而且有越来越大的可能。

三、结核病流行病学研究与新的预防策略和方法的建立

（一）转化医学的内涵与任务

1996 年，发表在 *Lancet* 杂志的文章首次提及“转化医学”这一新名词。2003 年，时任美国国立卫生研究院的院长 Elias Zerhouni 在 *Science* 上正式提出。在 20 年的时间

里，转化医学的概念内涵得到了不断地丰富与发展。转化医学的内涵主要包括：①将基础研究新成果及时转化到包括医疗、预防和护理等临床应用领域，为疾病的诊断和治疗提供更先进的治疗措施和方法；②在临床应用中及时反馈、修正与进一步深入研究；③向预防策略和政策转化。因此，转化医学依此形成了临床实践发现问题、科学研究回答问题、卫生政策解决问题的循环式科学研究体系。

美国国立卫生研究院将转化医学分为 T_1、T_2 和 T_3 三个阶段：T_1 阶段是将基础研究成果尽可能地转化为临床实践，包括新药物、新试剂和新设备的研制；T_2 阶段是将有应用价值的临床研究成果转化为临床指南；T_3 阶段是促进指南在临床中的广泛应用而使患者得益。此外，也有学者指出转化医学的概念还有新的内涵，即“将研究成果、理论应用到日常临床及健康促进工作中”，是一个将研究成果普及大众的过程，归属 T_2 阶段。

鉴于上述转化医学的内涵与任务，转化医学在结核病流行病学研究与新的预防策略和方法的建立中可做一些新的实践与应用，为结核病防控技术的创新，为全球结核病控制目标的实现做出贡献。

（二）转化医学成果在结核病流行病学研究中的应用

通过较大规模的结核分枝杆菌临床分离株全基因组测序及分析转化医学成果，从分子流行病学层面对结核病控制研究。

1. 结核病流行病学传播模式的研究 如上海高谦教授的研究团队通过全基因组测序及分析转化医学成果，对结核病流行病学的传播模式进行研究，其研究成果揭示了我国结核病流行病学传播模式的一些新发现：①结核病的传播 31.0% 由结核分枝杆菌近期传播所致；②北京基因型菌株和耐多药菌株是导致近期传播的危险因素；③30.0% 的传播是由涂阴培阳结核病患者所致；④涂阴培阳患者的相对传播率和涂阳培阳患者相当；⑤耐多药患者的相对传播率则明显高于药物敏感菌株患者。

2. 结核病传染源的追踪监测 通过全基因组测序及分析转化医学成果，从分子流行病学层面对结核病的传染源，特别是耐多药菌株进行流行病学追踪和监测，从而保证对结核病传染源的有效控制和管理。

（三）转化医学成果在结核病诊断生物标志物和免疫原的发现、结核病新型疫苗、新药和新检测技术研究中的应用

通过蛋白质组学的结核病转化医学成果，建立了全局性开展相关研究的有效途径，包括蛋白质－蛋白质相互作用分析、宿主－结核分枝杆菌的相互作用机制、小分子或药物与蛋白质相互作用分析、药物靶标的全局性发现、高通量血清分析、系统性地进行结核病诊断生物标志物和免疫原的发现，从而加快结核病新型疫苗、新药和结

核病快速敏感的新检测技术产品的研发转化。

（四）转化医学成果在新的预防策略和方法建立中的作用

2015 年，WHO 全球结核病报告中已提出了 2016—2035 年全球“终止结核病策略”。新的策略主要包括 3 个支柱：①加强以患者为中心的预防和服务；②强化更加有力的政策支持；③开发结核病快速检测新技术、新药物以及创新治疗措施，优化治疗方案并推广实施。

1. 加强以患者为中心的预防和服务 在 WHO 新的全球结核病控制策略中，加强以患者为中心的预防和服务的关键是利用最新诊断技术，对结核病可疑患者进行早期诊断和监测，从而达到早期发现患者并给予治愈。在这个环节中，可以利用通过转化医学转化的新检测技术。

（1）LTBI 的检测。γ－干扰素释放试验（IGRAs）有两种方法，一种是酶联免疫吸附试验（ELISAS），另一种是酶联免疫斑点试验（ELISPOT）。IGRAs 是一种用于结核分枝杆菌感染的体外免疫检测的新方法。其原理是检查结核分枝杆菌感染者体内是否存在特异的效应 T 淋巴细胞，效应 T 淋巴细胞再次受到结核分枝杆菌抗原刺激时会分泌 INF－γ。IGRAS 具有多种操作优势，具有高灵敏度和高特异性，并且不卡介苗和大多数非致病结核分枝杆菌的影响，但其费用远高于 PPD 试验。

（2）结核分枝杆菌的检测。

1）环介导等温扩增检测（LAMP）是指针对结核分枝杆菌靶基因序列的不同区域设计几种特异引物，利用链置换 DNA 聚合酶在等温条件下（60～65℃）即可完成核酸扩增的特点，对结核分枝杆菌目的 DNA 片段进行检测从而获得结核病信息。它具有扩增时间短（通常是 1 小时内）的优点，是一种“简便、快速、精确、低价”的基因扩增方法。与常规聚合酶链式反应（PCR）技术相比，不需要模板的热变性、温度循环、电泳及紫外观察等过程，易于操作。另外，它还具有简单、快速、特异性强的特点。该技术在灵敏度、特异性和检测范围等指标上能媲美甚至优于 PCR 技术，不依赖任何专门的仪器设备实现现场高通量快速检测，检测成本远低于荧光定量 PCR。

2）交叉引物恒温扩增检测（CPA）是一种新的核酸恒温扩增技术，它与其他技术相结合（如快速核酸提取技术、核酸试纸条检测技术等），形成一个完整的现场快速分子检测平台，适用于结核分枝杆菌的快速检测和筛查。

3）全自动痰涂片镜检一体化设备能够实现痰涂片染色、镜检的全自动化，有效提高检测效能和精准性。该自动化仪器的优势包括：①能提高现有结核病检出效率、检出效能及检测的精准性，有效降低了结核病的误诊率，大大节约了实验室检测的人力成本；②降低结核病检测感染风险及化学危害，降低检测准入门槛；③通过该设备的应用，全面降低结核病细菌学检测在技术、环境及设备等方面的要求标准，普及更多医院开展结核病检测，提高结核病发现率，降低结核病发病率和病死率。

（3）耐药结核病的检测。

1）半巢式全自动实时荧光定量 PCR 检测（Xpert MTB/RIF）采用 GeneXpert 检测系统，是一种半巢式实时荧光 PCR 体外诊断技术，可对结核分枝杆菌以及利福平耐药进行检测。Xpert MTB/RIF 检测试剂盒为美国赛沛（Cepheid）公司开发的，适用于 GeneXpert 仪器，可以在 2 小时内直接从患者新鲜痰液或冻存痰液中检测是否还有结核分枝杆菌及对利福平的耐药性，整个过程都在密闭环境中进行，手动时间短，不超过 5 分钟，对操作者和周围环境安全。

2）线性探针耐多药检测（LPA）可用于检测痰液内是否有结核分枝杆菌，并能检测痰液内盒分离培养后的结核分枝杆菌是否对利福平和异烟肼耐药。该技术将 PCR 扩增、反向杂交、膜显色技术合为一体，通过引物扩增目的片段，扩增产物与膜上固定的特异性探针杂交，杂交物通过酶显色反应判断结果，具有良好的灵敏度和特异性，可在 6 ~ 8 小时内报告结果。操作应当在具有良好质控的分子生物学实验室中进行，否则易污染。

3）基因芯片耐多药检测又称为 DNA 芯片、DNA 微阵列、寡核苷酸阵列，是指采用原位合成（或显微打印手段），将 DNA 探针固化于支持物表面上，产生二维 DNA 探针阵列，然后与标记的样品进行杂交，通过检测杂交信号来实现对生物样品快速、并行、高效地检测。该技术可检测痰液内的结核分枝杆菌或分离培养后的结核分枝杆菌培养物是否还有结核分枝杆菌，同时可检测经分离培养的结核分枝杆菌分离株样本中的核酸，检测指标包括常见结核分枝杆菌的 17 个种或群。鉴定结果在 1 天内可报告，具有快速灵敏的优势。

2. 强化更加有力的政策支持　在 WHO 新的全球结核病控制策略中，强化更加有力的政策支持关键是各国政府要做出承诺并明确结核防控策略，同时提供足够的资源。此外，也可通过健康促进的五大行动领域来动员全社会，包括基层社区、各类社会组织以及公立和民营组织参与结核病防控。

（1）制定健康的公共政策。通过健康促进使政府部门产生共同认识和行动，使相关的部门和领导人意识到让人们获得健康是政府有关部门及全社会的共同责任。健康促进的政策由多样而互补的各方面综合而成，包括政策、法规、财政、税收和组织改变等。制定并实施相应的政策、实行广泛的部门合作、创造有利于健康的社会环境，是各级政府部门的责任。

（2）创造支持性环境。人类与其生存的环境是密不可分的，健康促进策略重视保护自然，重视为人类创造良好的生存环境。同时，为实现人们的行为改变创造环境和物质方面的支持条件。

（3）强化社区行动。社会动员和社区行动是健康促进的基础策略。充分调动社区的力量，积极有效地参与卫生保健计划的制定和健康环境的建设，为社区居民提供良好的生活环境和社区卫生服务。在加强社区行动中关键在于调动和发挥社区的能动性，提高社区在促进健康方面的各种基本能力。

（4）发展个人技能。通过提供健康信息，开展认知教育和保健技能培训，帮助人们树立健康观念和提高做出健康行为选择的能力，改变不健康行为，同时帮助人们学习保健技术，提高自我保健能力。要想让人民掌握保持健康的能力，首先得让他们掌握知识，即关于实现良好健康的确切的、可靠的知识和日常生活所面临的危害健康的知识。他们需要知识帮助他们做出最好的选择并对这些选择加以实施。

（5）调整卫生服务方向。通过多种途径，从全社会广泛动员可利用的一切资源，为发展健康事业服务。发展社区卫生服务和社区健康促进，通过多部门的协作和社区的参与，对卫生服务项目进行优化选择，把健康促进和健康教育作为向社区提供的卫生服务内容，把卫生服务的重点调整到最需要的地区和最急需的人群。同时，要求改变医疗部门仅仅提供临床治疗服务的模式，而必须增加健康促进方面的宣传。

3. 开发结核病快速检测新技术、新药物以及创新治疗措施　在 WHO 新的全球结核病控制策略中，开发结核病快速检测新技术、新药物以及创新治疗措施的关键是要求结核病研究工作者加强结核病的基础研究，并分析结核病转化医学成果，从而加快结核病新型疫苗、新药和结核病快速敏感的新检测技术产品的研发转化，从而为结核病的创新治疗提供服务。

转化医学不是一门新的科学，更不是一项新的技术，而是一种新的理念、新的策略。因此，结核病基础研究、临床和防控工作者应在结核病转化医学研究和实践中不断探索，从而建立临床实践发现问题、科学研究回答问题、卫生政策解决问题循环式的完整科学研究体系，为全球结核病防治目标的实现做出贡献。

参考文献

1. Khoury MJ，CoatesRJ，Fennell ML，et al. Multilevel research and the challenges of implementing genomic medicine . J Natl Cancer Inst Monogr，2012（44）：112 – 120.
2. Ambrosone ，KadlubarFF. Toward an integrated approach to molecular epidemiology . Am J Epidemiol，1997，146（11）：912 – 918.
3. Zhang H，Li D，Zhao L，et al. Genome sequencing of 161 Mycobacterium tuberculosis isolates from China identifies genes and intergenic regions associated with drug resistance. Nature Genetics，2013，45（10）：1255 – 1260.
4. Warner DF，Mizrahi V. Complex genetics of drug resistance in Mycobacterium tuberculo-

sis. Nature Genetics, 2013, 45 (10): 1107 - 1108.

5. Yeoh G, Barton S, Kaestner K. The International Journal of Biochemistry & Cell Biology. Int J Biochem Cell Biol, 2011, 43 (2): 172.
6. LoRusso PM, Schnipper LE, Stewart DJ, et al. Translating clinical trials into meaningful outcomes. Clin cancer Res, 2010, 16 (24): 5951 - 5955.
7. Geraghty J. Adenomatous Polyposis Coli and translational medicine . Lancet, 1996, 348 (9025): 422.
8. Zerhouni E . TheNIHRoadmap. Seience, 2003, 302 (5642): 63 - 72.
9. 戴尅戎. 转化医学理念、策略与实践. 西安：第四军医大学出版社，2012：10 - 39.
10. Woolf SH. The meaning of translational research and Why it matters. JAMA, 2008, 299 (2): 211 - 213.
11. Sulakhe D, Balasubramanian S, Xie B, et al. High-throughput translational medicine: challenges and solutions. Adv EXP Med Biol, 2014, 799: 39 - 67.

第三节　新型结核病疫苗的研究、转化之路

每位医学院的学生在大学学习过程中，都会了解到结核病是由结核分枝杆菌感染引起的一种呼吸道传染病，卡介苗是一种有缺陷的结核预防性疫苗，不能保护人类不患结核病，只能使接种者不患重症结核病。只有在当医师后，看到病房中那么多结核病患者，我们才真正深刻认识到传染病的危害，研制新型、安全、更有效的结核病疫苗的必要性、重要性才深入脑海。期望新疫苗用于未感染人群能够预防结核分枝杆菌感染，用于已感染人群能够阻止结核病发病，用于结核病患者能够促进其痊愈。目前国内外研究的结核病疫苗种类主要有下列 3 种：活疫苗、亚单位疫苗和灭活疫苗。下面简介本团队在新型结核病疫苗研究、探索、转化道路上的一些思路、方法、经验、困难和教训，供同行借鉴。

一、母牛分枝杆菌菌苗的研究、转化和临床应用

（一）母牛分枝杆菌菌苗的研究和转化

1964 年，Benicke 等从母牛乳腺中分离获得母牛分枝杆菌（M. vaccae）。1968 年，Tsukamura 等发现该菌是快生长分枝杆菌，对人和动物无致病性，含多种保护性抗原，具有免疫调节作用。1990 年，英国科学家 Stanford 等首次报道母牛分枝杆菌用于人类

对结核病具有免疫治疗作用。WHO 在 20 世纪 90 年代结核病研究和发展战略规划中提出化学治疗与免疫疗法相结合的疗法，母牛分枝杆菌菌苗是此规划中推荐的唯一免疫治疗制剂。鉴于此，1994 年，中国药品食品检定研究院王国志教授与解放军第 309 医院庄玉辉教授带领的团队通过系统评估分析母牛分枝杆菌菌苗的研究后，发现该制剂存在下列问题：①母牛分枝杆菌菌苗用于免疫治疗给药仅为 1～2 次，难以获得预期疗效；②母牛分枝杆菌菌苗为全菌体制剂，约 50% 的患者会产生不良反应，如头痛、发热、局部脓肿等，无法维持长期治疗；③采用 121℃ 高压灭活母牛分枝杆菌的方法，使细菌内部的免疫原较完全释放，样品的治疗效果优于放射性元素^{60}钴照射灭活细菌制备的样品（大多数母牛分枝杆菌保持完整）。在国家卫生部科学研究基金的支持下，两个团队共同开展“结核病免疫治疗用的母牛分枝杆菌菌苗”的研究，该菌苗以高压匀质机采用高压气流剪切技术制备无细胞母牛分枝杆菌胞壁蛋白菌苗，其活性成分以细胞壁为主，还含有与结核分枝杆菌具有交叉抗原（以蛋白质为主）的细胞因子诱导物质，以及具有较强免疫活性的 DNA 聚合体，菌苗选择低含量、成型好的冻干辅剂，避免或减少了目前常规菌苗注射后可能出现的副作用，提高制品的安全性，同时给药次数达 6 次以上，提高了疗效。1999 年该制品获得国家医药监督管理总局新药证书［国药证字（1999）S－03 号］后，转让给安徽龙科马生物药业有限责任公司生产。

（二）应用母牛分枝杆菌菌苗治疗结核病

目前商品化的母牛分枝杆菌菌苗（商品名为微卡菌苗）是母牛分枝杆菌经高温灭活纯化后制成的无细胞免疫调节剂，Ⅱ期、Ⅲ期临床研究结果表明母牛分枝杆菌菌苗经深部多次肌内注射，能增强肺结核、结核性胸膜炎等患者的细胞免疫功能，提高机体巨噬细胞产生 NO、H_2O_2的能力，同时也是一个双相免疫调节剂，可调整免疫反应，抑制病理反应，减少组织损伤。与化学治疗联合应用能使结核病患者体重增加，加快痰菌阴转、病灶吸收及空洞缩小、闭合的速度，为缩短化学治疗疗程奠定了基础。其不良反应少且较轻微，使用安全，复发率低。目前该菌苗已在临床应用，作为肺结核的免疫治疗和短程化学治疗的辅助治疗，尤其对难治性结核病及 MDR－TB 有显著疗效。

母牛分枝杆菌菌苗应用于临床后，尽管进行的临床研究与发表的论文多达 400 余篇，但该菌苗并没有达到预期的效果，也未推广应用于“超短程化学治疗”，“十二五”国家重大传染病专项对母牛分枝杆菌菌苗缩短疗程的研究尚在进行中。母牛分枝杆菌菌苗对 MDR－TB 治疗效果以及对疗效效果评价研究的临床设计合理性也存在争议。我们进一步跟踪临床应用情况发现，最主要的原因是临床应用不规范，未按照使用说明书应用，而是随心所欲，有的患者甚至每天注射 1 针，大多数每周 1～2 次，这不仅会诱导免疫耐受，甚至可能会导致“郭霍现象”，临床治疗不仅无效反而有害。

临床医师没有意识到这是免疫调节剂，应遵循免疫规律。合理应用的建议：每3～4周注射1次，3～5次一个疗程，疗程间隔为3个月。另一个原因可能是灭活的细菌成分只能诱导短暂的Th1型细胞免疫应答，不能诱导特异性细胞毒性T细胞（CTL）应答，不能像活疫苗那样刺激机体产生持久、有效的具有免疫保护力的细胞免疫反应，这为我们进一步研发新的能够诱导全面保护性免疫的疫苗提供了方向。目前我们正在深入研究母牛分枝杆菌菌苗的分子作用机制，试图发现其作用靶标。

（三）结核分枝杆菌感染者的预防治疗

LTBI是结核病患者的主要来源，潜伏感染人群中存在一部分高危人群，其体内结核分枝杆菌处于不定期增殖状态，但尚未出现临床表现，可能进展为活动性结核病。因此，对结核高危人群给予监管和预防性干预治疗，将会降低结核病发病率。虽然使用化学药物预防治疗具有比较肯定的疗效，可减少结核分枝杆菌感染者发病，但对于未发病的LTBI人群而言，如此长的用药时间、任何的不良反应、定期地抽血查肝功能都是难以接受并坚持的，而且也可能导致耐药性的产生，使得结核病的药物预防治疗难以广泛、有效地开展。

我们发现化学治疗终止后仍有不舒服感觉（如低热、病灶部位有疼痛感、呼吸困难等）的结核病患者，注射母牛分枝杆菌菌苗3～5针后大多数症状均会消失，这说明该菌苗具有清除残余细菌、防止复发的作用。母牛分枝杆菌菌苗能显著提高LTBI人群固有的和获得性的细胞免疫水平。孙照平等对PPD试验强阳性的LTBI者进行预防性免疫治疗研究，追踪观察4年，结果提示：母牛分枝杆菌菌苗治疗组的结核病发病率（0.30%，2/660）和异烟肼化学治疗组的结核病发病率（0.61%，4/660）明显低于空白对照组（3.48%，23/660）；母牛分枝杆菌菌苗治疗组的不良反应发生率明显低于异烟肼化学治疗组。这些结果表明母牛分枝杆菌菌苗具有良好的免疫预防治疗LTBI的前景，但样本量还不够大，观察期还不够长，其长期预防效果还需进一步的研究。目前大规模的母牛分枝杆菌菌苗预防性治疗LTBI的研究正在广西壮族自治区进行，对LTBI人群开展免疫预防性治疗有可能成为今后一项重要的结核病控制措施。

二、新型结核病预防性疫苗的研发

目前新型结核病预防性疫苗的研究策略，一是研发取代卡介苗的初种疫苗，这类疫苗主要是活疫苗，包括基因重组活疫苗和减毒活疫苗，主要包括表达分枝杆菌T淋巴细胞抗原的重组活疫苗、表达细胞因子的重组卡介苗、结核分枝杆菌营养缺陷型突变株、结核分枝杆菌减毒活疫苗或其他的弱毒或无毒分枝杆菌活菌苗（如母牛分枝杆菌、耻垢分枝杆菌等），对结核分枝杆菌或卡介苗进行改良以减少结核分枝杆菌的致病力或提高卡介苗的免疫保护效力，其研制的关键在于免疫原性和安全性，期望获得优于卡介苗、具有更长久免疫保护效果的新疫苗；二是研发增强卡介苗效果的加强疫苗，期望通过增强卡介苗免疫反应以达到对成人免疫保护的效果，这类疫苗主要是亚单位疫苗，只用结核分枝杆菌的一部分成分引起机体产生免疫保护反应，主要包括DNA疫苗、重组蛋白疫苗或多肽疫苗（加佐剂）、多肽以外的其他纯化的主要成分（如枝菌酸、糖脂等），它可作为卡介苗的加强疫苗也可作为治疗性疫苗。

（一）初种疫苗——重组卡介苗

鉴于结核分枝杆菌减毒活疫苗的毒力和致病性显著降低，其免疫保护效力与卡介苗相似或优于卡介苗，但持续时间短，产生的记忆免疫效果也不佳，长期的稳定性尚不清楚，存在毒力恢复的问题，尤其是结核病患者治愈后外源性再感染依然会发病，不会获得长久的免疫保护。因此，本团队没有选择研究结核分枝杆菌减毒活疫苗。

由于卡介苗是目前所知最强的免疫佐剂之一，具有持久的非特异免疫刺激作用，而且安全、成本低、稳定，本团队于2001年选择卡介苗为载体，通过基因工程重组技术将结核分枝杆菌保护性抗原esat6、mpt64、ag85a、ag85b的编码基因分别与穿梭质粒载体PMD31、pYUB295重组，通过电穿孔技术导入卡介苗中，构建了下列4种重组卡介苗：esat6 - BCG、mpt64 - BCG、ag85a - BCG和ag85b - BCG。通过比较两种载体构建的重组卡介苗，发现质粒PMD31在卡介苗中不能很好地传代，而选用质粒pYUB295构建的重组卡介苗，通过基因扩增和重组卡介苗培养上清液PAGE电泳，证明4种重组卡介苗构建成功，插入基因在卡介苗中均有不同程度的表达。将重组卡介苗免疫小鼠后，通过ELISA法检测血清发现4种重组卡介苗均能诱导小鼠产生特异性抗体，免疫后15天抗体水平升高，45天时达到高峰，通过MTS法分析各特异性抗原刺激各组小鼠的脾淋巴细胞增殖指数，平均刺激指数均达2.0以上，说明脾淋巴细胞均有明显增殖；esat6 - BCG免疫组小鼠脾淋巴细胞的刺激指数较高，其他各组之间无显著差异。结核分枝杆菌感染后，接种重组卡介苗进行预防研究，与生理盐水对照组相比，卡介苗组及4个重组卡介苗组小鼠的半数死亡时间均延长，2个月的小鼠死亡率均降低（表3 - 1）；其中esat6 - BCG组小鼠脏器病变比其他疫苗组明显减轻；肺、肝、脾活菌数也明显少于其他疫苗组。结果表明卡介苗组及4个重组卡介苗对结核分枝杆菌感染均有明显的预防作用，其中esat6 - BCG的保护效力最强，超过卡介苗及其他三种重组卡介苗。我们经过深入思考，发现未来进一步研究将会遇到下列难题：①我们难以获得溯源清楚的卡介苗作为载体；②虽然作为载体的卡介苗同时具备佐剂功能，重组卡介苗可获得强而持久的特异性免疫，但卡介苗主要是诱导强的 $CD4^+$ T细胞应答，对 $CD8^+$ T细胞的诱导能力较弱。因此，需比较筛选能够诱导有效数量的活化 $CD8^+$ T细胞的外源抗原，而卡介苗在动物实验的保护效果比较好，较难获得保护效力超过卡介苗的重组卡介苗；③在当前对结核分枝杆菌抗原未全面了解的情况下，仅凭提高保护效力来选择插入卡介苗的结核分枝杆菌抗原，需防止出现返祖重新获得毒力；④结核分枝杆菌、卡介苗及 NTM 之间有许多共同的抗原，成人发生 NTM 感染或 LTBI 的比例高，感染后均可诱导机体产生免疫应答，当重组卡介苗接种后会产生交叉反应性，从而对结核分枝杆菌感染产生一定程度的免疫保护效力，但同时也抑制了重组卡介苗的增殖，减弱了重组卡介苗的免疫保护作用，因此，重组卡介苗对 NTM 感染或 LTBI 人群的保护效力差，不能预防结核分枝杆菌的内源性复燃和外源性再感染；⑤虽然婴幼儿发生 NTM 或 LTBI 的可能性小，重组卡介苗将会产生较好的保护效果；但我国实行独生子女政策多年，最近才实行二胎政策，我国计划免疫中新生儿第一针打的就是卡介苗，产前让孕妇知情同意在独生子女中进行重组卡介苗的临床试验评价是非常困难的，一旦发生婴儿死亡，无论什么原因都将造成混乱；⑥重组卡介苗临床试验需大量的志愿者参加临床试验研究，而且作为预防性的初种疫苗需观察很长时间才能看出保护效果，这需要大量基金开展临床试验，而且困难重重。因此，本团队目前没有能力开展初种预防性疫苗的研究，而转向卡介苗加强型疫苗的研究。

表 3－1　各组小鼠半数死亡时间及 2 个月的小鼠死亡率

观察指标	组别					
	ag85a－BCG 组	ag85b－BCG 组	esat6－BCG 组	mpt64－BCG 组	BCG 组	生理盐水组
半数死亡时间/d	31	29	>60	32	30	13
2 个月死亡率/%	60	50	30	50	60	80

（二）卡介苗加强型疫苗

卡介苗免疫保护力只能维持 10～15 年，是其免疫保护效果下降的一个重要因素。因此，研究卡介苗加强型疫苗对于实行新生儿卡介苗接种策略的国家如我国是非常必要的，可加强成人对结核分枝杆菌的抵抗力。

抗结核免疫主要是细胞介导的免疫反应，选择抗原作为亚单位疫苗的主要标准是它们能否诱导保护性 T 淋巴细胞免疫应答，尤其是 $CD8^+$ T 细胞的免疫应答，加强卡介苗效力保护人群抗结核，亚单位疫苗可能比减毒活疫苗的安全性更好，因此，非复制的亚单位疫苗只要与卡介苗保护效力相当即可能被批准开展人类临床试验。

1. 重组蛋白疫苗（加佐剂）　重组蛋白疫苗是通过基因工程技术克隆、表达、纯化保护性蛋白抗原制成的疫苗，其优点是产量大、纯度高、安全性好、无组织损伤，使其可反复使用、增强注射以维持效应 T 淋巴细胞记忆，但其免疫效果较差，需添加佐剂以增强其免疫原性。该疫苗研制的关键在于保护性抗原和佐剂的选择、剂量的确定。

在结核分枝杆菌早期培养滤液（CFP）中有 100 多种蛋白，动物实验已证明结核分枝杆菌的 CFP 可部分保护小鼠抵抗结核分枝杆菌攻击。单一蛋白成分也能够介导

Th1 型的 T 淋巴细胞反应，如 esat6 蛋白含多个抗原决定簇，在结核分枝杆菌感染早期可被大多数患者分泌 IFN－γ 的 $CD4^+$ 和 $CD8^+$ T 淋巴细胞强烈识别。目前研究表明，重组 esat6 蛋白与佐剂单磷酰基脂质 A（monophosphoryl lipid A，MPL）组成亚单位疫苗，免疫小鼠可诱导强烈的 esat6 特异的 T 淋巴细胞应答，获得与卡介苗相当的保护效力。MTB8.4 重组蛋白免疫小鼠可诱导强的 $CD4^+$ T 淋巴细胞和 $CD8^+$ CTL 反应，并能保护小鼠抵抗结核分枝杆菌攻击。结核分枝杆菌多种分泌蛋白混合刺激的 $CD4^+$ T 淋巴细胞反应和获得的保护效力均比单一蛋白成分强；重组融合蛋白对动物的保护效果和长期存活能力也较好。丹麦研制的 ag85b－esat6 融合蛋白可刺激 PPD 试验阳性的健康者 T 淋巴细胞增殖并分泌 IFN－γ，可能是因为融合蛋白增加了 esat6 抗原决定簇的稳定性，它在不同的佐剂系统中已证明比其单独的蛋白更有效，小鼠和豚鼠实验显示在延长小动物的存活期和减少肺、脾细菌数方面与卡介苗相当；它还可减少猴子肺中结核分枝杆菌播散至肺外，并使细菌数减少。小动物实验表明，该疫苗作为卡介苗免疫后的增强剂，保护效力明显强于单独卡介苗接种。卡介苗缺失的 129 个 ORF 编码的分泌蛋白也可能作为疫苗候选者。格兰素公司研制的 MTB72f/AS02A 是一种由具有高度免疫原性的 MTB39 和 MTB32 基因重组构建的分子量为 72kD 的嵌合蛋白，加入脂质体 AS01 佐剂系统，豚鼠和猴子实验结果表明卡介苗免疫后再用 MTB72f/AS02A 疫苗加强，诱导的保护效力强于单独用卡介苗。

蛋白疫苗不加佐剂在动物体内很难引起免疫应答，需要有效的蛋白疫苗传递系统以获得持续的记忆免疫反应。抗结核免疫主要是细胞免疫，能够诱导 Th1 型保护性免疫的免疫佐剂对于增强亚单位疫苗的免疫反应是非常必需的，然而同样的抗原加上不同的佐剂诱导的免疫反应、产生的保护效力也不同。因此，需要研发适于作为结核病疫苗的佐剂。

保护性抗原的剂量也是影响免疫效果的重要因素，剂量太小或太大都不能诱导有效的免疫反应。应用结核分枝杆菌短期培养滤液免疫接种小鼠，当免疫剂量从 10μg 增加到 100μg 时，免疫保护效果逐渐增强；但当免疫剂量超过 100μg 时，诱导的IFN－γ 水平明显下降，免疫保护力也减弱，诱导的免疫反应由 Th1 型转为 Th2 型。

鉴于重组蛋白疫苗在体内刺激的 $CD4^+$ T 淋巴细胞反应和诱导的免疫保护持续时间都较短，所诱导的细胞毒性反应比卡介苗疫苗弱，提示重组蛋白疫苗的效力不如活的减毒疫苗。因此，蛋白疫苗作为卡介苗增强型疫苗并不理想。此外，重组蛋白疫苗由保护性抗原和佐剂两部分组成，研究时成本增高一倍。

2. DNA 疫苗 DNA 疫苗由能引起机体保护性免疫反应的病原体抗原的编码基因和真核表达载体构建而成，它被注入机体后，通过宿主细胞的转录系统表达蛋白抗原，诱导宿主产生细胞免疫应答和体液免疫应答，从而达到预防和治疗疾病的目的。由于

DNA 疫苗可诱导体液免疫和 Th1 型细胞免疫应答，尤其是特异性 CTL 识别、杀伤、破坏被感染的细胞及清除细胞内的病原菌，这对于清除寄生于巨噬细胞内的结核分枝杆菌非常有意义。此外，DNA 疫苗制备及应用较简单，不需要任何化学载体，对于免疫低下者比卡介苗更安全。因此，本团队选择 DNA 疫苗进行研究。

制备 DNA 疫苗时结核分枝杆菌保护性抗原编码基因的筛选是至关重要的，无需靶向种特异性抗原，但必须针对细菌在增殖期和休眠期产生的抗原。

（1）esat6 DNA 疫苗和 mpt64 DNA 疫苗。esat6 和 mpt64 都是结核分枝杆菌复合群主要的早期分泌性蛋白，也是其重要的 T 淋巴细胞抗原。所有的卡介苗菌株在其传代减毒过程中均丢失了编码 esat6 的基因，某些卡介苗菌株丢失了编码 mpt64 的基因。因此，本团队于 1998 年构建了 esat6 – JW4303 DNA 疫苗和 mpt64 – JW4303 DNA 疫苗。将 BALB/c 小鼠随机分为 5 组，分别用生理盐水、载体质粒、卡介苗、mpt64 DNA 疫苗和 esat6 DNA 疫苗免疫小鼠；最后一次免疫 3 周后以 MTB H37Rv 腹腔内攻击小鼠；mpt64 DNA 组和 esat6 DNA 组 8/20 只小鼠血清中检测出高水平的特异性抗体，IgG2a 亚型水平高于 IgG1，说明以 Th1 型细胞反应为主；结核分枝杆菌攻击 5 周后，这两组鼠脾淋巴细胞转化率显著高于其他三组；与生理盐水组比，疫苗组脾菌落数明显减少，其余脏器菌落数各组间无明显差异；疫苗组肺部病变明显减少。结核分枝杆菌攻击 10 周后，两个 DNA 疫苗组小鼠脾淋巴细胞转化率显著增高；疫苗组肺、肝菌落数明显减少，esat6 DNA 疫苗的保护效力好于 mpt64 DNA 疫苗，但未超过卡介苗组。

（2）ag85a、ag85b、IFN – γ 和 IL – 12 DNA 疫苗。ag85 复合物是结核分枝杆菌主要的早期分泌性蛋白，占分泌蛋白总量的 30%，包括三个组分 ag85a、ag85b 和 ag85c，分子量分别为 32、30 和 31.5kD，分别由 *ag85a*（即 *Rv*3804*c*）、*ag85b*（即 *Rv*1886*c*）和 *ag85c*（即 *Rv*3803*c*）基因编码，其氨基酸序列具有高度的同源性，如 ag85a 和 ag85b 具有 77% 的同源性。它们三者以 2∶3∶1 的比例分泌于培养液中，但 ag85b 主要分布于结核分枝杆菌表面，只有少量分泌于细胞外。它们具有枝菌酸转移酶活性，使海藻糖转移和沉积于结核分枝杆菌细胞壁，而在结核分枝杆菌细胞壁合成的最后阶段发挥重要的作用，可能与结核分枝杆菌的致病机制有关。鉴于 ag85a 和 ag85b 蛋白含有人丰富的 T 淋巴细胞抗原决定簇，如 ag85a 的 101 – 105、121 – 134、148 – 171、198 – 207 和 270 – 280 位氨基酸，ag85b 的 65 – 70、101 – 105、128 – 133、146 – 154 和 270 – 280 位氨基酸，可刺激结核病患者的 B 淋巴细胞和 T 淋巴细胞反应。因此，本团队又进一步构建了 ag85a（85a）、ag85b（85b）DNA 疫苗。

虽然 DNA 疫苗在体内表达的微量蛋白抗原能够激发个体的免疫反应，但很多情况下其强度仍弱于活疫苗，这一方面是由于疫苗 DNA 的转化效率有限，同时也因为 DNA 疫苗在宿主体内不能像活疫苗那样自我复制。因此，本团队构建了 IFN – γ 和

IL－12 DNA 疫苗，作为免疫佐剂增强 DNA 疫苗的免疫活性，提高 DNA 疫苗的免疫应答水平，期望通过与结核病 DNA 疫苗联合免疫，可提高免疫效果。质粒载体 pVAX1 是由美国食品药品监督管理局（FDA）推荐的唯一可以应用于人体实验的载体质粒。迄今为止，关于 pVAX1 的研究已涉及动物和临床试验。我们通过动物实验评价结核分枝杆菌 mpt64（m64）和 esat6（e6）DNA 疫苗不同剂量联合免疫、与细胞因子 IFN－γ 和 IL－12 DNA 疫苗联合免疫的保护效力，并与 85a、85b DNA 疫苗比较。将 C57BL/6 小鼠随机分为 14 组免疫：①生理盐水；②载体 pVAX1 100μg；③卡介苗；④m64 100μg ＋ e6 100μg；⑤m64 50μg ＋ e6 50μg；⑥m64 75μg ＋ e6 25μg；⑦m64 25μg ＋ e6 75 μg；⑧m64 25μg ＋ e6 25μg；⑨m64 100 μg ＋ IFN－γ 100 μg；⑩e6 100μg ＋ IFN－γ 100μg；⑪m64 100μg ＋ IL－12 100μg；⑫e6 100μg ＋ IL－12 100μg；⑬85a 100μg；⑭85b 100μg。研究结果显示不同剂量的 m64 和 e6 DNA 联合免疫、85a 和 85b DNA 分别免疫均能诱导小鼠产生特异性抗体，但 m64 或 e6 与 IFN－γ 或 IL－12 质粒 DNA 共同免疫后特异性抗体水平与对照组无显著差异，说明 DNA 疫苗与细胞因子共同免疫后，细胞因子可减少小鼠对 DNA 疫苗的抗原特异性抗体反应，主要诱导细胞免疫功能；各组血清抗体亚型 IgG2a 均无显著升高，IgG2b 均显著高于 IgG1，证明 C57BL/6 小鼠主要是 IgG2b 升高为主，而我们以前的研究显示 BALB/C 小鼠主要是 IgG2a 升高为主，说明是诱导 Th1 型免疫功能为主。DNA 免疫的量需 100μg 才能诱导产生强的保护效力，免疫的质粒 DNA 量较少时虽能引起体液免疫应答，但引起的细胞免疫应答不足以保护小鼠抵抗结核分枝杆菌的攻击，该结果也说明无论是单个 DNA 免疫还是联合 DNA 免疫均需有足够量的 DNA 导入才能诱导强的保护效力。从组织病理改变可看出，e6 DNA 疫苗和 85a DNA 疫苗主要引起小鼠增殖性改变；而 m64 DNA 疫苗组部分小鼠表现为增殖性改变，部分小鼠表现为渗出性改变。m64 和 e6 DNA 各 100μg 混合免疫、85a DNA 疫苗的保护效力与卡介苗相当。虽然 DNA 疫苗在体内表达的微量抗原蛋白能够激发个体的免疫反应，但很多情况下其强度仍弱于活疫苗，一方面是由于疫苗 DNA 的转化效率有限，同时也因为 DNA 疫苗在宿主体内不能像活疫苗那样自我复制；m64 和 e6 DNA 与 IFN－γ 或 IL－12 质粒 DNA 共同免疫后，Th1 型免疫应答增强，保护效力与卡介苗相当；DNA 疫苗与 IFN－γ DNA 联合免疫的保护效力略强于与 IL－12 DNA 联合免疫。85b DNA 疫苗的保护效力明显不如卡介苗和 85a DNA 疫苗。载体 pVAX1 DNA 也具有一定的保护效力，明显强于生理盐水组，说明该载体具有较强的非特异性免疫保护作用。

鉴于结核预防性疫苗的临床试验周期长，投入大，见效慢，经费来源困难；而治疗性疫苗的临床评价周期短，可较快地获得疫苗是否有效的证据，投入相对较少。因此，本团队于 2000 年将结核疫苗研究的重点转向新型治疗性疫苗的研究。

三、新型结核病治疗性疫苗的研发

结核病是一种结核分枝杆菌感染性疾病，同时部分结核分枝杆菌感染者存在细胞免疫功能缺陷（如单核－巨噬细胞活化异常、辅助性T淋巴细胞1型免疫无应答等），不能有效地清除感染的结核分枝杆菌，使其潜伏在巨噬细胞中，不定期地增殖，约5%的结核分枝杆菌感染者会在2年内发病，约5%的结核分枝杆菌感染者会在一生中的任何时候发病，因此，结核病也是一种免疫性疾病。

结核病的治疗应从两方面入手，一方面通过化学治疗杀灭体内的结核分枝杆菌；另一方面应通过宿主导向治疗，增强宿主免疫防御机制和（或）调节过度免疫反应来改善结核病患者的临床预后（包括降低发病率和病死率、减少终末器官损伤及促进长期功能恢复），其中治疗性疫苗作为免疫调节剂就是一个重要的手段。由此可见，结核病的综合治疗以化学治疗为主，免疫治疗为辅。一般合理、规律的化学治疗在1～2个月内即可杀死病灶内绝大多数结核分枝杆菌，但仍有少量细菌残留，转入休眠状态，尤其是潜伏在巨噬细胞内的结核分枝杆菌不易被杀死，成为结核病复发的“定时炸弹”，需继续化学治疗3～4个月，甚至更长时间。在抗结核化学治疗的基础上联合免疫治疗可有效地杀灭残留的结核分枝杆菌，促进病灶吸收、空洞闭合，因此有可能缩短疗程，实现“超短程化学治疗”。此外，由于化学治疗药物的毒副作用、MDR－TB的流行，以及HIV的感染、免疫抑制剂的使用和老年性结核病等原因引起的机体免疫功能低下，使难治性结核病增多，抗结核治疗面临巨大的挑战。抗结核免疫主要是细胞介导的免疫反应，体液免疫是否起作用尚有争议，机体的免疫状态与结核病的发生、发展和转归密切相关。免疫治疗可以通过调节或选择性地诱导结核病患者免疫系统蕴藏的潜力，来达到治疗疾病的目的。

（一）mpt64、esat6和ag85a DNA疫苗对结核病的治疗作用

本团队用MTB H37Rv腹腔内注射BALB/c小鼠制备结核模型，2个月后将小鼠随机分为8组，分别用生理盐水、载体质粒、卡介苗、母牛分枝杆菌菌苗、mpt64 DNA疫苗、esat6 DNA疫苗、ag85a DNA疫苗和联合DNA疫苗（上述三种疫苗各占1/3）免疫小鼠，每2周免疫1次，共4次；通过ELISA法检测各DNA疫苗组血清特异性抗体均不同程度升高，一般在第2次免疫治疗后，抗体开始升高，第3、4次免疫后达到高峰，停止治疗3个月后抗体开始下降或明显下降（图3－4），说明这三种DNA疫苗肌内注射后确实能在机体内表达蛋白，但DNA疫苗激活B淋巴细胞的反应较滞后，可能是因为抗体的产生有赖于完整抗原被B淋巴细胞识别。免疫治疗2个月时，各治疗组肺组织涂片细菌数和肺菌落计数均比对照组不同程度的减少，表明这三种DNA疫苗

均具有一定的抗结核治疗作用。本研究联合 DNA 疫苗组并未显示更有效的免疫治疗效果，可能是因为这三种 DNA 疫苗各占 1/3，表达量较低，而未能更有效地诱导机体的细胞免疫功能和特异性细胞毒性 T 淋巴细胞活性所致。

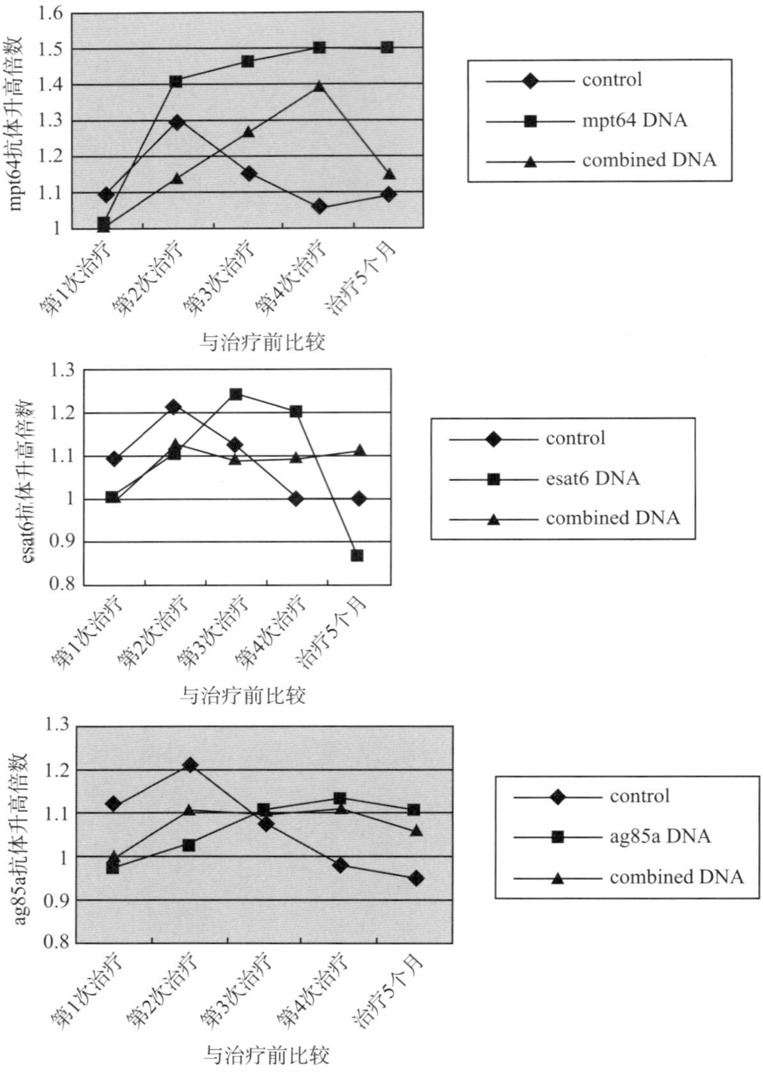

图 3－4　mpt64、esat6 和 ag85a DNA 疫苗治疗小鼠结核模型血清抗体 IgG 水平的动态变化

（二）ag85a DNA 和 ag85a/esat6 DNA 疫苗治疗小鼠耐多药结核病模型

鉴于 esat6 和 ag85a DNA 疫苗对结核分枝杆菌感染具有较好的保护效力和对结核病具有较好的治疗作用，为了提高 DNA 疫苗的免疫原性，本团队构建了 ag85a/esat6 嵌合 DNA 疫苗。

（1）我们用结核分枝杆菌高耐利福平、低耐异烟肼的临床分离株 HB240 尾静脉注射 BALB/c 小鼠制备 MDR－TB 模型，1 个月后将小鼠随机分为两组：①用 INH＋RFP 治疗 12 周；②用 INH＋RFP＋ag85a/esat6 嵌合 DNA 疫苗（免疫 5 次）联合治疗 12 周，治疗结束后 4 周，化学治疗联合疫苗组肺、脾菌落计数明显减少（表 3－2）。说明 ag85a/esat6 嵌合 DNA 疫苗可增强化学治疗效果。

表 3－2　化学治疗联合 DNA 疫苗治疗结束后 4 周小鼠肺、脾菌落计数结果

组别	菌落计数 ×1000	
	肺	脾
INH＋RFP 组	20	7
INH＋RFP＋ag85a/esat6 嵌合 DNA 组	6	1.4

（2）我们用结核分枝杆菌高耐利福平、低耐异烟肼临床分离株 HB361 尾静脉注射 BALB/c 小鼠制备 MDR－TB 模型，感染后第 3 天将小鼠随机分为下列 8 组：生理盐水组、载体质粒 pVAX1 组、RFP 组、100μg hsp65 DNA 组、100μg RFP＋ag85a DNA 组、100μg ag85a DNA 组、100μg RFP＋ag85a/esat6 嵌合 DNA 组和 100μg ag85a/esat6 嵌合 DNA 组，每 2 周免疫 1 次，共 5 次，最后一次免疫后 4 周杀鼠。从组织病理和组织菌落计数来看，三个对照组治疗均无效，三种 DNA 疫苗无论是单独免疫还是联合化学治疗均具有一定的治疗作用，RFP＋ag85a DNA 组的治疗效果最好（图 3－5）。

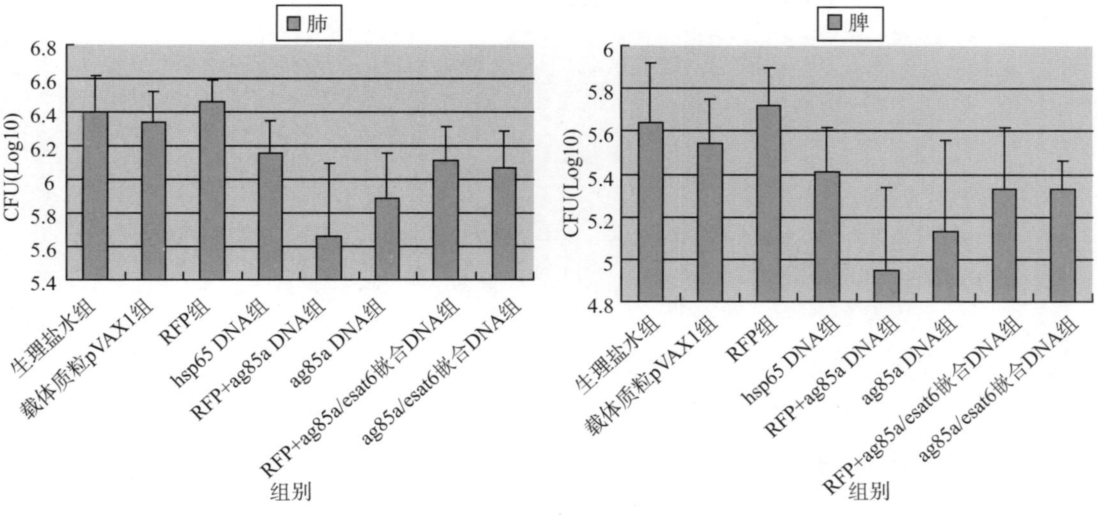

图 3－5　各 DNA 疫苗组治疗小鼠 MDR－TB 模型的肺、脾菌落计数结果

（3）我们进一步验证上述 DNA 疫苗治疗 MDR－TB 小鼠的结果，用结核分枝杆菌高耐利福平、低耐异烟肼临床分离株 HB361 尾静脉注射 BALB/c 小鼠制备 MDR－TB 模型，感染后第 2 天将小鼠随机分为下列 10 组：载体质粒 pVAX1 组、RFP 组、PZA

组、母牛分枝杆菌菌苗组、100μg ag85a DNA 组、100μg ag85a/esat6 嵌合 DNA 组、100μg RFP + ag85a DNA 组、100μg RFP + ag85a/esat6 嵌合 DNA 组、100μg PZA + ag85a DNA 组和 100μg PZA + ag85a/esat6 嵌合 DNA 组，每 2 周免疫 1 次，共 5 次，最后一次免疫后 4 周杀鼠。从组织病理和组织菌落计数来看，三个对照组治疗均无效，三种 DNA 疫苗无论是单独免疫还是联合化学治疗均具有一定的治疗作用，RFP + ag85a DNA 组的治疗效果最好（图 3 – 6）。

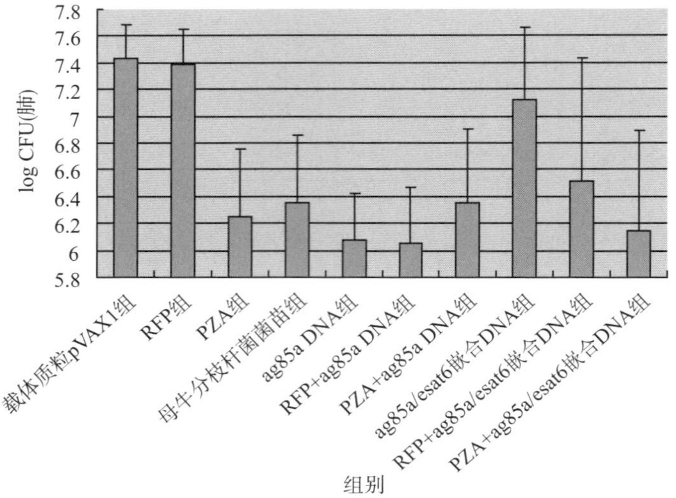

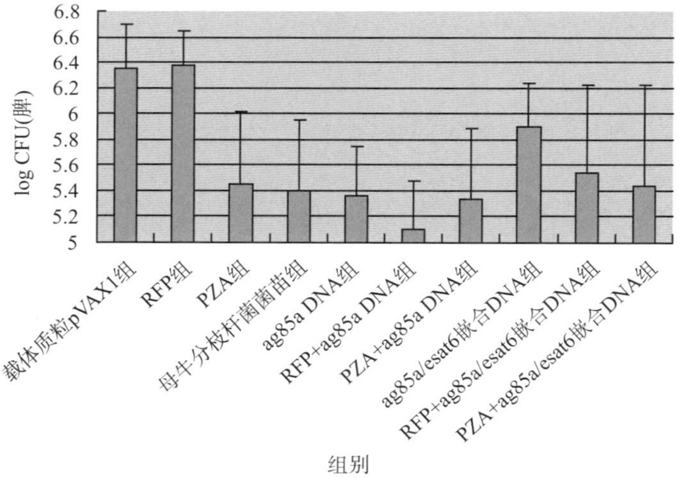

图 3 – 6　各 DNA 疫苗组治疗小鼠 MDR – TB 模型的肺、脾菌落计数结果

从上述第 2、3 次实验结果可看出：①单独应用 RFP 不能杀灭小鼠耐多药结核分枝杆菌，但能限制病灶范围；②不同的治疗性疫苗对小鼠 MDR – TB 都有不同程度的治疗作用；③DNA 单独或与 RFP 联合应用对 MDR – TB 均具有很好的治疗效果，RFP 联合 ag85a DNA 疫苗的治疗效果最好；④疫苗刺激机体免疫系统可杀死耐多药结核分枝杆菌，DNA 疫苗可作为治疗 MDR－TB 的一个新方法。

（4）三次实验证明 ag85a/esat6 嵌合 DNA 疫苗治疗小鼠肺结核会引起小鼠死亡（表 3－3，3－4），结果表明 esat6 DNA 疫苗用于未感染个体是安全的，可用作预防性疫苗；但 esat6/ag85a 嵌合 DNA 疫苗并不能增强 ag85a DNA 疫苗的治疗效果，反而可能导致小鼠死亡，死亡原因不完全是细菌本身增殖引起的，分析其原因可能是由于 esat6 是结核分枝杆菌毒力因子，esat6 在宿主细胞膜表面形成通道，致死性的离子流最终导致肺表面上皮细胞和巨噬细胞溶解坏死，使结核分枝杆菌侵入肺间质而扩散。另一方面也可能是 esat6 的过表达引起机体产生超敏反应导致小鼠的死亡。由此可见，esat6 DNA 疫苗用于结核分枝杆菌已感染个体，作为结核病治疗性疫苗的候选组分时应慎重。

表 3－3　ag85a/esat6 嵌合 DNA 疫苗治疗小鼠结核病导致小鼠死亡情况

组别	小鼠死亡数目/只	小鼠死亡率/%	小鼠死亡时结核分枝杆菌感染后天数/d
载体质粒 pVAX1 组	1	10	90
RFP 组	1	10	85
PZA 组	0	0	
母牛分枝杆菌菌苗组	1	10	76
ag85a DNA 组	0	0	
ag85a/esat6 嵌合 DNA 组	10	100	64－65
RFP ＋ag85a DNA 组	0	0	
RFP ＋ag85a/esat6 嵌合 DNA 组	2	20	92
PZA＋ag85a DNA 组	0	0	
PZA＋ ag85a/esat6 嵌合 DNA 组	0	0	

表 3－4　各组小鼠死亡情况

组别	小鼠数目/只	小鼠死亡数目/只	小鼠死亡率/%	小鼠死亡时免疫的次数和天数
生理盐水组	16	3	18.75	第 1 次免疫后 10～11 天
载体质粒 pVAX1 组	16	1	6.25	第 1 次免疫后 12 天
母牛分枝杆菌菌苗组	16	1	6.25	第 3 次免疫后 2 天
ag85a DNA 组	16	0	0	
ag85a/esat6 嵌合 DNA＋ ag85a/esat6 嵌合 DNA 加强组	16	13	81.25	蛋白加强免疫后 2 天

（三）ag85a DNA 疫苗中试成品效力评价和安全性评价

1. ag85a DNA 疫苗中试成品的免疫效能评价 对武汉生物制品研究所 300L 发酵罐中试规模生产的冻干结核 DNA 疫苗（批号 090607）进行免疫效能评价。将 20 只 BALB/c 小鼠随机分为下列两组：①结核 DNA 疫苗组，用灭菌生理盐水复溶冻干 ag85a DNA 疫苗，配制成 1mg/ml 溶液，以每次每只 100μg/100μl 的剂量采用两点注射于小鼠后腿肌内进行免疫；②PBS 对照组，免疫 PBS 作为阴性对照。共免疫 3 次，每次间隔 3 周。在第 3 次免疫后 3 周处死小鼠，进行免疫检测，结果显示：①免疫前后免疫组与对照组抗体水平 A 值均小于 0.2；②结核 DNA 疫苗组血清细胞因子 IL－4 水平［（146.2±34.3）pg/ml］显著低于 PBS 对照组［（177.7±28.1）pg/ml］（$P<0.05$），而 IFN－γ 水平［（129.6±159.0）pg/ml］虽然高于 PBS 对照组［（76.5±21.5）pg/ml］，但差异无统计学意义（$P>0.05$）；③通过 ELISPOT 法试验检测，结核 DNA 疫苗组分泌 IFN－γ 的脾淋巴细胞数（103.60±112.14）显著高于 PBS 对照组（5.78±5.83）（$P<0.05$）；④结核 DNA 疫苗组 $CD4^+$ T 淋巴细胞百分率均值（21.57%）显著高于 PBS 对照组（12.17%）（$P<0.05$）；$CD8^+$ T 淋巴细胞百分率均值（13.70%）与 PBS 对照组（10.57%）差异无统计意义（$P>0.05$）。上述结果表明，结核分枝杆菌 ag85a DNA 疫苗主要刺激机体 Th1 型细胞免疫应答。

2. ag85a DNA 疫苗中试成品的第三方效力评价 2011 年本团队委托国家食品药品监督管理总局对中试成品结核分枝杆菌 ag85a DNA 疫苗进行第三方效力评价，采用体重 300～400g 的豚鼠，分为疫苗低剂量组（每只 50μg）、疫苗中剂量组（每只 100μg）、疫苗高剂量组（每只 200μg）、对照质粒低剂量组（每只 50μg）、对照质粒中剂量组（每只 100μg）、对照质粒高剂量组（每只 200μg）、化学药物组和生理盐水对照组，每组 9 只豚鼠。每只豚鼠经腹股沟皮下攻击约 500 个结核分枝杆菌，于攻击后第 3 天经大腿肌肉免疫，生理盐水对照组注射等体积的生理盐水，每 2 周免疫 1 次，共免疫 3 次；化学药物组于第 3 天灌胃给药，每周 3 次，共给药 4 周。攻击 6 周后进行皮肤试验，7 周后解剖豚鼠，对豚鼠肝、脾、肺进行病变指数评分以及对脾进行结核分枝杆菌分离培养。结果表明，疫苗中剂量组和疫苗高剂量组豚鼠的脾菌分离数对数值均低于生理盐水对照组，但差异无统计学意义。豚鼠肝、脾、肺的病变指数综合评分结果表明：疫苗中剂量组中轻度病变豚鼠占 33%，而生理盐水对照组和对照质粒中剂量组中轻度病变豚鼠均为零。由此可见，结核分枝杆菌 ag85a DNA 疫苗对结核病具有一定的治疗趋势。

3. ag85a DNA 疫苗中试成品的安全性评价 本团队委托北京昭衍新药研究有限公司对中试成品结核分枝杆菌 ag85a DNA 疫苗进行安全性评价。

（1）豚鼠全身主动过敏试验。24 只雄性 Hartley 豚鼠，随机分为下列 4 组：阴性对照组（0.9%氯化钠注射液）、阳性对照组（人血白蛋白，致敏每只20mg，激发每只40mg）、ag85a DNA 低剂量组（致敏每只0.1mg，激发每只0.2mg）和 ag85a DNA 高剂量组（致敏每只1mg，激发每只2mg），每组6只动物。临床拟用接种剂量为每人每次1mg。豚鼠致敏时腹腔注射给药，隔日1次，共3次；激发时足部静脉给药，于末次致敏后14天激发。激发后观察各组动物出现的过敏反应症状。结果显示：致敏期间所有豚鼠均未见异常反应。静脉激发后，阴性对照组豚鼠未见过敏反应症状；阳性对照组所有豚鼠均出现不同程度的过敏反应症状，过敏反应呈阳性至极强阳性；ag85a DNA 低剂量组和高剂量组动物均未见过敏反应症状。由此可见，ag85a DNA 疫苗未诱导豚鼠发生速发型全身主动过敏反应，为临床用药提供参考资料。

（2）小鼠单次给药的急性毒性试验。用4~6周龄昆明小鼠60只，随机分为3组，分别为肌内注射0.9%氯化钠注射液对照组、肌内注射冻干结核 DNA 疫苗组、静脉注射冻干结核 DNA 疫苗组，每组20只动物，雌雄各半，给药容量为每只0.5ml，供试品的给药剂量均为每只0.5mg。给药后进行临床观察，观察期为14天，定期测定动物体重和摄食量，观察期结束后，将动物安乐死，进行大体解剖观察。试验期间没有发现动物死亡和濒死，所有动物的临床观察均未见异常反应。与同期同性别0.9%氯化钠注射液对照组相比，肌内注射和静脉注射供试品组动物的体重、食量未见明显差异。所有动物大体解剖均未见异常变化。本实验条件下，DNA 疫苗单次静脉和肌内注射给予小鼠每只0.5mg（相当于临床给药剂量的750倍）未见毒性反应，为临床前反复给药的毒性研究和临床研究提供动物试验参考资料。

（3）食蟹猴6周毒性试验。食蟹猴24只，随机分为辅料对照组、ag85a DNA 低剂量、中剂量和高剂量4个组，每组6只，雌雄各半。辅料对照组给予冻干结核 DNA 疫苗溶剂，ag85a DNA 低、中、高剂量组给予的剂量分别为每只0.2mg、1mg 和5mg，每2周免疫接种1次，连续6周，共4次。试验期间，对动物进行体重、体温、心电、血细胞计数、凝血功能、血液生化、眼科、尿常规等一般毒理指标的检测，同时还检测了血清抗 ag85a 抗体、外周血分泌 IFN－γ 的 T 淋巴细胞斑点数、淋巴细胞亚群分布（T 淋巴细胞、B 淋巴细胞和 NK 细胞）、血清细胞因子（IL－4 和 IFN－γ）、抗双链 DNA 抗体等免疫学指标；并在首次免疫接种时，采血检测 ag85a DNA 肌内注射后载体（质粒 DNA）及携带的基因（ag85a）在血中的存留时间。末次免疫接种后3天，对部分动物（4只/组）实施安乐死，剩余动物进行8周恢复期观察后再实施安乐死；对安乐死动物进行大体解剖观察，主要脏器称重，计算脏器系数，对40余种组织器官进行组织病理学检查，并对部分脏器组织进行供试品 DNA 的组织分布和目的基因表达的检测。结果显示：试验期间所有动物均按实验方案计划时间实施安乐死，没有动物出现濒死或意外死亡。动物精神状态良好，未见异常反应。各 ag85a DNA 组动物的体重、体温、心电、血细胞计数、凝血功能、血生化、眼科检查、尿常规、淋巴细胞亚群分布、细胞因子、抗双链 DNA 抗体等均未见有毒理学意义的规律性改变。

第 2 次免疫接种前，仅每只 5mg 剂量组中 1 只动物可检测到抗 ag85a 抗体，抗体滴度较低（1∶100）。随免疫接种次数的增加，产生抗 ag85a 抗体动物数有所增加，最高抗体滴度较低（1∶400）。末次免疫接种后 3 天，每只 5mg 剂量组动物外周血分泌 IFN－γ 的 T 淋巴细胞斑点数较辅料对照组明显增加，提示 ag85a 特异性 Th1 型细胞免疫作用增强。

肌内注射后，即有 ag85a DNA 进入血液，血药浓度与给药剂量呈正相关，但不成比例。至免疫接种后 72 小时，全血中仍有少量供试品 DNA。末次免疫接种后 3 天，载体和目的基因在注射部位肌肉中含量最高，其次是未注射部位肌肉，在全血、髂淋巴结、心脏等脏器组织中也有分布；目的基因在注射部位肌肉有较高水平表达，部分动物未注射部位肌肉、心脏等脏器组织中也有表达。恢复 8 周后，载体和目的基因主要在肌肉中分布，个别动物在心肌、髂淋巴结及全血中仍有少量分布；目的基因仅在部分动物注射部位肌肉中检测到表达。

病理学检查：与同期辅料对照组比较，各 ag85a DNA 组动物脏器重量和脏器系数均未见有毒理学意义的改变。注射局部可见可能与 ag85a DNA 相关的刺激性改变，恢复期结束时，局部刺激性反应消退。其余脏器组织，未见与 ag85a DNA 相关的毒性病理改变。

由此可见，本试验条件下，注射用 ag85a DNA 反复肌内注射给予食蟹猴 6 周，每 2 周 1 次，连续 4 次，安全剂量为每只 5mg，此剂量相当于临床拟用量（每人每次 1mg）的 75 倍。

4. 结核分枝杆菌 ag85a/ag85b 嵌合 DNA 疫苗的临床前研究及其中试情况 鉴于结核分枝杆菌 ag85a 和 ag85b DNA 疫苗对结核分枝杆菌感染具有较好的保护效力和对结核病具有较好的治疗作用，为了提高 DNA 疫苗的免疫原性，本团队构建了结核分枝杆菌 ag85a/ag85b 嵌合 DNA 疫苗。

（1）ag85a/ag85b 嵌合 DNA 疫苗的免疫原性和治疗作用。BALB/c 小鼠随机均匀地分为 4 组，每组 10 只：①生理盐水组；②载体质粒 pVAX1 组；③母牛分枝杆菌菌苗组：每只小鼠双侧胫前肌缓慢注射母牛分枝杆菌菌苗 22.5μg/100μl；④ag85a/ag85b 嵌合 DNA 疫苗。第 3 天开始免疫，每 2 周注射 1 次，共 3 次，小鼠第 3 次免疫后 3 周杀鼠。ag85a/ag85b 嵌合 DNA 组可见大量分泌 IFN－γ 的 T 淋巴细胞，同时分泌 IFN－γ 的水平也显著增加（图 3－7）；全血单个核细胞内分泌 IFN－γ 的 Th1 和 Tc1 细胞百分比增加，Th1/Th2 和 Tc1/Tc2 细胞比值也显著增加（图 3－8），结果表明 ag85a/ag85b 嵌合 DNA 疫苗主要诱导 Th1 型细胞免疫应答。

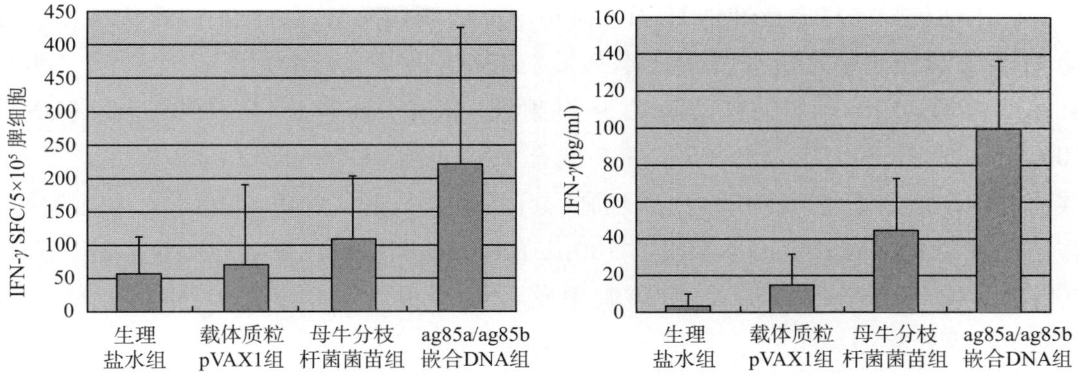

图 3－7　各组小鼠脾细胞分泌 IFN－γ 的 T 淋巴细胞斑点数及 IFN－γ 水平

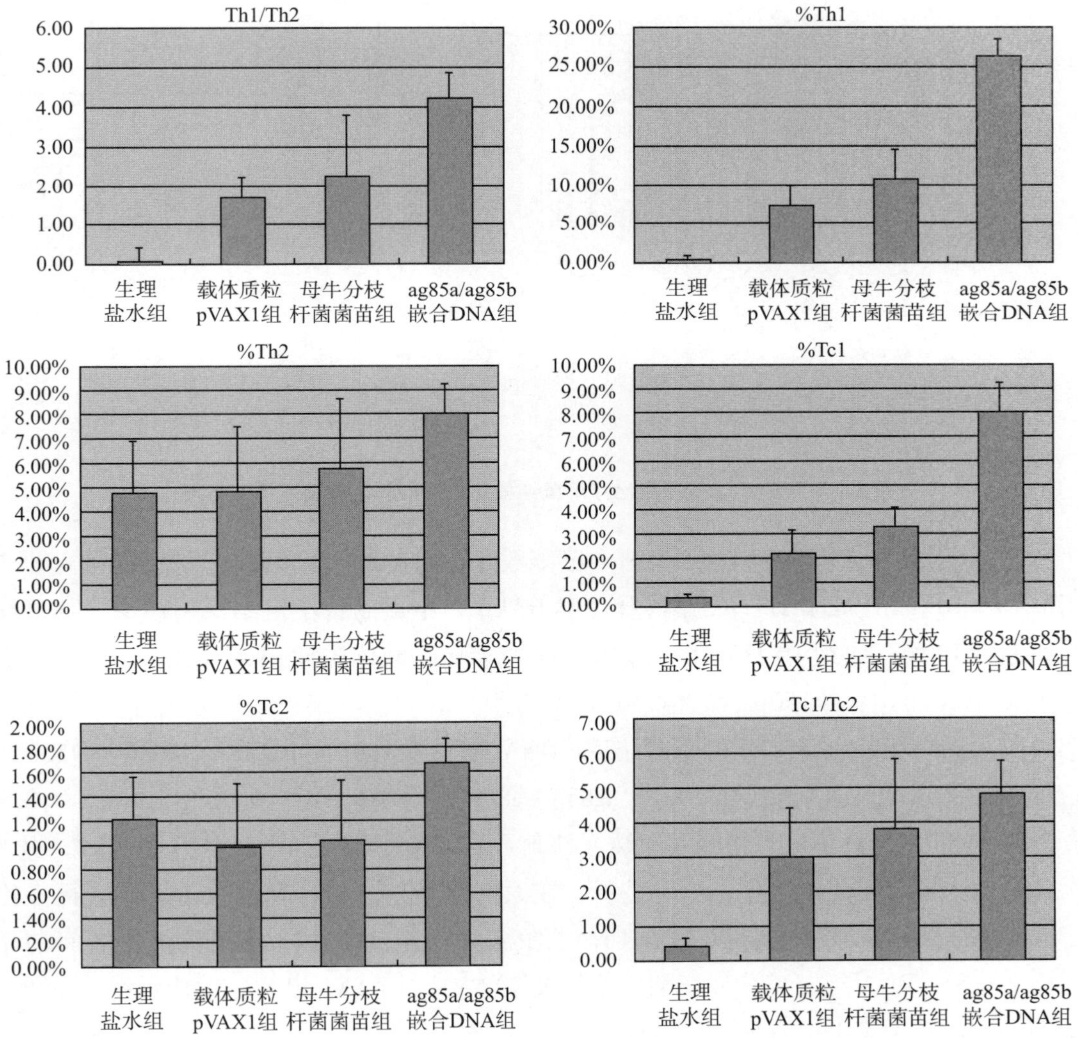

图 3－8　流式细胞术检测各组小鼠全血单个核细胞分泌细胞内

IFN－γ 或 IL－4 的 $CD4^+$ 和 $CD8^+$ T 淋巴细胞亚群百分比

应用结核分枝杆菌标准株 H37Rv 制备小鼠结核病模型，感染后第 3 天将小鼠分为 11 组，分别用生理盐水、25μg 载体质粒 pVAX1、50μg 载体质粒 pVAX1、100μg 载体质粒 pVAX1、草分枝杆菌 F. U. 36 注射液、25μg ag85a DNA、50μg ag85a DNA、100μg ag85a DNA、25μg ag85a/ag85b 嵌合 DNA 疫苗治疗，每 2 周肌内注射 1 次，共 3 次。在治疗结束后 3 周杀鼠。从肺、肝菌落计数看，各疫苗组均有一定的治疗作用，其中 100μg ag85a DNA 组与 100μg ag85a/ag85b 嵌合 DNA 组治疗效果最好，100μg ag85a/ag85b 嵌合 DNA 组肺脏菌落数显著少于 100μg ag85a DNA 组（$P<0.05$），见图 3－9。

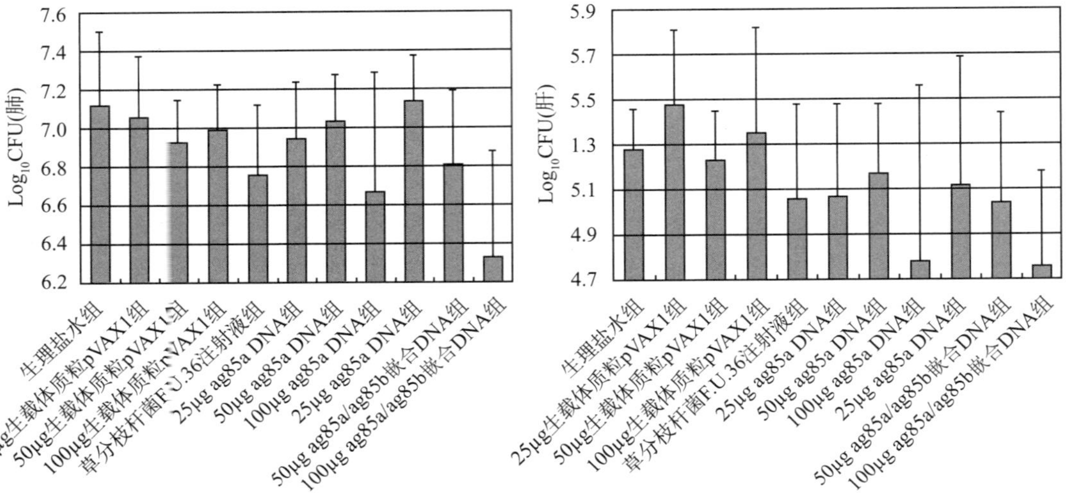

图 3－9　各 DNA 疫苗组治疗小鼠结核病模型的肺、脾菌落计数结果

（2）ag85a/ag85b 嵌合 DNA 疫苗小鼠半数死亡时间和一定时间死亡率的研究。应用 1.05×10^{7} CFU MTB H37Rv 尾静脉注射 BALB/c 小鼠制备小鼠结核病模型，随机均匀地分为 12 组，每组 10 只：①生理盐水组；②50μg 载体质粒 pVAX1 组；③100μg 载体质粒 pVAX1 组；④150μg 载体质粒 pVAX1 组；⑤利福平组；⑥草分枝杆菌菌苗组；⑦50μg ag85a DNA 组；⑧100μg ag85a DNA 组；⑨150μg ag85a DNA 组；⑩50μg ag85a/ag85b 嵌合 DNA 组；⑪100μg ag85a/ag85b 嵌合 DNA 组；⑫150μg ag85a/ag85b 嵌合 DNA 组。每只小鼠双侧胫前肌缓慢注射质粒 DNA 100μl，每 2 周注射 1 次，共 2 次。感染后第 2 天开始治疗。结果显示，在大剂量结核分枝杆菌的攻击下，利福平治疗组无小鼠死亡，ag85a/ag85b 嵌合 DNA 组的半数死亡时间和半数平均死亡时间均显著长于 ag85a DNA 组、草分枝杆菌菌苗组及载体质粒 pVAX1 组和生理盐水组；ag85a/ag85b 嵌合 DNA 组 1 个月死亡率也较低（表 3－5）。

表 3-5　ag85a/ag85b DNA 疫苗小鼠半数死亡时间和 1 个月死亡率

组别	1 个月死亡率 /%	半数死亡时间 /d	半数平均死亡时间 /d
生理盐水组	10/10（100）	7	5.2
50μg 载体质粒 pVAX1 组	10/10（100）	8	9.2
100μg 载体质粒 pVAX1 组	10/10（100）	11	7.6
150μg 载体质粒 pVAX1 组	9/10（90）	17	10.2
利福平组	0	-	-
草分枝杆菌菌苗组	9/10（90）	15	9.6
50μg ag85a DNA 组	10/10（100）	9	5
100μg ag85a DNA 组	10/10（100）	14	11
150μg ag85a DNA 组	9/10（90）	23	13.8
50μg ag85a/ag85b 嵌合 DNA 组	10/10（100）	13	10.2
100μg ag85a/ag85b 嵌合 DNA 组	8/10（80）	19	15.6
150μg ag85a/ag85b 嵌合 DNA 组	10/10（100）	18	10

（3）ag85a/ag85b 嵌合 DNA 疫苗中试工艺的研究。建立了结核 DNA 疫苗工程菌的主种子库和工作种子库并对其进行了全面鉴定；建立了原液和成品主要质量检定方法，包括质粒含量、纯度、鉴别、残余宿主 DNA 的含量、残余宿主蛋白含量、内毒素含量、无菌试验、异常毒性试验和效力试验等；建立并优化了 DNA 疫苗 5-300L 发酵工艺和单体层析柱质粒 DNA 纯化工艺。

武汉海规公司联合应用颗粒介质柱液相层析分离系统与固定整体（Monoliths）柱液相层析分离系统，发明提供了一种用于药物级核酸 pDNA 疫苗规模化制备的质粒纯化方法，包括以下步骤：①对宿主大肠杆菌的碱裂解液进行超滤浓缩；②在中压液相层析分离装置中，将浓缩裂解液加载到颗粒介质凝胶过滤柱进行层析分离，收集质粒组分，去除后续的 RNA；③将所得质粒组分加载到 CIM C4 疏水整体柱或氨基酸-DNA 亲和整体柱进行层析分离，洗涤去除主要杂质，洗脱收集超螺旋质粒组分；④将所得超螺旋质粒组分加载到 CIM DEAE 离子交换整体柱进行层析分离，洗涤去除残留杂质，洗脱收集得到纯化的超螺旋质粒组分。利用此生产工艺，纯化制备的质粒 DNA 符合国家食品药品监督管理总局 2003 年颁布的质控要求（表 3-6）。

表 3－6　我国对人用核酸疫苗（纯化质粒）的质量要求标准

检定项目	检定方法	我国标准
质粒鉴定试验	限制性内切酶图谱	与预期结果一致
细菌基因组 DNA 残留量	标记探针杂交试验	≤2μg/mg 质粒
宿主蛋白残留量	ELISA	≤1μg/mg 质粒
内毒素（LPS）含量	鲎试验（LAL）	≤10EU/mg 质粒
RNA 残留量	琼脂糖凝胶电泳	看不见条带
质粒纯度	A260/A280	1.75～2.0
超螺旋质粒比例	HPLC 或琼脂糖电泳	环状质粒≥90%
冻干产品的无菌度	OSP23 试验	无细菌生长

5. DNA 疫苗活体电导入给药　为了增强 DNA 疫苗在较大哺乳动物上的免疫原性，提高质粒在体内的转染效率，减少疫苗的用量，本团队研究 DNA 疫苗活体电导入给药法。

40 只小鼠随机分为下列 8 组，每组 5 只。①生理盐水组：每只小鼠肌内注射 100μl 生理盐水；②10μg DNA 肌内注射组：每只小鼠肌内注射 10μg/100μl ag85a DNA；③50μg DNA 肌内注射组：每只小鼠肌内注射 50μg/100μl ag85a DNA；④100μg DNA 肌内注射组：每只小鼠肌内注射 100μg/100μl ag85a DNA；⑤生理盐水电转染组：每只小鼠肌内注射加电转染 100μl 生理盐水；⑥10μg DNA 电转染组：每只小鼠肌内注射加电转染 10μg/100μl ag85a DNA；⑦50μg DNA 电转染组：每只小鼠肌内注射加电转染 50μg/100μl ag85a DNA；⑧100μg DNA 电转染组：每只小鼠肌内注射加电转染 100μg/100μl ag85a DNA。各组小鼠每 2 周肌内注射 1 次，共免疫 3 次。最后 1 次免疫后 2 周杀死小鼠。结果显示如下。①小鼠脾淋巴细胞分泌 IFN－γ 水平：50μg 和 100μg ag85a DNA 肌内注射组显著高于生理盐水组和 10μg ag85a DNA 组；10μg ag85a DNA 电转染组显著高于生理盐水组；50μg ag85a DNA 电转染组显著高于生理盐水组和 100μg ag85a DNA 电转染组。与直接肌内注射组 IFN－γ 水平比较，10μg ag85a DNA 电转染组增高 3 倍；50μg ag85a DNA 肌内注射组与电转染组比较，差异无统计学意义；100μg ag85a DNA 电转染组较肌内注射组降低 88.3%。②小鼠外周血单个核细胞（PBMC）分泌 IFN－γ 的 Th1 细胞百分比：不同剂量 ag85a DNA 肌内注射组和 DNA 电转染组均高于生理盐水组，但不同剂量 ag85a DNA 电转染组与肌内注射组之间差异无统计学意义。小鼠 PBMC 分泌 IL－4 的 Th2 细胞百分比，不同剂量 ag85a DNA 肌内注射组和 DNA 电转染组均显著低于生理盐水电转染组，但不同剂量 DNA 肌内注射组与 DNA 电转染组之间差异无统计学意义，结果见表 3－7。上述结果表明，给小鼠接种结核分枝杆菌DNA疫苗的同时施以电转染，能在接种剂量只有常规剂量1/10的情况下诱导出理想的细胞免疫应答，预示用体内电转染法可以增加低剂量DNA疫苗的Th1型细胞免疫应答，可减少疫苗的剂量及降低成本。

表3－7　生理盐水及不同剂量ag85a DNA肌内注射组和电转染组免疫应答结果（$\bar{x} \pm s$）

组别	n	IFN－γ/（pg/ml）	IL－4/（pg/ml）	Th1/%	Th2/%	Th1/Th2
组1	5	1.73±3.88	0.00±0.00	0.65±0.31	2.67±1.12	0.24±0.11
组2	5	87.83±120.82	0.86±1.36	1.39±0.84	1.42±1.18	1.86±2.06
组3	5	646.05±342.53	2.03±4.49	1.55±0.33	1.14±0.78	1.74±0.74
组4	5	738.61±372.68	5.67±11.25	2.13±0.47	1.24±0.76	3.23±3.58
组5	5	70.58±108.76	3.11±5.39	1.39±0.81	4.14±2.55	0.37±0.12
组6	5	357.06±105.18	1.45±2.02	1.42±0.47	1.19±1.09	3.01±2.91
组7	5	648.60±439.41	2.79±6.25	1.88±0.51	2.06±0.96	1.20±0.80
组8	5	86.08±135.73	18.66±37.46	1.43±0.68	1.47±0.65	1.10±0.60

四、存在的问题及展望

结核病是一种在感染、免疫、预防和治疗等方面充满矛盾和挑战的慢性呼吸道传染病，目前在新疫苗的研制方面仍有许多基础问题需要解决。

（一）需阐明结核分枝杆菌的致病机制和机体的免疫保护机制

（1）无论是卡介苗还是结核分枝杆菌都不能诱发全面的特异性的免疫反应及足够强度的免疫回忆反应，只能诱导免疫抑制结核分枝杆菌生长，不能完全清除体内的结核分枝杆菌。然而90%的结核分枝杆菌感染者终生不会发病的事实又表明结核自然感染所诱发的免疫反应能为大部分感染者提供有效的保护反应，若能清楚地了解个体发病或不发病的机制，了解结核分枝杆菌抗原的生物学特性、转录、代谢通路，有的放矢地设计理想的疫苗，预防结核分枝杆菌感染发病将成为可能。

（2）宿主与结核分枝杆菌的相互作用复杂，目前研究显示结核病患者的免疫应答呈现有利于结核分枝杆菌的生存与传播。感染者是否发病是取决于结核分枝杆菌的致病力、感染的菌量、个体的易感性，还是机体免疫系统是否遭到其他不利因素的影响？哪些免疫参数可作为疫苗有效性的评价指标？选择哪些指标来评价新疫苗更有意义（一般状况改善、菌落计数减少、细胞免疫功能增强、存活期延长）？

（3）在结核高度流行区域，许多人已感染结核分枝杆菌，甚至有亚临床病变，他们若接受强的免疫原，随后产生的宿主免疫反应是否会清除接种的疫苗？是否会激发潜伏的感染发生严重疾病？

（4）部分人群感染了 NTM，这对未来的疫苗将会产生怎样的影响？

（二）需开展合理的疫苗设计和免疫策略研究

（1）疫苗的设计既要针对增殖期的抗原（如 ag85a 和 ag85b），也要针对休眠期的抗原，选择哪些抗原联合构建疫苗才有可能诱导更有效的保护性免疫应答？

（2）亚单位疫苗在体内激发的免疫反应，在很多情况下其强度弱于活疫苗，需寻找合适的免疫佐剂增强其免疫活性。

（3）新疫苗评价需要大量的试验人群和长期的随访观察，在卡介苗广泛接种的结核病高流行国家，选择大样本量的现场评估将遇到困难。而且，卡介苗将对新疫苗产生什么样的影响？卡介苗将如何与新疫苗联合免疫？新疫苗的类型、免疫的顺序、免疫的间隔时间、免疫的次数等免疫策略问题将是今后研究的重点之一。

（三）需探索免疫治疗机制

结核病疫苗用于免疫治疗是一个新的探索领域，灭活的母牛分枝杆菌和草分枝杆菌制剂已在临床应用，治疗效果尚有争议，未达到“超短程化学治疗”的目的，其原因可能是灭活的细菌成分只能诱导短暂的 Th1 型细胞免疫应答，不能诱导特异性 CTL 应答，部分患者可能应用不当导致免疫耐受。但关键是目前尚未完全阐明结核病的免疫调节机制，结核病是一种感染性疾病，也是一种免疫疾病，结核免疫反应是一把双刃剑，如何应用免疫调节手段，从结核抗原致敏到机体免疫应答的各个环节进行免疫调节和免疫干预，促进其生理反应而抑制其病理作用，趋利避害，是今后需要进一步深入研究的方向。

临床前研究期间从动物模型上获得了一些基础免疫数据，但小动物和人类的免疫还是有一定的差异。目前临床医师对于疫苗能调动机体的免疫活性、辅助化学治疗杀灭和抑制细菌及清除在巨噬细胞内生存的间歇休眠菌、持留菌的认识不足。临床上免疫制剂的应用不够规范，对免疫制剂的用量、应用时机、疗程、应用对象的免疫状况及对患者免疫的影响等尚缺乏深入的研究。

（四）需建立有效的疫苗评价模型

动物实验可为人类提供疫苗的安全性、免疫活性及有效性的评价，但并不能反映人类的免疫反应，尤其是长效型的免疫保护反应。如卡介苗在动物模型中具有很好的保护性，但近 90 年的人类应用效果并不理想。目前小动物、灵长类动物实验的结果将为人类有效疫苗的研制提供哪些有价值的依据？因此，有必要建立更有效的体内和体外疫苗评价模型。

（五）投入不足、研究进展缓慢

目前国家对结核病疫苗的研发、转化、临床试验投入不足，研发团队少；而疫苗的研发经费需求大、周期长、风险高、见效益慢，有实力的企业愿意介入进行产品转化的少，使我国结核病疫苗的研发大多停留在实验室阶段。

随着科学技术的飞速发展，相信上述问题会得到圆满的解决。在过去的 10 年已有 10 多种新型结核病疫苗进入Ⅰ期或Ⅱ期临床试验，均未出现安全问题或免疫病理发生，但预防性疫苗的临床试验周期长，还有一段较长的路要走。而治疗性疫苗的临床评价周期短，相信在不久的将来将看到新疫苗在结核病尤其是 MDR－TB 患者的辅助治疗及潜伏感染者的预防治疗方面发挥作用。

参考文献

1. 庄玉辉，李晓明，李国利，等．母牛分枝杆菌制剂对 T 淋巴细胞增殖反应影响的研究．微生物学报，1995，35（4）：292－297.
2. 王国治，赵桂芳，刘勇，等．母牛分枝杆菌制剂对小鼠腹腔巨噬细胞产生过氧化氢水平的影响．中国防痨杂志，1996，18（1）：21－22.
3. 王国治，赵桂芳，李晓明，等．母牛分枝杆菌制剂通过一氧化氮进行免疫调节的作用．中华结核和呼吸杂志，1996，19（3）：140－142.
4. 李晓明，王国治，赵桂芳，等．母牛分枝杆菌制剂对小鼠腹腔巨噬细胞产生一氧化氮水平的影响．中国防痨杂志，1996，18（3）：122－124.
5. 孙照平，刘辉，刘荣．母牛分枝杆菌预防性治疗潜伏性结核感染的效果评价．现代预防医学，2013，40（15）：2894－2896.
6. 张灵霞，吴雪琼，董恩军，等．mpt64－卡介苗重组疫苗的构建．中华微生物学和免疫学杂志，2004，24（5）：392.
7. 张灵霞，吴雪琼，董恩军．ag85a－卡介苗重组疫苗的构建及鉴定．中国现代医学杂志，2007，17（8）：921－925.
8. 张灵霞，吴雪琼，董恩军．ag85b－卡介苗重组疫苗免疫原性研究．传染病信息，2007，20（4）：236－238.
9. 张灵霞，吴雪琼，董恩军．mpt64－卡介苗重组疫苗对结核病预防作用的研究．山西医药杂志，2008，37（6）：511－513.
10. 张灵霞，吴雪琼，董恩军．ag85a－卡介苗重组疫苗对结核病预防及治疗作用的研

究. 中国现代医学杂志，2009，19（13）：1948－1951

11. 张灵霞，吴雪琼，董恩军. 四种卡介苗重组疫苗对小鼠免疫原性的研究. 热带医学杂志，2010，10（12）：1369－1383.
12. 张灵霞，吴雪琼，董恩军. Esat6－卡介苗重组疫苗的构建免疫原性及抗结核作用的初步研究. 山西医药杂志，2010，39（1）：3－6.
13. 梁艳，吴雪琼，阳幼荣，等. M. tb ag85a 和 ag85b 重组蛋白疫苗联合佐剂的治疗作用. 国际呼吸杂志，2014，34（10）：732－735.
14. 吴雪琼，张俊仙，史迎昌，等. M. tb mpt64 DNA 疫苗的纯化和免疫效果. 军医进修学院学报，2001，22（1）：66－68.
15. 吴雪琼，张俊仙，李洪敏，等. 结核分枝杆菌 mpt64 质粒 DNA 的免疫原性和保护效力. 中国防痨杂志，2003，25（1）：10－15.
16. 吴雪琼，张俊仙，李洪敏，等. M. tb ag85a DNA 疫苗免疫治疗作用的研究. 中国免疫学杂志. 2002，18（1）：17－22
17. 吴雪琼，郑越，徐燕杰，等. 不同剂量结核病 DNA 疫苗及细胞因子联合免疫的研究. 中国免疫学杂志，2006，22（10）：883－894.
18. 吴雪琼，李洪敏，史迎昌，等. M. tb DNA 疫苗抗结核作用的研究. 中国生物制品学杂志. 2002，15（6）：340－345.
19. 吴雪琼，姚光大，王一平，等. 由小鼠肺组织病理学改变评价结核 DNA 疫苗的保护效力. 中华预防医学杂志，2001，35（6）：384－386.
20. 胡静，吴雪琼，王丽华，等. 结核分枝杆菌 ag85b DNA 疫苗构建、免疫原性及其保护效力. 科学技术与工程，2006，6（13）：1765－1771.
21. 徐燕杰，吴雪琼，韩永，等. 小鼠肺、肝、脾组织病理学变化对结核 DNA 疫苗保护作用的评价. 解放军医学杂，2004 ，29（12 ）：1068－1072.
22. 郑越，吴雪琼，冯端浩，张灵霞. 结核分枝杆菌 ag85a 基因真核表达株的构建. 广东医学杂志，2003，24（12）：1306－1307.
23. 郑越，吴雪琼，张俊仙，等. 结核分枝杆菌 ag85b 基因真核表达株的构建. 中国现代医学杂志，2003，21（13）：5－10.
24. 李洪敏，吴雪琼，金关甫，等. 应用 BACTEC2960 仪进行 DNA 疫苗保护力评价的研究. 现代科学仪器，2002，1：59－62.
25. Li Z，Song D，Zhang H，et al. Improved humoral immunity against tuberculosis ESAT－6 antigen by chimeric DNA prime and protein boost strategy. DNA Cell Biol，2006，25（1）：25－30.
26. LiangY，WuX，Zhang J，et al. The treatment of mice infected with multi-drug-resistant Mycobacterium tuberculosis using DNA vaccines or in combination with rifampin. Vac-

cine 2008，26：4536－4540.

27. LiangY，WuX，Zhang J，et al. Treatment of multi-drug-resistant tuberculosis in mice with DNA vaccines alone or in combination with chemotherapeutic drugs. Scand J Immunol，2011，74（1）：42－46
28. 梁艳，吴雪琼，张俊仙，等. M. tb ag85a 质粒 DNA 疫苗和抗结核药物联合治疗小鼠耐药结核病的实验研究. 广东医学杂志，2007，28（9）：1238－1240.
29. 梁艳，吴雪琼，张俊仙，等. M. tb ag85a 质粒 DNA 疫苗治疗小鼠耐药结核病的效果研究. 中华微生物和免疫学杂志，2008，28（9）：818－821.
30. 白雪娟，李宁，余琦，等. DNA 疫苗对感染 M. tb 耐药株小鼠治疗效果的病理学评价. 中华临床医师杂志（电子版），2010，5（1）：74－79.
31. 梁艳，吴雪琼，李宁，等. M. tb ag85a/esat6 嵌合基因 DNA 疫苗与抗结核药物联合治疗小鼠结核病. 中国人兽共患病杂志，2008，24（9）：864－867.
32. 梁艳，吴雪琼，张俊仙，等. 应用结核病 DNA 疫苗治疗小鼠耐多药结核病的研究. 国际呼吸杂志，2010，30（12）：705－708.
33. Liang Y，Wu X，Zhang J，et al. Immunogenicity and therapeutic effects of ag85a/b chimeric DNA vaccine in mice infected with Mycobacterium tuberculosis. FEMS Immunol Med Microbiol，2012，66（3）：419－426.
34. 吴小丽，闭兰，赵亚杰，等. 中试生产的结核 DNA 疫苗免疫效能研究. 中国防痨杂志，2012，34（3）：168－171.
35. 梁艳，吴雪琼，李忠明，等. ag85a/b 嵌合 DNA 疫苗治疗小鼠敏感结核病疗效的实验研究. 中国防痨杂志，2010，32（10）：639－642.
36. 梁艳，肖漓，白雪娟，等. 不同剂量结核病 DNA 疫苗的电转染免疫原性研究. 中国防痨杂志，2014，36（6）：424－428.
37. 梁艳，肖漓，张晓燕，等. 结核 DNA 疫苗肌肉注射加电转染不同免疫方案免疫效果的研究. 中华微生物学和免疫学杂志，2014，34（9）：673－679.
38. 梁艳，吴雪琼，李宁，等. M. tb 感染小鼠模型的建立与评价. 中国病原生物学杂志，2014，9（9）：775－778.
39. 宋丹，张颖，黄嘉璐，等. 电转染技术结合初免后加强免疫策略增强结核杆菌核酸疫苗免疫原性的研究. 中华微生物学和免疫学杂志，2006，26（2）：127－131.

第四节　新型结核病诊断技术的研究及试剂盒的研发

结核病是由结核分枝杆菌引起的慢性呼吸道传染病，是我国重点控制的严重危害人类健康的重大疾病之一，也是全球关注的公共卫生问题和社会问题。LTBI 是宿主感染结核分枝杆菌后，没有结核病临床表现和影像学改变的一种带菌状态。LTBI 者若不进行治疗会有 5% ~10% 发展成活动性结核病，若同时伴有 HIV 感染、罹患糖尿病、营养不良及接受免疫抑制剂治疗等机体免疫功能低下者，这种概率会更高。LTBI 者是结核病患者的主要来源，新诊断的活动性结核病患者 85% ~90% 是由其发展而来的。此外，临床结核病患者中大多数活动性肺结核和肺外结核患者常规细菌学检查是阴性。由此可见，LTBI 和菌阴结核病的诊断和鉴别诊断是当前结核病防控中面临的重大难题。

早期诊断、发现患者、选择敏感的抗结核药物进行有效治疗是控制结核病的关键。虽然结核病细菌学检查是目前发现传染源的主要途径和手段，是结核病诊断的“金标准”，也是确定结核病化学治疗方案、考核疗效、评价防治效果的重要依据。但在 20 世纪 80 年代的临床医师面临以下困境：①临床标本涂片培养灵敏度低（20% ~30%），不能鉴别是结核分枝杆菌还是 NTM，培养需4 ~8周，通常患者已经出院，结核分枝杆菌培养化验单才出来，不仅不利于早期诊断和治疗，还可能将病原菌传染给他人；②NTM 病在临床上与肺结核难以鉴别，NTM 耐药率高，而传统的菌种鉴定烦琐、费时（2 ~3 个月），不常规开展，使 NTM 病患者被作为结核病长期抗结核治疗而疗效不佳，引发医疗纠纷；③MDR－TB患者接受标准化学治疗方案治疗无效，还可能产生药物毒副作用，经济上也是无为付出，而传统的药敏试验需1～2个月时间；④菌阴肺结核、肺外结核和儿童结核病的诊断也十分困难，国内免疫学检查方法刚刚兴起，尚未普及。显然临床上常规应用的诊断方法不能满足结核病早期诊断、鉴别诊断和有效化学治疗的需要。因此，结核病的快速诊断、鉴别诊断是临床亟待解决的重要课题之一。1988年起本团队下决心从科研上突破结核病患者快速诊断的难关，我们的策略是通过分子生物学技术解决排菌患者的诊断问题，通过免疫学技术解决不排菌患者的诊断问题：第一是提高排菌结核病患者的发现率；第二是解决NTM病的快速鉴定问题；第三是解决MDR－TB的快速诊断问题；第四是解决不排菌结核病患者的诊断问题；第五是解决结核分枝杆菌活动感染和潜伏感染的鉴别问题。下面概要地介绍本团队在结核病快速诊断技术方面的研究历程、研究思路、主要结果、攻克的难题和转化的产品，供同行借鉴。

一、建立临床标本前处理和结核分枝杆菌DNA提取方法

结核分枝杆菌壁厚，脂质含量高，破壁困难。结核病患者标本种类多、成分复杂，许多标本如血、痰、尿、黏液、精子、粪便等都存在DNA聚合酶抑制因子，尤其是痰标本含有呼吸道正常菌群、大量体细胞、黏蛋白及各种盐类等，不仅存在许多抑制因子、核酸酶、DNA结合蛋白等影响扩增反应，而且存在非特异性DNA模板竞争扩增。采用何种方法液化痰标本、有效地裂解结核分枝杆菌、制备基因扩增的模板将直接影响分子检测的阳性率。大多数标本都需进行DNA纯化，才能获得较高的阳性率。因此，分子检测首先要解决临床标本前处理和DNA提取这个关键环节。本团队系统比较研究了标本的处理、结核分枝杆菌的裂解方法，建立了既简便、快速，又适合国情的标本前处理和结核分枝杆菌DNA提取方法，使新的基因诊断方法可直接用于检测临床标本。

1. 建立痰标本液化方法　碱液化法和半胱氨酸处理法主要用于涂片和培养；二硫苏糖醇（DTT）液化法主要用于分子诊断，效果较好。

（1）碱液化法。在痰标本中加入等量的4% NaOH消化30～60分钟，摇匀，放置20分钟。

（2）半胱氨酸处理法。在痰标本中加入*N*－乙酰半胱氨酸－氢氧化钠以液化痰标本，然后用盐酸中和，3000×g离心20～30分钟，弃上清。

（3）DTT液化法。取痰标本1～2ml加入约等量1×Tris·HCl－EDTA溶液，加入DTT消化液50μl，置80℃水浴30分钟，其间振荡数次，取上清液0.5ml。

2. 建立标本集菌方法　如汽油漂浮法、离心集菌法和纳米磁珠捕获法，后者操作简便，灵敏度高，较常用。本团队与上海铭源数康公司合作，首次研制了基于磁珠分

选原理结合高通量全机械自动化技术的结核分枝杆菌捕获试剂和磁珠纯化仪（图 3－10），能全自动从标本中收集、清洗回收磁性微颗粒，实现了标本前处理的半自动化，缩短样本处理时间，节省人力成本，为后续相关检测批量提供均一稳定的样本，获得了中国医疗器械注册证书、2 项中国发明专利和 1 项外观设计专利授权。应用磁珠纯化仪有效地从临床标本中捕获、富集、纯化结核分枝杆菌进行涂片、抗酸染色，使抗酸杆菌较集中，易于检出，提高了涂片阳性率（图 3－11）。应用磁珠纯化仪捕获痰标本中结核分枝杆菌进行快速培养，71 例结核病痰标本中，25 例（35.2%）涂片阳性，32 例（45.1%）常规罗氏培养阳性，45 例（63.4%）纳米磁珠捕获、富集结核分枝杆菌后罗氏培养阳性。提高了排菌结核病患者检测的灵敏度。

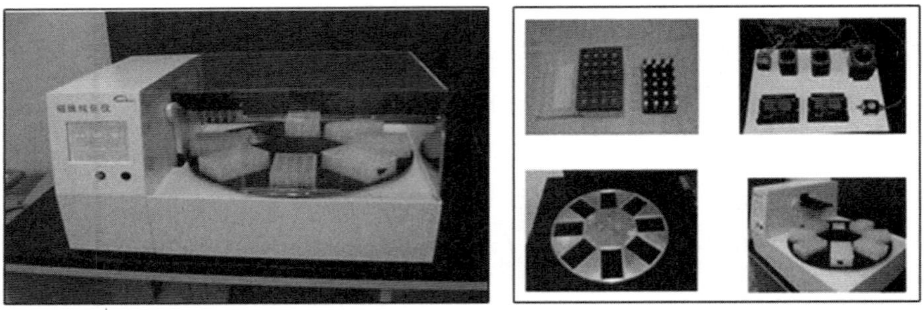

图 3－10　磁珠纯化仪

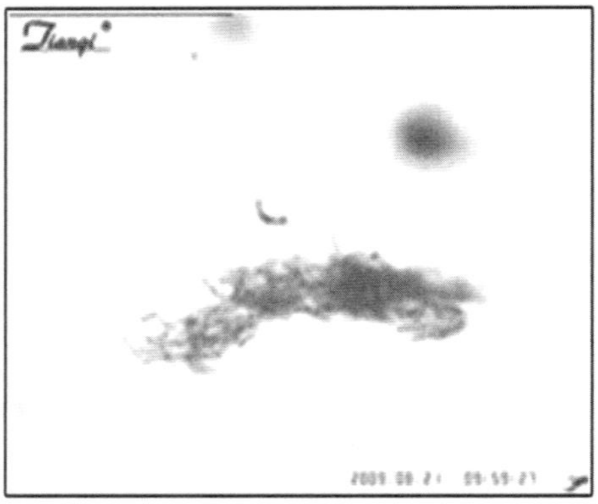

图 3－11　从临床标本中捕获、富集结核分枝杆菌进行涂片的效果

3. 建立结核分枝杆菌破壁方法　超声破碎法的裂菌率最高（100%），酶消化裂解法其次（98%～100%），碱裂解法和去污剂法第三（95%），冻融法最差（38%～45%）。通常选用酶消化裂解法制备结核分枝杆菌 DNA，用碱裂解法制备临床标本 DNA，以去污剂法处理 PCR 扩增的标本。这三种处理方法均已在国内推广应用。

（1）超声破碎法。该方法破碎细胞使染色体 DNA 完全释放出来，获得的模板量大，PCR 效果最理想，扩增片段清楚，非特异性扩增少，阳性率高，其检测临床标本的灵敏度为 10~100 个菌。若超声探头直接接触标本，每破碎一份标本就必须换一个探头，以避免标本之间的交叉污染。若要检测大量标本，就必须配备许多探头，对于临床常规检查成本高而不实用，而且超声形成的气溶胶易成为传染源。这为目前的经管壁超声破碎法的发展提供了思路、奠定了基础，目前超声能量是经管壁传递到带帽的管内，就不必换探头，而比较安全、实用。

（2）酶消化裂解法。该方法是一种较通用的方法，其原理是溶菌酶处理细胞形成原生质体，表面活性剂破坏细胞组分，溶解细胞膜，使蛋白质变性，然后蛋白酶消化蛋白质（尤其是与 DNA 结合的蛋白质），酚和氯仿抽提去除变性蛋白质，最后乙醇或异丙醇沉淀 DNA 同时去除部分 RNA、寡核苷酸、表面活性剂和有机溶剂。表面活性剂可选择离子型（如 SDS、Sarcosyl）或非离子型（如 Triton X－100、Tween 20、NP40）。该法适用于所有标本的消化处理，处理的临床标本用于 PCR 扩增的灵敏度约为 1000 个菌。

（3）碱裂解法和去污剂法。该方法是一种较常用的方法，其原理是加碱或表面活性剂后煮沸裂解细菌。常用裂解剂有以下几种：①标本或培养菌加 PBS 或生理盐水离心洗涤后（血清标本可直接处理），加 Triton X－100、NP40、Tween 20 至终浓度 0.45%，加链霉蛋白酶 E（ME）至终浓度 0.2mg/ml 混匀，置 60℃水浴 1 小时，97℃水浴 15 分钟，12000r/min 离心 5 分钟，取 5μl 上清用于 PCR 扩增。②标本或培养菌加 PBS 或生理盐水离心洗涤后，加 20~50μl 0.5% NP40－0.5% Tween 20，95~98℃水浴 15~30 分钟以裂解细菌，12000r/min 离心 5~10 分钟，取上清 5~10μl 用于 PCR 扩增。③用 5% NP40－1.5% 2－ME 做裂解液，95℃水浴消化 30 分钟，离心取上清用于 PCR 扩增。④取血清 20μl 加入 1mol/L NaOH 20μl，37℃ 30 分钟，加 1mol/L HCl 20μl 中和，12000r/min 离心 5~10 分钟，取上清 5~10μl 用于 PCR 扩增。⑤待检标本与 3% 异硫氰酸胍混合后，置 100℃煮沸 10 分钟，12000r/min 离心 5 分钟，取上清作为 PCR 模板。⑥通过高速离心集菌，用含异硫氰酸胍的洗涤液洗涤标本以除去 PCR 抑制因子，加入含去污剂和 Chelex－100 的裂解液煮沸以释放 DNA。全过程只需 3 小时，已成功地用于处理痰、脑脊液、胸水、活检组织和血等。

（4）玻璃珠法。取 1ml 液化的痰标本或其他处理后的临床标本，12000r/min 离心 5 分钟，去上清；加入 1ml 含 100mmol/L 乙二胺乙酸（EDTA）的灭菌水，涡旋后 12000r/min 离心 5 分钟，去上清；加入 80μl 10mmol/L TE，混匀后转入装有 100mg 直径为 200μm 和 10mg 直径为 1000μm 玻璃珠的 1.5ml 离心管中，快速振荡 5 分钟，得到裂解物，置 94℃灭活 5 分钟，使其 DNA 酶失活，5000r/min 离心 1 分钟，去上清，获得核酸提取液，在 24 小时内进行 PCR 扩增反应，或将核酸暂存于 4℃或置－20℃长期保存备用。碱液化－玻璃珠裂解法已获得专利授权 1 项，并与北京博奥集团公司合作转化为试剂盒与基因检测试剂盒配套使用。

（5）冻融法。通过反复冻融破碎细胞，检测的灵敏度较低。

二、应用 DNA 探针和聚合酶链反应检测与鉴定结核分枝杆菌

以基因工程技术的出现作为新的里程碑，标志着人类深入认识生命本质并能动地改造生命的新时期开始。基因诊断是基因工程在医学领域迅速发展的一个重要体现，许多分子生物学新技术不断涌现，并在临床推广应用，辅助结核病的诊断和鉴别诊断。

（一）DNA 探针技术

DNA 探针是能识别特异核苷酸序列的带标记的一段 DNA 分子。DNA 探针技术的建立主要是根据其基本的 DNA 双链化学结构。DNA 是由两条单链核苷酸按照碱基互补的原则，以氢键共价结合的双螺旋生物大分子。在一定条件下（如加热或碱处理），双链 DNA 分子间的氢键断裂，形成两条单链 DNA 分子，这个过程称为 DNA 变性；而在另外特定的条件下，变性形成的两条互补 DNA 单链的相应碱基又可配对结合在一起，重新恢复原来的双链结构，这个过程称为 DNA 复性。而两种来源不同的单链 DNA 分子之间，只要存在互补的同源序列，即可经互补碱基的专一配对形成双链复合物，因此，DNA 探针技术的主要方法是分子杂交，其基本过程是在适当的温度、离子强度和 pH 条件下，DNA 探针与 DNA 或 RNA 的互补碱基通过氢键紧密结合在一起，形成稳定的 DNA：DNA 或 DNA：RNA 复合物，经放射自显影、酶免疫检测、发光自显影或荧光检测显示结果。

本团队 1983 年在我国著名分子生物学专家黄翠芬和黄培堂教授的指导下，在我国防痨界首先开展了结核病分子生物学研究，科研课题《人型结核杆菌 DNA 探针的研究及其应用》把 DNA 探针、分子杂交技术运用到结核分枝杆菌检测上，拉开了我国结核分枝杆菌分子生物学研究的序幕。1990 年该成果获得了军队科技进步三等奖。随后研发逐步深入，由结核分枝杆菌全染色体探针到 DNA 片段探针，解决了检测特异性问题；由探针的放射性标记到非放射性的化学化光标记、地高辛标记、荧光标记，解决了放射性污染的问题；从单独应用到与扩增技术联合应用，解决了检测灵敏度的问题，为结核病的分子诊断和分子生物学的研究奠定了基础。

（二）PCR 技术

1985 年，美国 PE – Cetus 公司人类遗传研究室的 Mullis 等发明了具有划时代意义的聚合酶链反应（polymerase chain reaction，PCR），1993 年 Mullis 因为这项生物医学领域中的革命性创举和里程碑，获得了诺贝尔化学奖。1988 年，热稳定的水生栖热菌（Taq）DNA 聚合酶的开发应用，大大简化了 PCR 的操作过程，使其向自动化的方向

发展。

1. PCR 方法的建立和试剂盒的研发　PCR 是一种根据 DNA 复制原理而设计的体外 DNA 或 RNA 扩增方法，由高温变性（94～96℃）、低温退火（50～65℃）及适温延伸（72℃）等反应组成一个周期，循环进行，使目的基因得以迅速扩增，通过电泳或探针杂交（微孔板杂交、膜杂交）显示扩增结果。通过 PCR 可简便、快速、灵敏、特异地从多种临床标本（如痰、胸水、脑脊液、支气管灌洗液、结核肉芽组织、关节腔积液、脓液、血液、尿液等）中检测出结核分枝杆菌 DNA，只需 1 天的时间。

1990 年，在庄玉辉主任的领导下，解放军第 309 医院全军结核病研究所白手起家，建立了我国防痨界第一个分子生物学实验室。参考国外几篇关于 PCR 的文献，没有 PCR 扩增仪，创造条件，土法上马，守着定时钟从三个水浴锅到两个水浴锅、再到基因扩增仪，开展基因扩增循环试验研究，从紫外线检测仪下观察实验结果发展到凝胶成像分析系统，成功地建立了结核分枝杆菌 PCR 快速检测技术，而且进一步建立了 PCR－DNA 探针联合检测技术，提高了检测的灵敏度和特异性。研制、开发了临床标本处理试剂盒、结核分枝杆菌 PCR 诊断试剂盒及结核分枝杆菌 DNA 探针诊断试剂盒推广应用于临床。通过举办多期全国性学习班、讲学、进修、培训等，为全国许多单位培训技术骨干，推动了结核分枝杆菌 PCR 技术、DNA 探针和分子杂交技术在医学界的开展与应用，产生了显著的社会效益和经济效益。

2. 扩增产物检测方法的研究

（1）凝胶电泳法。早期常规采用琼脂糖凝胶电泳法检测扩增产物，检测纯 DNA 的灵敏度为 10fg，约相当于 20 个细菌。PCR 扩增产物的电泳图谱可分为四型：Ⅰ型可见一条与阳性对照分子量大小一致的扩增带；Ⅱ型未见任何扩增产物；Ⅲ型可见明确的扩增带，但分子量与特异片段不同；Ⅳ型非特异性扩增产物较多，弥散分布无明确的带。Ⅰ型为 PCR 阳性，Ⅱ、Ⅲ和Ⅳ型为 PCR 阴性。Ⅱ型可能是真阴性，也有可能是反应体系中模板量不合适等所致的假阴性；Ⅲ型是真阴性，但有时因电泳时间太短，片段分离不理想，或因肉眼观察而误认为阳性；Ⅳ型若只有很淡的弥散的非特异扩增带可判定为阴性，也可用探针或再次 PCR 扩增进一步检测证实；若有很浓的弥散的非特异扩增带，系模板量过大产生大量非特异性扩增产物，特异带可能被非特异带掩盖，因此需将模板稀释或减少用量，重新扩增或用探针进一步检测。

（2）探针检测法。尽管应用直接凝胶电泳法检测扩增产物简便、易行，但有时结果难于判断，而用 DNA 探针进一步检测扩增产物可显著提高检测的灵敏度和特异性，减少判断的难度，提高正确诊断率。我们建立了 4 种探针检测法。①斑点杂交法：取 1～2μl 扩增产物点在硝酸纤维膜上，或将所有扩增溶液吸印到膜上，变性、中和后，与标记的 DNA 探针杂交。②反向斑点杂交法：用 5′端被生物素或地高辛标记的引物进行扩增，扩增产物变性后与几种固定在膜上的探针杂交，然后通过酶免疫显色显示结果。③Southern 印迹杂交法：取 5 ~ 10μl 扩增产物进行琼脂糖凝胶电泳，变性、中和后，Southern 转移至膜上与标记的 DNA 探针杂交。本团队研发了一个结核分枝杆菌地高辛 - DNA 探针检测试剂盒与结核分枝杆菌 PCR 诊断试剂盒配套使用，选取的是结核分枝杆菌 245bp 扩增序列内部一片段，标记成地高辛 - DNA 探针。④微孔板杂交法：微孔板杂交技术是指在聚丙乙烯微孔板上与 PCR 产物进行杂交，通过化学显色、放射性、非放射性标记来达到客观检测的目的。由于 DNA 杂交的特异性及标记物的放大原理，其检测诊断的特异性和灵敏度大大提高。

3. PCR 技术临床应用研究 PCR 技术应用于临床后，对其临床意义进行了有益的探索。

（1）标本的选择、来源和种类对 PCR 阳性率的影响。在临床前研究阶段，PCR 的检测大都选择已经涂片或培养证实的结核病例，主要是为了验证 PCR 方法，因此，PCR 阳性率随着涂片、培养结果的不同而有差异，一般都较高（70% ~ 100%）。而在临床实际应用中，标本是随机送检的，PCR 总的阳性率一般只有 50% 左右。我们的研究结果显示，结核性痰标本的 PCR 阳性率相对较高（45% ~ 50%），支气管肺泡灌洗液（BALF）和胸水为 30% ~ 40%，脑脊液、腹水和血清的阳性率较低（20% ~ 30%）。痰结核分枝杆菌检出率高于 BALF，而且痰标本来源方便，可反复检查。因此，患者应先做痰涂片、PCR 或培养。BALF 检查对痰菌阴性或无痰患者还是一种比较有价值的辅助检查。一些肺结核、肺外结核患者，结核分枝杆菌可能从局部病灶侵袭血管，大量结核分枝杆菌进入血流引起血行播散，或小量结核分枝杆菌进入血流被单核细胞吞噬引起菌血症。因此，血标本的 PCR 检查对于难于确诊的肺内、肺外结核有一定的诊断价值。应用 PCR 检查泌尿系结核患者可快速、准确地做出诊断，其检测的灵敏度与静脉肾盂造影相当，但显著高于膀胱活检和尿液分枝杆菌培养。

（2）肺结核病变程度与痰涂片、培养和 PCR 阳性率的相关性。无空洞型肺结核传统的细菌学方法检出率很低，只有 10% 左右，而且主要是病变范围比较广的患者。PCR 方法的应用弥补了它们的不足，提高了这些患者的诊断率。空洞型肺结核无论采用何种方法都较容易查到结核分枝杆菌，这是由肺结核空洞形成的机制所决定的。空洞是结核病治疗的一个难点，目前采用的强力化学治疗可使其成为菌阴空洞，而这种菌阴的判断就取决于采用何种检查方法。提高结核分枝杆菌的检出率有助于患者达到真正的无菌空洞或消灭尽可能多的结核分枝杆菌，使空洞达到近乎治愈状态，以免病情恶化复发。

（3）肺结核的病变范围对痰涂片、培养和 PCR 阳性率的影响。病变范围广的患者结核分枝杆菌检出率高；反之，检出率低。但 PCR 无论肺结核病变范围大小都具有较高的检出率，这对于病变范围小、病变程度轻的肺结核的诊断更具有实用价值。因为这类患者体内的结核分枝杆菌大多是间歇繁殖或处于巨噬细胞内生长极缓慢的敏感菌株，一般菌量不足 10^5，在强力化学治疗下易被杀死而使菌量显著减少。由于无空洞和引流支气管，结核分枝杆菌主要局限于病变部位，只有极少量细菌排出。因此传统的细菌学方法难以检出，涂片和培养检查 96% ~100% 的病例为阴性，而 PCR 可检出 1/3 的病例。

（4）结核分枝杆菌潜伏感染（LTBI）。个体与排菌结核病患者接触，30% ~40% 可能被感染，只有 10% 可能发展为活动性结核病，剩余的 90% 因个体的抗结核免疫反应使感染维持潜伏状态数年。部分通过 PPD 试验鉴定为 LTBI 或肺部有陈旧性结核病灶的个体，培养和涂片检查均阴性，但 PCR 阳性，其临床意义还需进一步研究。

（5）肺癌合并肺结核。肺癌和肺结核有时两者并存，临床检查应全面，确诊肺结核并不能完全排除肺癌，肺结核可能不是患者的主要病因，在肺结核化学治疗的同时，对怀疑有肺癌的患者不应放弃寻找肺癌的证据，以免延误肺癌的诊治。虽然从原理上讲 PCR 对结核和癌症的鉴别有着比较明确的意义，但在应用过程中确实存在 15% 左右癌性标本结核分枝杆菌 PCR 检测阳性的现象，是两病并存，还是扩增片段大小相似导致结果误判，还需进一步研究。

（6）结核并发症。结核病合并有其他疾病时，易使医师的注意力放在其他疾病上，忽视了结核病的诊治，尤其是涂阴、培阴患者更易延误诊断使病情恶化。PCR 的优越性可避免一些患者误诊和漏诊，但也可能使某些医师误认为结核分枝杆菌 PCR 检测出现假阳性。

（7）化学治疗后排菌情况观察。菌阳患者经过有效化学治疗后，敏感菌株被杀死，排菌显著减少，培养和涂片陆续阴转，但仍会有少量菌排出一段时间，这就需要一种敏感的方法监测排菌情况，督导化学治疗，以免病情反复重新成为传染源，而 PCR 的优点使其完全能够胜任这个角色。PCR 仍为阳性表明患者体内有结核分枝杆菌存在，DNA 扩增不能鉴别排出的少量菌是死菌还是活菌，但 RNA 扩增可鉴别死菌和活菌，这对菌阳患者化学治疗的监测和目前临床停药标准影响还需进一步探讨。临床着重要解决的问题就是标准短程化学治疗后，涂阴、培阴而 PCR 阳的结核病患者是否需要继续治疗？这就需要进行两方面的研究：①观察结核病患者治疗过程中涂片、培养和 PCR 转阴的时间；②疗程结束后观察涂阴、培阴而 PCR 阳结核病患者的转归。

（8）NTM 感染的初步判断。对痰涂片阳性（+ + ~ + + + +），反复查结核分枝杆菌 PCR 阴性就应考虑患者排出的大量抗酸杆菌，是 NTM 或者是结核分枝杆菌变异株，我国 NTM 平均检出率逐年增高，沿海高于内地，南方高北方。如果进一步做结核分枝杆菌培养和菌种鉴定，是不难确诊的，并且有利于患者的后续治疗。

（9）肺结节病。结节病是一种以非干酪性坏死性结节样肉芽肿形成、PPD 试验阴性为特征的全身性肉芽肿性疾病，最近发现肺结节病患者 44% ~50% 肺组织中 PCR 检测结核分枝杆菌 DNA 或 RNA 阳性，这就很难与肺结核鉴别，两者的治疗是完全不同的，对此需进一步研究。

4. PCR 在临床应用中主要存在假阳性和假阴性的问题 这是临床医师最关注的问题。假阳性是指临床已排除结核病的患者标本结核分枝杆菌 PCR 扩增却呈现阳性。临床上已发现 50% 左右涂阴或培阴而 PCR 阳性的标本，可能是涂片、培养假阴性而产生的 PCR 真阳性，因为 PCR 检测的灵敏度高；也可能是 PCR 假阳性，从实验室方面分析，假阳性主要是引物特异性不高、特异性核酸污染和电泳结果误判（如片段大小相似）所致。引物特异性不高，与其他细菌的核苷酸序列有同源性，这主要是引物设计的问题，尤其应引起试剂盒生产厂家的注意。而后两者主要是缺乏规范的技术操作，是 PCR 诊断应用中值得注意的重要问题。

（1）特异核酸序列污染的主要来源。累积的扩增产物的污染是一种最严重的污染源，扩增片段一般都较小，可随气溶胶颗料扩散到实验空间，一旦污染模板量也较大，很容易经扩增产生假阳性。含有大量靶序列的临床标本的污染，主要是在临床标本 DNA 制备及配制 PCR 扩增混合液过程中，通过标本处理器材、移液器和吸头等引起标本之间的交叉污染。实验室曾制备过大量含有靶序列的染色体 DNA 或进行过该序列的克隆、表达工作，也会导致污染。

（2）扩增产物的灭活。在扩增反应体系中用 dUTP 代替 TTP，而使扩增产物的 DNA 序列中存在一种非自然的碱基，可与真正的靶 DNA 模板区别。细菌尿嘧啶 - *N* - 糖基酶（UNG）具有裂解尿嘧啶残基的作用，扩增前加入反应体系，孵育 1 ~ 10 分钟，含尿嘧啶的 DNA 链就会被消化，再于 95℃ 孵育 10 分钟即可将该酶灭活，然后进行 PCR 扩增。因此，采用这种方法进行扩增，即使有活性的扩增产物在实验室累积也不是主要的污染源。但 dUTP 代替 TTP 扩增效率低，而且尽管尚未观察到残留的 UNG 活性影响 PCR 过程中含 dU 的产物，但当该扩增产物贮存于 4℃ 或 25℃ 时仍有可能被其降解。若在 PCR 完成后，在 72℃ 孵育过夜可保护含 dU 的 PCR 产物；或加入来自细菌噬菌体 PBS2 的 UNG 抑制蛋白质可有效地抑制残留的 UNG 活性。假阴性是指患者标本 PCR 检查阴性而常规细菌学检查证实存在结核分枝杆菌，这主要由下列六个原因所致。

1）存在抑制因子。5% ~ 20% 的临床标本含有内源性抑制因子，而操作方法不当也会增加外源性抑制因子的残留，例如：①DNA 样品中的蛋白质和重金属离子等亦影响 Taq 酶活性，尤其是含有较多脓液或分泌物的标本；②血清分离不及时或方法不当，标本溶血，而使血红蛋白残留；③标本处理过程中使用的 SDS 和苯酚的残留，都会成为 Taq DNA 聚合酶抑制因子。设立内部对照共同扩增，有助于鉴别假阴性或真阴性结果。

2）标本中结核分枝杆菌数量极少。当标本培养出的菌落少于 50 ~ 100cfu/ml 时，只有 52% 左右的标本 PCR 检测阳性；当标本培养出的菌落多于 100 ~ 1000cfu/ml 时，98 ~ 100% 的标本 PCR 阳性。当标本中含菌量少于 50 个菌时，标准 PCR 扩增的阳性率极低，主要是因为特异性模板太少，而非特异性模板相对较多时，竞争扩增使特异性模板扩增效率降低，而且产生的大量非特异性产物也会将少量的特异性产物掩盖导致假阴性结果。若用探针检测或再次 PCR 扩增可能去除一部分假阴性。

3）结核分枝杆菌基因变异。若扩增的靶序列在结核分枝杆菌染色体上只有一个拷贝，当结核分枝杆菌基因发生变异时，就很容易导致 PCR 阴性。若进一步选择多拷贝的靶序列进行扩增，不仅可证实是否存在结核分枝杆菌感染，而且对临床治疗具有很重要的指导意义。

4）NTM 感染。标本中不存在结核分枝杆菌而是存在 NTM，此时抗酸染色镜检或分枝杆菌培养可能为阳性。严格地讲，这不属于假阴性问题，但临床上容易产生误会，需进行菌种鉴定以证实。

5）操作方法不当，技术不过关。PCR 技术难度不大，但对技术质量要求高，必须对实验人员专门培训。

6）实验器材不合格。PCR 扩增仪的温度控制不准确，取样器、加样吸头不合格使加样量不准，均会导致扩增失败。

1993 年，本团队的研究成果“结核病基因诊断技术及其临床应用的研究”获得军队科技进步奖二等奖。1995 年 4 月，在解放军总后勤部卫生部组织的“全军基因诊断试剂及设备推广应用选型论证会”上，本团队研发的“结核分枝杆菌 PCR 诊断试剂盒”被评为全军推广的三个项目之一，并通过了中国药品生物制品鉴定所的鉴定。1995 年“结核病病原菌基因诊断技术的建立与变异菌生物学特性及其临床应用”获国家科学技术进步奖三等奖。本团队积极为院内外、军内外结核病患者尤其是疑难病例进行 PCR、DNA 探针检测，在基因水平上检测和鉴定结核分枝杆菌，较传统细菌学方法具有较高的检出率，只需 1 ~ 2 天即可报告结果，比培养方法显著缩短了报告时间，无论是从观念上还是技术上都使结核病的实验室诊断上了一个新台阶，对我国医学界尤其是防痨界开展结核病基因诊断和分子生物学研究起着重要推动作用，也为结核病的诊断和鉴别诊断开辟了新的途径，目前已成为结核病诊断的指标之一。

在这个阶段的成果转化无疑是成功的，开发的三个检测试剂盒在防痨界检验科或实验室销售、推广应用，为临床服务。教训是成果没有申请专利，没有与公司合作转化为商业化的产品并申请国家的注册证书，1995 年国家 PCR 检验规范化后实验室自制的试剂盒就不能在临床应用了。

（三）实时荧光定量 PCR

1996 年，美国应用生物系统公司推出了实时荧光定量 PCR 技术和全世界首台荧光定量PCR仪，该技术将PCR技术与荧光探针检测相结合，应用荧光染料或荧光标记特异性的探针，在PCR指数扩增进程中通过连续监测荧光信号强弱的变化来即时测定特异性产物的量，随着反应时间的进行，监测到的荧光信号的变化绘制成一条曲线，并由此来推断目的基因的最初含量。具体的实验原理如下：在实时荧光定量PCR扩增时加入一对引物和一个特异的荧光探针，该探针为一寡核苷酸，两端分别标记一个报告荧光基团和一个淬灭荧光基团，探针完整时，报告基团发射的荧光信号被淬灭基团吸收；PCR扩增时，Taq酶的5′→3′外切酶活性将探针酶切降解，使报告荧光基团和淬灭荧光基团分离，从而荧光监测系统可接收到荧光信号，即每扩增一条DNA链，就有一个荧光分子形成，实现了荧光信号的累积与PCR产物形成完全同步。

2008年，解放军第309医院全军结核病研究所与北京博奥生物集团有限公司合作研发了晶芯® 分枝杆菌核酸检测试剂盒（PCR－荧光探针法），通过实时荧光PCR扩增和TaqMan探针检测临床标本中的分枝杆菌DNA。操作步骤如下，将PCR扩增试剂放置室温至融化，充分混匀后4000r/min离心15秒，按每管18μl进行分装，每个标本加入核酸提取液2μl，每管PCR反应体系的总体积为20μl。放入PCR扩增仪进行扩增反应，PCR反应条件为37℃ 5分钟、94℃ 3分钟；94℃ 15秒、60℃ 60秒，共40个循环；50℃ 10秒，置4℃保存。结果判定：CT参考值为40，样本扩增曲线呈S形，且CT值小于40判定为阳性；扩增曲线不呈S形或CT值为40（或无任何数值）判定为阴性。结果解释见表3－8。该技术实现了PCR从定性到定量的飞跃，与常规PCR相比，具有实验结果稳定、重复性好、特异性更强、避免漏判和误判、有效解决PCR污染问题、自动化程度高等特点，其检测结核病临床标本的灵敏度显著高于PCR、痰涂片法、分枝杆菌培养法。

表3－8　实时荧光PCR扩增检测临床标本中结核分枝杆菌DNA的结果解释

检测结果		结果报告
FAM通道	HEX通道	
+	+	结核分枝杆菌DNA检测阳性
+	－	结核分枝杆菌DNA检测阳性
－	+	NTM DNA检测阳性
－	－	分枝杆菌DNA检测阴性

三、建立分枝杆菌分子菌种鉴定技术

NTM广泛分布于自然界，在水、土壤、尘埃、粪便、人及动物体内普遍存在，有些是非致病菌，而有些是机会致病菌，目前已发现37种可使人和动物致病，我国从临床标本中已分离出20多种分枝杆菌。NTM病发病率南方高于北方，沿海高于内地。其感染源主要是水（海水、自来水）、土壤和气溶胶等，主要通过呼吸道、皮肤损伤、胃肠道等途径感染人的肺部、淋巴结、皮肤组织、骨关节等部位，大多继发于原有肺部疾病或全身情况较差的基础之上，如慢性呼吸道疾病（慢性阻塞性肺疾病、硅肺、肺结核残余空洞、肺囊性纤维化、支气管扩张症等）、肿瘤、糖尿病、激素或免疫抑制剂治疗、艾滋病等，也可与结核分枝杆菌混合感染。国内也曾发生几起暴发感染。虽然NTM病的临床表现、X线特征和痰涂片与结核病极其相似，很难鉴别，但许多NTM细胞表面的疏水性及细胞壁通透屏障使其耐药率高或呈天然抗药性，患者若误诊为结核病，长期规则化学治疗疗效不佳，疗程延长，成为难治、复治患者。因此，分枝杆菌菌种鉴定对结核病和NTM病的诊断、鉴别诊断和有效化学治疗都有极其重要的意义。

传统的分枝杆菌鉴别培养及一系列的生化鉴定，烦琐、费时，需2~3个月时间。高压液相层析（HPLC）鉴定法需依赖培养，需要专家分析层析图谱及昂贵的仪器。因此，本团队于1988年始研究、建立分枝杆菌分子菌种鉴定方法，比较分析分枝杆菌不同菌种的特异靶基因序列的差异，采用不同分子生物学技术检测、鉴定菌种。在军队医学科研资金的支持下，1990年建立了全染色体DNA探针鉴定方法；由于DNA探针只能鉴定少数几个菌种，1998年又建立了PCR-SSCP分枝杆菌菌种鉴定方法。由于PCR-SSCP只能将结核分枝杆菌和NTM鉴别开来，无法将NTM鉴定到种，因此，2001年在军队医学杰出青年人才科研基金的支持下，建立了PCR-膜芯片和PCR-直接测序鉴定方法，解决了快速将结核分枝杆菌与NTM鉴别及NTM鉴定到种的难题，获得了中国发明专利。2003年在“十五”国家重大科技专项“功能基因组和生物芯片”课题基金支持下，该科研成果与北京博奥生物有限公司合作转化，开发了PCR-荧光芯片鉴定方法；在国家重大传染病专项的支持下，成功地研发了“分枝杆菌菌种鉴定试剂盒（DNA微阵列芯片法）”，2010年获得中国医疗器械注册证书和欧盟CE证书，菌种鉴定基因芯片获得国家标准颁布，实现了试剂盒的产品化、标准化、规模化，填补了国内空白，推广应用于临床。

1. 建立了PCR-SSCP分枝杆菌分子菌种鉴定方法

（1）选择分枝杆菌16S rRNA高度变异的区域为PCR扩增模板，各种分枝杆菌之间电泳图谱很容易鉴别（图3-12），只需2~3天即可将临床分离株直接鉴定到群或种，无须特殊的仪器，比传统的菌种鉴定方法更快速、有效。

（2）确定了PCR扩增的实验条件。PCR引物Ⅰ、Ⅱ扩增产生272bp片段，主要用于结核分枝杆菌与NTM之间的鉴别；引物Ⅲ、Ⅳ扩增产生280bp片段，主要用于NTM之间的鉴别。

（3）确定了 SSCP 电泳条件。采用 Promega 公司生产的丙烯酰胺和甲叉双丙烯酰胺配制 8%（29∶1）非变性聚丙烯酰胺凝胶的电泳图谱较清晰。

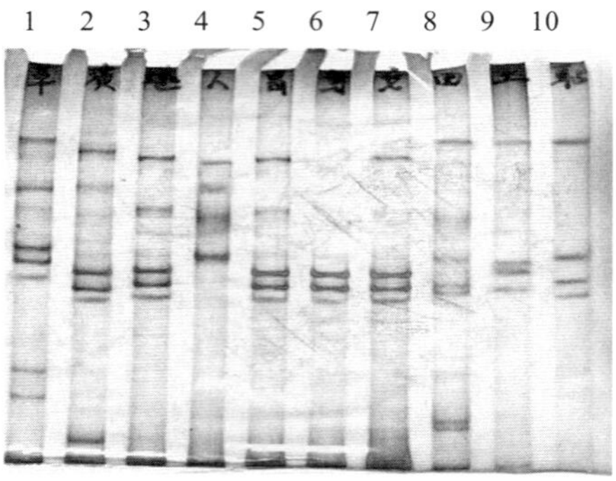

图 3－12 部分分枝杆菌标准株 SSCP 电泳图谱

1 为草分枝杆菌；2 为溃疡分枝杆菌；3 为堪萨斯分枝杆菌；4 为结核分枝杆菌；5 为胃分枝杆菌；6 为鸟分枝杆菌；7 为戈登分枝杆菌；8 为微黄分枝杆菌；9 为土分枝杆菌；10 为耻垢分枝杆菌

2. 建立了应用 PCR－反向斑点杂交技术鉴定分枝杆菌菌种的方法

（1）确定 1 条分枝杆菌属特异的寡核苷酸探针和 21 条分枝杆菌种或群特异的寡核苷酸探针，已获得专利。

（2）发明合成加尾的探针加长方法。酶加尾的方法需进口 TDT 酶，该酶活性不稳定，探针加长效果受酶活性影响很大。合成加尾的方法探针加长效果稳定，无须酶反应步骤，已获得专利。

（3）确定 0.22μm 孔径的硝酸纤维素膜为杂交膜。尼龙膜比硝酸纤维素膜的本底高，而且 0.22μm 孔径的尼龙膜难于购买。0.22μm 比 0.45μm 孔径的硝酸纤维素膜的杂交斑点清楚。

（4）确定了紫外线下照射的探针固定方法。60℃中烘烤 2 小时和在紫外线下照射 10 分钟的固定效果无明显区别，但前者需时间较长，而且膜易碎。后者需时间较短，膜易操作、保存时间长。

（5）确定杂交温度为 42℃、洗膜温度为 37 或 42℃，其杂交效果好，探针的特异性高，结果清楚。

（6）确定了膜芯片存放的条件。将膜芯片分别放置在室温、4℃、37℃条件下 2 年，三者无明显差别，均能产生较强的杂交信号。

（7）研制了分枝杆菌菌种鉴定膜芯片，建立了应用 PCR－反向斑点杂交技术鉴定分枝杆菌菌种的方法，优化了实验条件，形成稳定的技术路线，制定了确实可行的实验方案，可将 27 种分枝杆菌快速鉴定到种或群（图 3－13），只需 1 天时间。

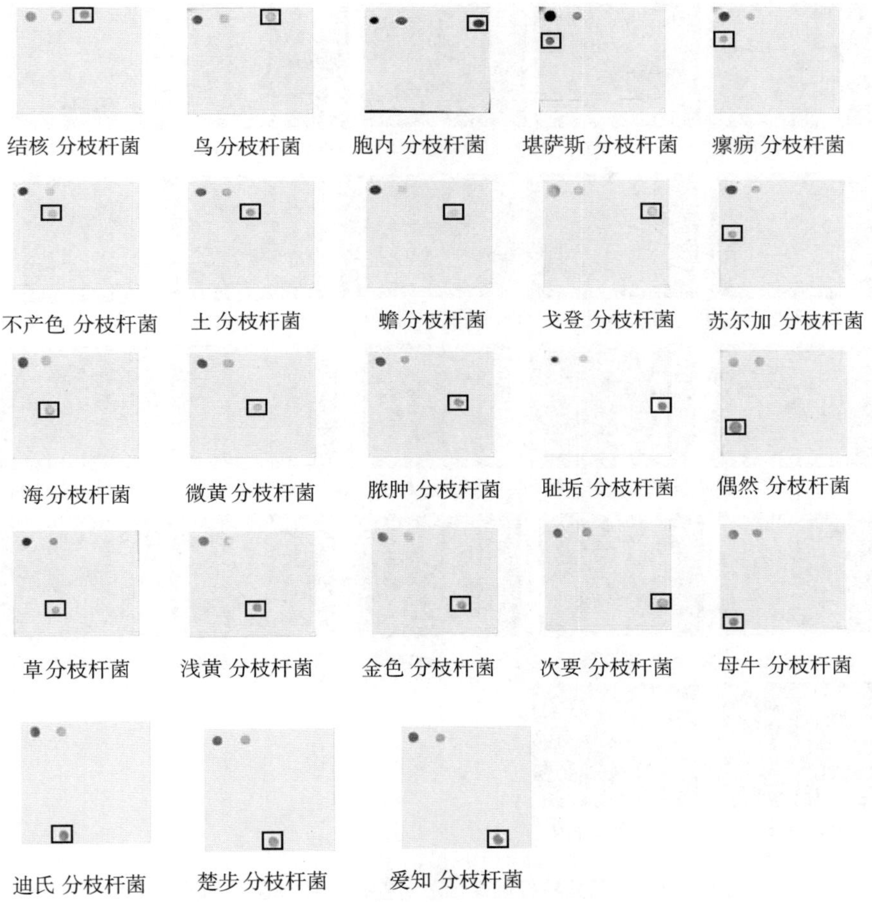

图 3－13 应用分枝杆菌菌种鉴定膜芯片鉴定分枝杆菌菌种的结果

3. 建立了应用 PCR－基因芯片技术鉴定分枝杆菌菌种的方法

（1）确定 1 条分枝杆菌属特异的寡核苷酸探针和 22 条分枝杆菌种或群特异的寡核苷酸探针，所采用的探针序列国内外均未见报道。

（2）确定醛基修饰玻片的方法。醛基修饰的玻片寡核苷酸探针点的密度和均匀度较理想，同一探针不同点之间的信号强度差别不大。氨基修饰的玻片探针点的密度和均匀度都不够理想，同一探针不同点之间的信号强度差异很大。

（3）确定杂交和洗涤温度均为 42℃，杂交效果好，探针的特异性高。

（4）研制了分枝杆菌菌种鉴定基因芯片，建立了应用 PCR－基因芯片鉴定分枝杆菌分离株菌种的方法，优化了实验条件，形成稳定的技术路线，制定了确实可行的实验方案，可将 27 种分枝杆菌快速鉴定到种或群（图 3－14），只需 1 天时间。

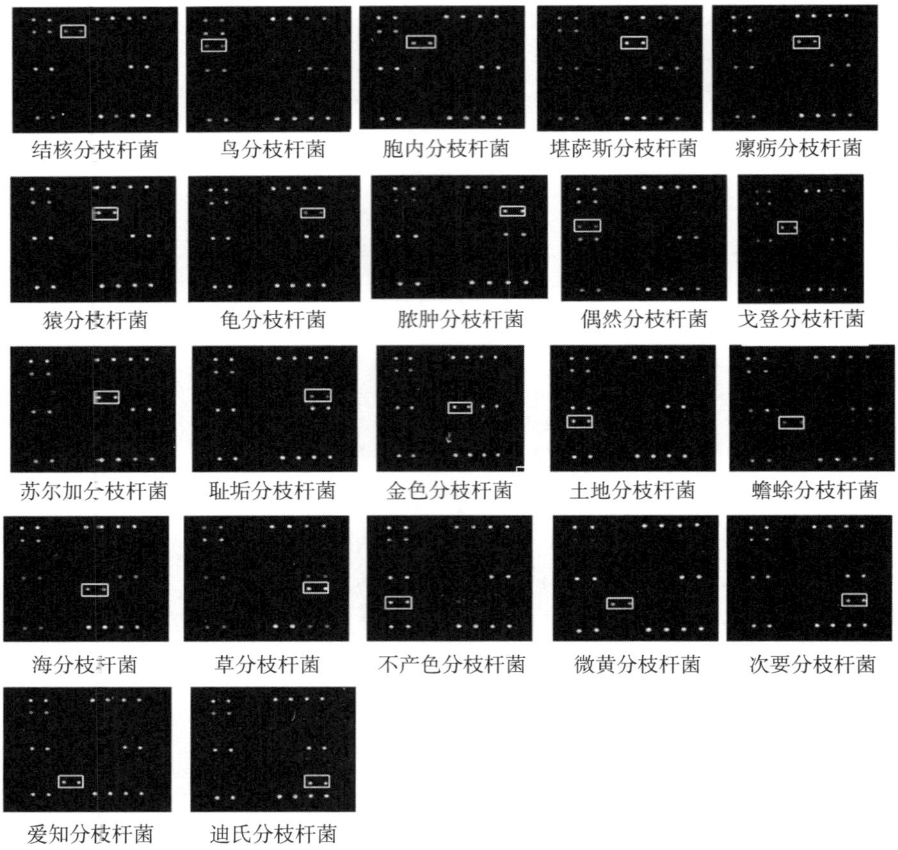

图 3－14　应用分枝杆菌基因芯片鉴定分枝杆菌菌种的结果

（5）2003 年本团队研究成果与北京博奥生物集团有限公司合作转化，成功地研发了“分枝杆菌菌种鉴定试剂盒（DNA 微阵列芯片法）”（图 3－15），于 2010 年获得中国医疗器械注册证书和欧盟 CE 证书，菌种鉴定基因芯片获得国家标准颁布，填补了国内空白，推广应用于临床，可同时检测和鉴定结核分枝杆菌及 16 种 NTM，检测时间由目前的 2～3 个月缩短至 1～2 天，不仅快速地诊断结核病，并避免将 10%～30% 的 NTM 病误诊为结核病，使结核病和 NTM 病得到早期诊断、有效治疗。产品获得 2009 年中国检验医学十大先进试剂、北京市自主创新产品证书和北京企业评价协会科技创新产品奖。

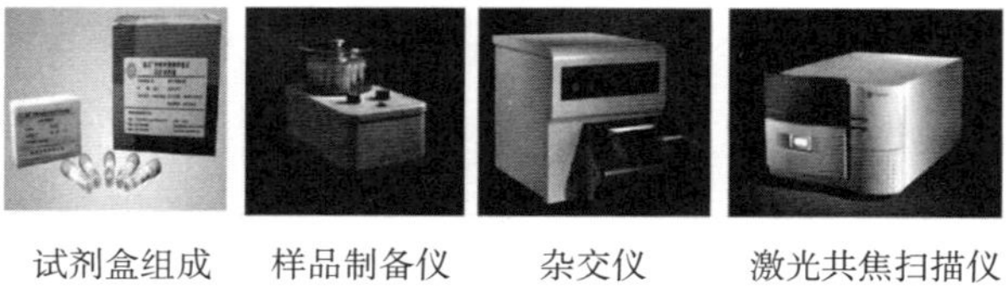

图 3－15　分枝杆菌菌种鉴定试剂盒（DNA 微阵列芯片法）

4. 建立了 PCR－直接测序的菌种鉴定方法 不同种分枝杆菌 16S rRNA 在某些位置上有少数核苷酸变化，这些变化是分枝杆菌属或种特异的。本团队设计、合成了一对引物扩增分枝杆菌属 16S rRNA，然后通过公司的测序服务获得临床分离株的基因序列，通过因特网 BLAST 分析鉴定菌种，从而建立了 PCR－直接测序鉴定分枝杆菌分离株菌种的方法，可将分枝杆菌直接鉴定到种或群，已作为分子菌种鉴定方法的“金标准”。

5. 建立了荧光定量 PCR－探针熔解曲线的菌种鉴定方法 鉴于建立在杂交基础上的分子菌种鉴定方法，操作步骤多，工作量大，基因芯片需昂贵的仪器，基因测序需在专业测序公司进行。因此，本团队于 2013 年在国家“十二五”重大传染病专项基金的支持下，与江苏省无锡锐奇基因生物科技有限公司合作研究建立了荧光定量 PCR－探针熔解曲线法。该技术原理是在 PCR 扩增反应完成后，通过逐渐增加温度的同时监测每一步的荧光信号来产生熔解曲线，随着反应中双链 DNA 变性，荧光染料又恢复到游离状态导致荧光信号降低，用荧光信号改变的负的一次导数与温度作图，在扩增产物的熔解温度上有一特征峰（Tm，DNA 双链解链 50% 的温度）。PCR 扩增结束后，进行熔解曲线检测。在熔解曲线分析中，由于不同菌种的序列间存在区别，探针与不同菌种的序列杂交产生不同 Tm 值的熔解峰，根据 Tm 值的信息鉴定分枝杆菌菌种。由于多重熔解曲线技术在国际上仍处于发展初期，目前尚无同类技术，该技术与基于其他原理的同类产品相比具有简便可靠、高通量、自动化的优点，目前相关核心技术已申请了中国发明专利，已完成了分枝杆菌菌种鉴定试剂盒的中试研究，已建立了生产线和质量控制体系，产品正在申请注册检验。具体研发过程如下。

（1）建立了分枝杆菌菌种鉴定 PCR 反应体系。①通过 NCBI 数据库下载 12 种临床常见分枝杆菌 16S rRNA 基因序列，使用软件 Clustal X 进行多重序列比对，找到 3 个具有种特异性的序列区，该区域内不同分枝杆菌序列间存在差异，根据该区域序列设计双标记探针；在所选种特异性序列区两侧找到属特异性保守区，设计、合成了 7 对引物和 7 个探针。②根据熔解曲线技术原理，建立并优化了多重不对称 PCR 体系，确定了荧光定量 PCR 扩增反应条件。每个标本进行 3 个反应：反应 A、反应 B 和反应 C。③应用荧光定量 PCR－探针熔解曲线法检测 11 种非分枝杆菌标准株和 22 种分枝杆菌标准株，22 种分枝杆菌标准株均有特异的 Tm 值（表 3－9）；11 种非分枝杆菌标准株均无 Tm 值，和空白对照一样，确定了实验条件。④结果判定：反应 A 可鉴定是否为分枝杆菌属，如果有明显的熔解曲线，与表 3－9 中 Tm 值比对，可以鉴定常见的分枝杆菌，非分枝杆菌没有明显的熔解曲线，从而将分枝杆菌与非分枝杆菌鉴别开来；反应 B 可鉴定部分分枝杆菌到种或复合群，如鸟、耻垢、抗热、偶然、草、田野、母牛、次要分枝杆菌可直接鉴定到种，下列只鉴定到复合群：结核分枝杆菌复合群，堪萨斯、瘰疬、胃、猿猴分枝杆菌复合群，海、溃疡分枝杆菌复合群，龟分枝杆菌龟亚种、脓肿亚种复合群等；反应 C 可将反应 B 未鉴定到种的分枝杆菌或复合群进一步鉴定，可区分瘰疬、猿猴、海、溃疡、戈登、土地、胞内、斯氏、苏尔加分枝杆菌和龟分枝杆菌龟亚种、脓肿亚种，但是堪萨斯和胃分枝杆菌在所研究的区域碱基排列顺序一样，无法区分。

表 3-9　分枝杆菌标准株每个菌种探针熔解曲线的 Tm 值

菌种	反应 A	反应 B			反应 C		
	MCB - Prob	probe1	probe2	Probe3	Probe4	Probe5	Probe6
结核分枝杆菌	60~64℃	66~69℃	56~60℃	/	60~62℃	66~69℃	
鸟分枝杆菌	60~64℃	50~54℃	54~57℃	/	59~63℃	64~67℃	/
抗热分枝杆菌	60~62℃	50~53℃	/	68~70℃	59~62℃	/	/
耻垢分枝杆菌	60~63℃	52~54℃	/	/	59~62℃	/	/
偶然分枝杆菌	60~64℃	52~55℃	45~48℃	/	59~63℃	/	/
草分枝杆菌	60~63℃	45~48℃	/	68~70℃	59~62℃	/	/
田野分枝杆菌	60~64℃	45~48℃	/	59~63℃	59~62℃	/	/
母牛分枝杆菌	60~62℃	44~47℃	/	55~58℃	58~62℃	/	/
次要分枝杆菌	54~56℃	52~56℃	59~62℃	/	59~62℃	/	/
瘰疬分枝杆菌	60~64℃	55~59℃	60~66℃	/	59~63℃	55~58℃	/
猿分枝杆菌	60~64℃	55~59℃	64~67℃	/	59~61℃	/	/
海分枝杆菌	60~64℃	55~57℃	52~55℃	/	59~62℃	64~68℃	/
溃疡分枝杆菌	60~64℃	57~60℃	52~54℃	/	64~67℃	64~67℃	/
戈登分枝杆菌	60~64℃	54~58℃	50~54℃	/	59~62℃	57~60℃	/
土地分枝杆菌	61~63℃	54~58℃	50~54℃	/	59~63℃	/	/
胞内分枝杆菌	60~64℃	49~53℃	58~60.5℃	/	59~62℃	64~67℃	/
斯氏分枝杆菌	60~64℃	49~53℃	61.5~63℃	/	60~62℃	64~68℃	/
苏尔加分枝杆菌	59~63℃	49~53℃	58~62℃	/	/	/	/
龟分枝杆菌龟亚种	56~60℃	47~49℃	48~50℃	/	/	/	63~65℃
龟分枝杆菌脓肿亚种	53~57℃	45~49℃	/	/	/	/	55~58℃
堪萨斯、胃分枝杆菌	60~64℃	55~59℃	63~67℃	/	59~63℃	66~68℃	/

注：由于不同机型间存在温度差异，此表数据仅适用于 Roche Light Cycler 480Ⅱ型荧光定量 PCR 仪。

（2）以分枝杆菌 16S rRNA 基因质粒自行制备了企业参考品，并使用国家参考品对企业参考品进行了赋值。

（3）确定了熔解峰峰高阈值（临界值）。使用 ROC 曲线法，确定了 PCR-熔解曲线法鉴定分枝杆菌菌种的参考值为样本熔解峰峰高大于阳性对照品熔解峰峰高的 20%。

（4）对 PCR－探针熔解曲线法和测序法进行比较。检出率：PCR－熔解曲线法与测序法进行验证时，检出率在 99% 以上。符合率：只有 1 例鸟分枝杆菌在 PCR－熔解曲线法中被鉴定为胞内分枝杆菌，因此符合率也大于 99%。准确率：在检出的样本中，PCR－熔解曲线法检测的准确率大于 99.5%。结果表明，PCR－熔解曲线法对临床样本的检测结果与直接测序法的检测结果比较，在检出率、符合率和准确率等方面均达到较高的水平，同时，PCR－熔解曲线法较测序法具有高通量、高信息量、检测快捷、操作简便、样本用量少、成本低等优点，完全适合在临床检验中大规模使用。

（5）建立荧光定量 PCR－熔解曲线分析系统。通过对熔解曲线峰的评价，发现采用 CCD 采样方式，台阶温度为 0.3℃，保温时间为 30 秒时，熔解曲线峰型最优。

四、阐明结核分枝杆菌耐药分子机制，建立分子药敏试验方法

1995 年，本团队在军队医学科研资金的支持下，首先在国内开展结核分枝杆菌耐药分子机制及其检测技术的研究与应用，部分阐明了结核分枝杆菌耐药的分子机制，建立了 PCR－SSCP、PCR－RFLP 和 PCR－直接测序方法。1999 年“结核分枝杆菌耐药性分子机制、检测技术的研究与应用”获军队科技进步奖二等奖。鉴于基因测序需在专业服务公司进行，为了了解耐药基因突变的部位、性质和频率，在军队医学杰出青年人才科研基金资助下，2001 年开展“应用基因芯片技术鉴定分枝杆菌菌种和结核耐药性的研究”，建立了一线抗结核药物耐药基因检测的 PCR－膜芯片方法，获得了中国发明专利，2004 年“结核病耐药分子机制、菌群失调、快速诊断技术及治疗的研究”获中华医学科技奖二等奖。为了便于大规模地临床检测，2003 年在“十五”国家重大科技专项“功能基因组和生物芯片”课题基金支持下，该科研成果与北京博奥生物有限公司合作转化，开发了“结核分枝杆菌耐药检测试剂盒（DNA 微阵列芯片法）”，于 2010 年获国家医疗器械证书和欧盟 CE 认证，填补了国内空白，产品获得北京市自主创新产品证书和北京企业评价协会科技创新产品奖。“结核病的快速诊断和鉴别诊断”成果于 2009 年获军队医疗成果一等奖。

（一）结核分枝杆菌耐药分子机制的研究

结核分枝杆菌的耐药机制尚未完全研究清楚，本团队研究发现我国大部分结核分枝杆菌耐药是由于抗结核药物作用靶标的改变所致，部分阐明了结核分枝杆菌对 5 种一线（利福平、异烟肼、乙胺丁醇、吡嗪酰胺、链霉素）和 2 种二线（喹咯酮类、卡那霉素）抗结核药物耐受的分子机制，发现了 10 个基因（*rpoB*、*katG*、*inhA*、*ahpC*、*embB*、*pncA*、*rpsL*、*rrs*、*gyrA* 和 *gyrB*）与耐药相关的突变位点、性质及频率。为结核

病的治疗、新药的研究提供了理论依据，为建立分子药敏试验方法奠定了基础。

1. 利福平耐受的分子机制 发现我国大多数结核分枝杆菌耐利福平是由于其作用靶分子 RNA 聚合酶的 β 亚单位的编码基因（*rpoB*）突变所致，90% ~95% 的结核分枝杆菌耐利福平分离株在 *rpoB* 的不同部位存在多种突变，突变一般都发生在 *rpoB* 507 位至 533 位 27 个氨基酸密码子（81bp）组成的区域内，约 90% 的点突变发生在该区域 11 个氨基酸密码子之一的部位，其中最常见的突变位点是 531 位的丝氨酸（Ser）和 526 位的组氨酸（His），531 位和 526 位氨基酸置换是我国结核分枝杆菌利福平耐药产生的关键位点，531、526 和 513 位密码子突变一般导致高水平耐药，514 和 533 位密码子突变一般导致低水平耐药。少数菌株两个密码子同时发生点突变，缺失突变和插入突变都很少见，5% 左右的菌株未发现基因突变。

2. 异烟肼耐受的分子机制 发现我国大多数结核分枝杆菌耐异烟肼主要与过氧化氢酶－过氧化物酶编码基因（*katG*）及烯酰基（酰基运载蛋白）还原酶编码基因（*inhA*）操纵子突变有关。

在结核分枝杆菌耐异烟肼分离株中，10% ~24% 的菌株发生 *katG* 基因完全缺失，而且主要出现于高度耐异烟肼（MIC >50μg/ml）的分离株中；50% ~70% 的分离株 *katG* 有突变（点突变、缺失或插入），基因突变随机分布，但趋向分布于 *katG* 的中心部位，其中最常见的突变是 315 位 Ser（AGC）→Thr（ACC）、Asn（AAC）、Ile（ATC）或 Arg（CGC）置换，通过传统药敏试验发现 315 位密码子突变主要导致异烟肼低水平耐受，临床加大异烟肼剂量或与对氨基水杨酸联用治疗有效。约 12% 的分离株 *inhA* 调节基因有突变，－15 位碱基是其主要的突变位点，*inhA* 突变也导致低水平耐异烟肼。13% ~18% 耐异烟肼分离株存在 *katG* 突变和 *ahpC* 启动子上升突变，发现 *ahpC* 启动子－6、－9、－10、－12、－30 和－42 位（相对于转录起始位点）突变可导致 *ahpC* 表达增强。但 *katG* 突变和 *ahpC* 启动子突变之间并没有必然联系，*ahpC* 启动子是否突变可能是依据残留的 *katG* 蛋白活性，*katG* 315 位密码子突变的分离株就很少有 *ahpC* 启动子突变，可能是因为其残留的过氧化氢酶活性足以维持细菌存活，而无须 *ahpC* 启动子突变以代偿性增加 ahp C 蛋白。低度耐异烟肼株尚未见 *ahpC* 启动子突变。*ahpC* 编码基因极少突变，似乎与耐药无关。

3. 乙胺丁醇耐受的分子机制 发现我国 60% ~70% 结核分枝杆菌分离株耐乙胺丁醇与阿拉伯糖基转移酶的编码基因 *embB* 基因突变有关，其中 90% 以上发生在 306 位氨基酸密码子，*embB* 基因（尤其是 306 位密码子）突变是耐乙胺丁醇产生的主要原因。*embB* 306 位氨基酸置换与乙胺丁醇耐药水平有关，如 *embB* 306 位氨基酸置换的分离株乙胺丁醇 MIC 均≥20μg/ml；306 位 Met（ATG）→Lle（ATA）或（ATC）或（ATT）置换的分离株乙胺丁醇 MIC 通常为 20μg/ml，而 306 位 Met（ATG）→Leu（CTG）或 Val（GTG）置换的分离株乙胺丁醇 MIC 却为 40μg/ml。306 位以外的密码子突变也可能引起乙胺丁醇耐受。但 *embB* 406 位突变在乙胺丁醇敏感株中的突变率也较高，是否与耐药相关尚需进一步研究，并提出 *embB* 306 位氨基酸置换也存在于少数结核分枝杆菌药物敏感分离株中，应引起重视。

4. 链霉素耐受的分子机制 发现我国结核分枝杆菌耐链霉素是由于其核糖体蛋白 S12 编码基因（*rpsL*）和 16S rRNA 编码基因（*rrs*）突变所致。70% 左右的结核分枝杆菌耐链霉素分离株有 *rpsL* 和（或）*rrs* 基因突变，*rpsL* 的突变率高于 *rrs* 突变；*rpsL* 突变主要位于 43 位和 88 位密码子，其中 43 位密码子突变的发生率最高，赖氨酸（Lys）密码子（AAG）突变成精氨酸（Arg）密码子（AGG）；少数分离株在 88 位密码子发生类似突变。*rrs* 突变常发生于 905 位和 513 位核苷酸，也可见 491 位、512 位、516 位和 904 位核苷酸发生突变。

5. 吡嗪酰胺耐受的分子机制 发现我国结核分枝杆菌耐吡嗪酰胺主要是由于其吡嗪酰胺酶编码基因（*pncA*）突变，使吡嗪酰胺酶活性丧失或降低，而不能将吡嗪酰胺转变成活性型吡嗪酸所致。40% ~70% 的耐吡嗪酰胺分离株有 *pncA* 突变，突变广泛分布于编码基因和启动子，绝大多数为点突变，少数为插入或缺失突变，突变发生率高低不一。

6. 喹诺酮类药物耐受的分子机制 发现我国结核分枝杆菌耐喹诺酮类药物主要是其 DNA 旋转酶的 A 亚单位编码基因（*gyrA*）或 B 亚单位编码基因（*gyrB*）突变所致，*gyrA* 突变导致高度耐喹诺酮，而 *gyrB* 突变导致低度耐喹诺酮。70% ~80% *gyrA* 突变位于 67 ~106 位氨基酸。尚未发现 *gyrB* 突变。

7. 卡那霉素耐受的分子机制 发现我国结核分枝杆菌耐卡那霉素主要是 *rrs* 基因突变所致，*rrs* 基因突变率为 26.7% ~56.3%，高水平耐药株的突变率高于低水平的耐药株，最常见的突变是 A1401G 置换（60.5%）。

（二）建立了一系列分子药敏试验方法，快速检测耐药结核分枝杆菌

MDR - TB、XDR - TB 是临床治疗的难题之一，而传统的药敏试验方法需 4 ~8 周时间，使耐药结核病早期按标准的化学治疗方案治疗效果不理想。因此，本团队建立了一系列新的分子药敏试验方法（包括 PCR - SSCP、PCR - RFLP、PCR - 反向斑点杂交、PCR - 基因芯片和 PCR - 直接测序方法），提出了确实可行的技术方案，获得了稳定的结果。通过这些分子生物学技术检测、鉴定结核分枝杆菌耐药相关基因的突变基因型较快速（只需 1 ~2 天时间）、灵敏（可直接检测含 100 ~1000 条 MTB/ml 的痰标本）、特异（检测基因突变具有很高的特异性，明显优于传统的药敏试验方法），为临床用药选择提供有益的指导，使临床早期开展结核病有效化学治疗，控制耐药结核分枝杆菌的传播。

1. 建立了 PCR - SSCP 药敏试验方法 结核分枝杆菌分离株的 SSCP 图谱通过与

野生型标准株对照，即可确定野生型和突变型（图3－16），但不能确定突变的部位和性质。

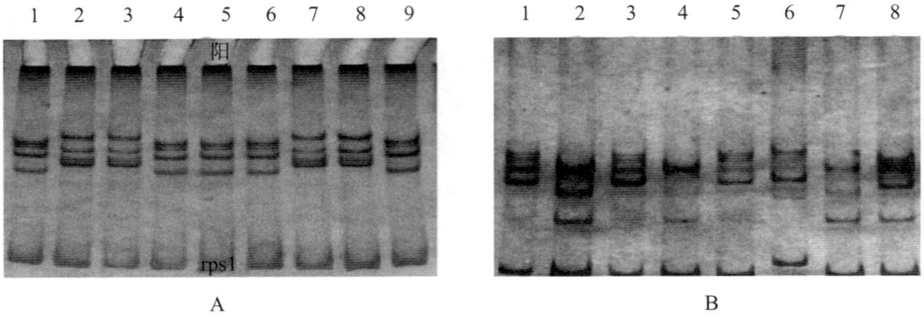

图3－16　结核分枝杆菌临床分离株 *rpsL* 和 *rrs* 基因 PCR－SSCP 结果

A. *rpsL* 基因；5 为结核分枝杆菌 H37Rv 对照株；1、4、6、9 为异烟肼敏感的临床分离株；2、3、7、8 为异烟肼耐药的临床分离株。B. *rrs* 基因；3 为结核分枝杆菌 H37Rv 对照株；1、5、6 为异烟肼敏感的临床分离株；2、4、7、8 为异烟肼耐药的临床分离株

（1）了解了结核分枝杆菌耐药基因 PCR 引物的敏感性和特异性。rpoB、inhA、rrs 扩增的敏感性为 1pg，而 katG、rpsL 为 10pg。katG、inhA、rpsL PCR 引物是结核分枝杆菌特异的；rpoB PCR 引物可扩增许多分枝杆菌，但各种分枝杆菌两个单链 DNA 泳动位置差异很大；rrs PCR 引物是分枝杆菌属特异的；PCR 扩增产物为 258bp 片段的 embB 引物是分枝杆菌属特异性的，其扩增敏感性（100fg）高于 365bp 片段的 embB 引物（10pg）。

（2）确定结核分枝杆菌耐药基因 PCR 片段 SSCP 检测的最佳条件。120V 稳压下预电泳 30 分钟后，取 4～12μl 扩增产物加入等体积的 SSCP 载样缓冲液，98℃变性 5 分钟后，立即冰浴，上样于 6%～8%（29∶1）的非变性 PAGE 加样孔中，置 4℃冰箱冷藏室，电泳缓冲液为 1×TBE，130V 稳压电泳 6 小时后取下凝胶银染。

2. 建立了 PCR－RFLP 药敏试验方法　PCR－RFLP 方法用于分析结核分枝杆菌已知序列特定位点的基因点突变，特异性高。

（1）建立了应用限制性内切酶 Mbo Ⅱ PCR－RFLP 分析结核分枝杆菌 *rpsL* 基因突变的方法（图3－17）。

（2）建立了应用限制性内切酶 Nla Ⅲ和 Hae III PCR－RFLP 分析结核分枝杆菌 *embB* 基因突变的方法。

3. 建立了巢氏 PCR－RFLP 药敏试验方法　与 PCR－RFLP 法比较，巢氏 PCR－RFLP 法检测的灵敏度显著提高，而特异性不受影响，用于直接分析临床标本中结核分枝杆菌 *rpsL* 耐药基因型。

4. 建立了 PCR－反向斑点杂交药敏试验方法　该方法可快速检测耐药结核分枝杆

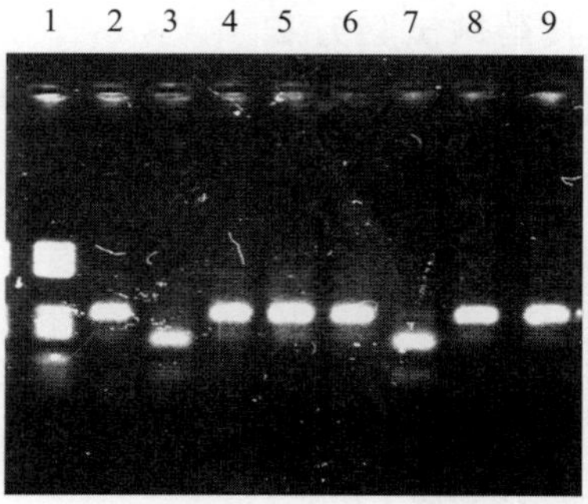

图 3－17 结核分枝杆菌 *rpsL* 基因 PCR－RFLP 分析结果

1 为 DNA 分子量标准品；2～9 为 MboⅡ酶切前后的 PCR 片段：2、3 为结核分枝杆菌 H37Rv 对照株；6、7 为链霉素敏感的临床分离株；4、5、8、9 为链霉素耐药的临床分离株

菌，并可了解耐药基因特定位点突变的性质，具有较高的特异性。

（1）确定了可检测结核分枝杆菌耐 4 种药物不同基因型的寡核苷酸探针 34 条（其中利福平 14 条、异烟肼 6 条、链霉素 8 条、乙胺丁醇 6 条），已获得中国发明专利。

（2）确定了杂交温度和洗膜温度为 42℃或 45℃。

（3）研制了结核分枝杆菌利福平、异烟肼、链霉素和乙胺丁醇耐药基因检测膜芯片，建立了应用 PCR－反向斑点杂交技术检测耐药基因突变的方法，优化了实验条件，制定了确实可行的实验方案，可检测结核分枝杆菌 *rpoB*（图 3－18）、*katG*、*inhA*、*rpsL*、*rrs* 和 *embB* 基因突变，只需 1 天时间。

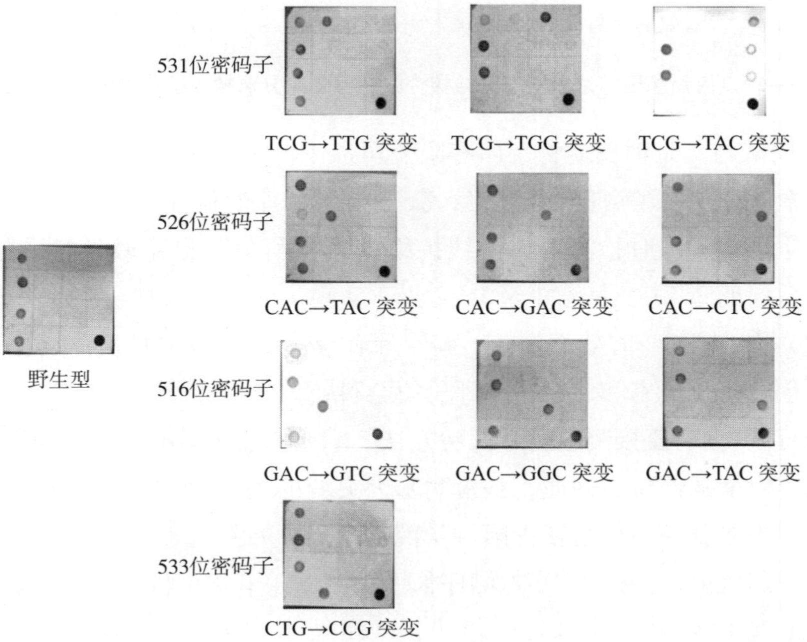

图 3－18 结核分枝杆菌 *rpoB* 基因 PCR－反向斑点杂交代表性结果

5. 建立了 PCR－基因芯片药敏试验方法

（1）研制了结核分枝杆菌利福平、异烟肼、链霉素和乙胺丁醇耐药基因芯片，建立了应用 PCR－基因芯片技术检测耐药基因突变的方法，制定了确实可行的实验方案，可检测结核分枝杆菌分离株 *rpoB*、*katG*、*inhA*、*rpsL*、*rrs* 和 *embB* 耐药基因突变，只需 1～2 天时间，比 PCR－反向斑点杂交检测的样本量大，并可自动出报告（图 3－19）。

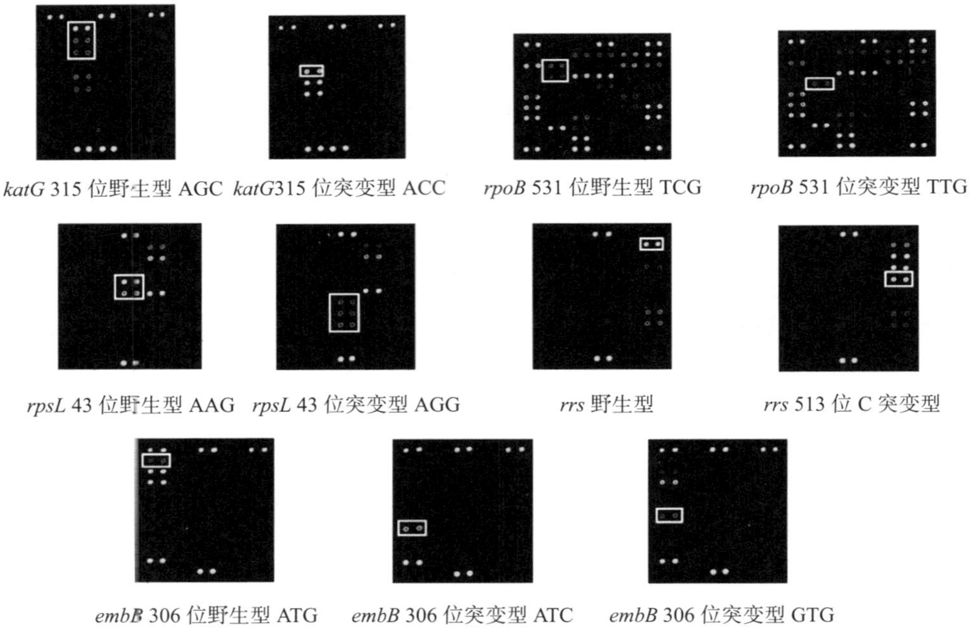

图 3－19　应用基因芯片检测部分结核分枝杆菌临床分离株 4 种药物的耐药基因型

（2）本团队与北京博奥生物集团有限公司合作，成功地研发了“结核分枝杆菌耐药检测试剂盒（DNA 微阵列芯片法）”，获得中国医疗器械注册证书和欧盟 CE 证书，填补了国内空白，可同时检测两个一线抗结核药物利福平和异烟肼的耐药基因突变，检测时间由目前的 2～3 个月缩短至 1～2 天，实现了耐多药结核分枝杆菌的快速检测，使 MDR－TB 得到早期、有效的治疗，避免了耐多药结核分枝杆菌的传播。产品获得北京市自主创新产品证书和北京企业评价协会科技创新产品奖。

6. 建立了 PCR－直接测序药敏试验方法　它不仅能够用于耐药基因突变的检测，而且能够确定突变的部位与性质，是检测基因突变的决定性方法。1996 年基因测序尚不普及，基因测序服务主要是在中国科学院等开展，费用也较高，尚无专业的服务公司，本团队采用放射性同位素 DNA 测序仪手工测序，节省了科研经费。随着时代的发展，21 世纪核酸序列测定技术发展很快，PCR 技术与 DNA 测序技术相结合产生了 PCR 测序新方法，自动化 DNA 测序仪的应用使测序效率大大提高，但这些仪器大部分是将荧光标记的测序反应产物进行电泳、记录和识读结果，需在专业实验室进行，因此，诞生了许多基因测序服务公司，服务已覆盖我国大、中城市，费用低廉。

五、建立结核分枝杆菌抗原库，开发免疫诊断新技术

自 1882 年德国科学家罗伯特 · 柯赫（Robert Koch）证实了结核分枝杆菌是结核病的致病菌以来，医学界已达成共识，结核病是一种细菌性呼吸道感染性疾病。但结核病的感染、免疫相当复杂，机体的免疫状态与结核病的发生、发展和转归密切相关，目前尚未完全阐明结核病的免疫应答机制，抗结核免疫主要是细胞介导的免疫应答，体液免疫是否起作用尚有争议。结核病的免疫机制、菌阴肺结核和肺外结核的快速诊断是本领域研究的重点及难点。结核免疫应答是一把双刃剑，结核分枝杆菌抗原一方面会诱导细胞介导免疫（CMI）应答，另一方面也会产生迟发型超敏反应（DTH）。DTH 虽与 CMI 具有相似的反应，但其表现为结核分枝杆菌在体内逃避免疫机制的杀灭作用，激活并诱导细胞到炎症部位引起慢性免疫病理改变，如肺巨噬细胞在细菌侵入部位积聚、增殖，形成含结核分枝杆菌的肉芽肿。感染 3 周后产生的进展性肺结核并非细菌繁殖增多所致，而是因为 DTH 引起的。因此，CMI 和 DTH 一方面清除致病菌，另一方面造成组织损伤。目前尚不清楚结核分枝杆菌的哪些抗原主要引起 CMI 和体液免疫应答，而哪些抗原主要引起 DTH；LTBI 者、结核病患者对结核分枝杆菌的不同抗原是如何应答的？因此，本团队自 1998 年起开展结核病免疫机制、免疫快速诊断技术的创新研究和技术集成，研究不同类型结核病患者对结核分枝杆菌抗原刺激后产生的体液免疫应答和 CMI 情况，了解何种抗原可快速诱导结核特异的 CMI，可产生 Th1 型细胞免疫应答，为结核病患者的诊断、免疫治疗、疫苗研发等提供理论依据。开发结核病快速免疫诊断新产品，应用于临床，以提高菌阴结核病患者的发现率，对我国开发新疫苗和提高免疫诊断水平具有显著的引领作用。

本团队主要取得了以下研究成果。①首先建立了结核分枝杆菌重组蛋白抗原和糖抗原库，解决了结核分枝杆菌抗原制备困难的难题，了解了部分抗原的生物学特性，为诊断试剂和疫苗的开发、结核分枝杆菌毒力研究奠定了基础。②首先建立了一系列结核病体液免疫诊断新技术，评价了 40 多种结核分枝杆菌抗原检测血清中抗结核抗体的灵敏度和特异性；用 4 种结核分枝杆菌抗原阵列研制“结核分枝杆菌多种抗体检测试剂盒（斑点金免疫渗滤法）及配套检测仪”，2007 年该技术转让给上海铭源数康生物芯片有限公司，2010 年 5 月获中国医疗器械注册证书，该产品用于结核病血清学诊断，提高了菌阴肺结核和肺外结核的辅助诊断率；与北京现代高达生物技术有限责任公司联合研制的“结核分枝杆菌 IgG 抗体检测试剂盒（ELISA 法）”，2011 年 10 月获中国医疗器械注册证书，该产品选择 3 种结核早期和进展期分泌蛋白、稳定生长期细

胞壁蛋白制备重组蛋白抗原，采用 ELISA 法研制结核分枝杆菌 IgG 抗体检测试剂盒，可半定量地了解机体结核抗体水平，用于人群大批量地体检筛查结核病可疑患者。③建立了一系列细胞免疫诊断新技术，采用结核分枝杆菌特异性重组融合抗原研制了“结核分枝杆菌效应 T 淋巴细胞检测试剂盒（ELISPOT 法）”，2008 年该技术转让给上海铭源数康生物芯片有限公司，2013 年 10 月获中国医疗器械注册证书；研发的“新的结核病皮肤变态反应原”2012 年 7 月转让给浙江海正药业股份有限公司，目前产品正在国家药品食品监督管理总局申报临床批文，这些产品用于临床检测，与卡介苗接种无交叉反应，提高了结核分枝杆菌感染诊断的特异性，辅助临床结核病尤其是菌阴结核病的诊断。2013 年“结核病免疫机制、新技术及诊断产品的研究与应用”获军队医疗成果奖一等奖。④“结核分枝杆菌潜伏感染诊断试剂盒”于 2014 年 10 月转让给上海铭源数康生物芯片有限公司，将进一步鉴别“潜伏”和“活动”感染。

（一）建立结核分枝杆菌抗原库，研究其生物学特性

20 世纪国内外学者从结核分枝杆菌培养滤液中提纯蛋白质抗原进行多方面的研究，但结核分枝杆菌具有传染性，分离天然蛋白具有感染的风险，需在生物安全实验室中进行；而且天然蛋白丰度较低，抗原制备操作复杂、烦琐、费时，目的蛋白得率低。因此，本团队自 1998 年始通过基因工程技术制备基因重组蛋白，利用大肠杆菌表达系统具有高效、低廉、简单、易于操作等优点，应用金属螯合层析技术，简便地获得大量、高纯度的结核分枝杆菌重组蛋白抗原，解决了结核分枝杆菌生长缓慢、毒力强、制备困难的问题，为进一步研究其免疫学特性及其应用价值奠定了基础。结核分枝杆菌蛋白质生物学特性及其功能的研究与应用是当前研究的热点之一。

1. 结核分枝杆菌抗原的制备 首先克隆、表达、纯化了一系列结核分枝杆菌蛋白抗原，提纯了细胞壁糖抗原，陆续建立了包括近 50 种增殖期蛋白抗原、潜伏期蛋白抗原、融合蛋白抗原和糖抗原的国内第一个结核分枝杆菌抗原库，曾为国内多家科研院所或公司提供抗原。为结核诊断试剂和疫苗的开发、结核分枝杆菌毒力的研究奠定了基础。

2. 结核分枝杆菌抗原的生物学及免疫学特性的研究 了解了部分结核分枝杆菌抗原的生物学特性及免疫学特性，了解不同抗原的免疫原性和抗原性，为结核免疫诊断试剂和新型疫苗的开发奠定了实验基础。

（1）重组 esat6、CFP10、CFP10 - esat6、esat6 - CFP10 蛋白。本团队将结核分枝杆菌主要的早期分泌性蛋白 esat6 和 CFP10 基因与原核表达载体 pET24b、pET28b、pET30a、pGEX 等重组，构建了多株不同的基因工程表达株；从诱导温度、IPTG 诱导浓度、诱导培养时间、不同宿主菌以及诱导时细菌浓度等方面优化表达条件，比较目的蛋白表达量的高低，筛选出表达量高的菌株；采用不同的方法纯化目的蛋白，获得了 RD1 编码的单个或 2 种蛋白融合的重组蛋白 esat6、CFP10、CFP10 - esat6、esat6 -

CFP10，了解了其理化特性。

通过氨基酸序列分析显示重组 esat6 蛋白 N－末端 15 个氨基酸的序列为：ASMTE-QQWNFAGIEA，证明构建的基因工程株所表达的重组蛋白是 esat6 蛋白。经等电聚焦凝胶电泳发现其等电点（pI）平均为 4.69，与天然蛋白的 pI4.5 相接近。在变性条件下 SDS－PAGE 电泳显示的分子量波动较大，平均为 9262D，可能是因为该蛋白的自然构型为多聚体，而形成的多聚体之间的联系比较弱所致。质谱分析其分子量为 11119D，激光吸收质谱分析其分子量为（9890 ± 10）D。重组 CFP10－esat6 融合蛋白的表达量高于重组 esat6－CFP10 融合蛋白。发现 esat6 和 CFP10 抗原均可被人、豚鼠和小鼠的 T 淋巴细胞识别，产生大量 IFN－γ 和（或）干扰素诱导蛋白 10（IP－10），均可检测到特异的抗体反应，说明这两种蛋白上既有 T 淋巴细胞抗原决定簇，又有 B 淋巴细胞抗原决定簇，但以前者为主。结核分枝杆菌特异的人 T 淋巴细胞系对重组 esat6 和 CFP10 蛋白的增殖反应与相应的多肽混合物的反应完全一致，均可产生 IFN－γ。发现不同个体的抗原特异性 $CD4^+$ T 淋巴细胞对重组 esat6 和 CFP10 蛋白的反应并不完全相同，结核病患者对 esat6 的反应率（71.0%）高于 CFP10（64.5%），31.7% 的患者对两种抗原同时有反应，说明抗原的识别受个体遗传因素的影响，可能是个体存在 HLA 多态性所致，发现 esat6 是中国人群的优势抗原。结核病患者识别 CFP10－esat6 融合蛋白的效应 T 淋巴细胞数［（60.1 ± 93.7）个］显著高于 esat6［（46.7 ± 78.5）个］，但低于 CFP10［（69.2 ± 119.7）个］，发现 CFP10 的抗原性高于 esat6。

（2）重组 ag85a、ag85b、ag85a/ag85b 蛋白。本团队将结核分枝杆菌主要的分泌性蛋白 ag85a 和 ag85b 的编码基因与原核表达载体 pET24b、pET30a 等重组，构建了多株不同的基因工程表达株；从诱导温度、IPTG 的诱导浓度、诱导培养的时间等方面优化在大肠杆菌内的表达条件，比较目的蛋白表达量的高低，筛选出表达量高的菌株；采用不同的方法纯化目的蛋白，获得了 ag85a、ag85b 重组蛋白和 ag85a/ag85b 重组融合蛋白，了解了其部分生物学特性。

通过 PBMC 刺激试验和 ELISA 法检测人、豚鼠和小鼠，结果表明 ag85a 和 ag85b 抗原可被人、豚鼠和小鼠的 T 淋巴细胞识别，能有效地刺激机体产生 Th1 型细胞因子，产生大量 IFN－γ，可检测到特异的抗体反应，说明这两种蛋白上既有 T 淋巴细胞抗原决定簇，又有 B 淋巴细胞抗原决定簇，但以前者为主。重组 ag85a/ag85b 蛋白 N－末端 15 个氨基酸的序列为 MFSRPGLPVEYLQVP，与 ag85a/ag85b 融合蛋白 N－末端的 ag85a 15 个氨基酸序列完全一致。质谱测定分子量为 63.041kD，与理论计算的分子量非常接近。它主要以包涵体形式表达。建立了 ag85a/b 蛋白的变性、复性工艺和纯化工艺，一次发酵可得到 2g 以上纯蛋白，冻干后终产品经 SDS－PAGE 检验，灰度扫描结果为纯度 >95%；用鲎试剂检测内毒素含量 <2.5EU/mg pr.；用核酸电泳法紫外检测无残留核酸。为该蛋白的进一步研究应用奠定了基础。

（3）重组38kD蛋白。本团队将结核分枝杆菌主要的分泌性蛋白38kD的编码基因与原核表达载体pET24b重组，构建了基因工程表达株；从诱导温度、IPTG的诱导浓度、诱导培养的时间等方面优化在大肠杆菌内的表达条件，获得了分子量为38.15kD的纯化重组蛋白，了解了其部分生物学特性。发现38kD抗原可被人和豚鼠的T淋巴细胞识别，刺激结核接触者、结核病患者及卡介苗接种者结核特异的T淋巴细胞增殖反应；能有效地刺激机体产生Th1型细胞因子，产生IFN－γ；可检测到特异的高水平的抗体反应，说明该蛋白上既有T淋巴细胞抗原决定簇，又有B淋巴细胞抗原决定簇，但以后者为主。

（4）重组16kD蛋白。本团队将结核分枝杆菌主要的细胞壁蛋白16kD基因与原核表达载体pET24b重组，构建了基因工程表达株；从诱导温度、IPTG诱导浓度、诱导培养时间等方面优化在大肠杆菌内的表达条件，获得了以可溶性蛋白形式表达的、分子量约16kD的纯化重组蛋白，了解了其部分生物学特性。通过PBMC刺激试验和ELISA法检测人和豚鼠，发现16kD抗原可被人和豚鼠的T淋巴细胞识别，刺激结核接触者、结核病患者及卡介苗接种者产生弱的结核特异的T淋巴细胞增殖反应；可检测到特异的高水平的抗体反应，说明该蛋白上有T淋巴细胞和B淋巴细胞抗原决定簇，但以后者为主。

（5）重组mpt64蛋白。本团队将结核分枝杆菌主要的分泌性蛋白mpt64基因与原核表达载体pET24b重组，构建了基因工程表达株；从诱导温度、IPTG诱导浓度、诱导培养时间等方面优化在大肠杆菌内的表达条件，获得了分子量为24kD的纯化重组蛋白，了解了其部分生物学特性。发现mpt64抗原可被人和豚鼠的T淋巴细胞识别，刺激结核特异的T淋巴细胞增殖反应；能有效地刺激机体产生Th1型细胞因子，但产生低水平的IFN－γ；可检测到特异的高水平的抗体反应，说明该蛋白上有T淋巴细胞和B淋巴细胞抗原决定簇，但以后者为主。

（6）重组MPT63蛋白。本团队将结核分枝杆菌积极分泌的细胞外蛋白MPT63的编码基因*Rv*1926*c*与原核表达载体pET24b重组，构建了基因工程表达株；从诱导温度、IPTG诱导浓度、诱导培养时间等方面优化在大肠杆菌内的表达条件，获得了以可溶性蛋白形式表达的、分子量16～18kD的纯化重组蛋白，了解了其部分生物学特性。发现MPT63抗原可被人和豚鼠的T淋巴细胞识别，刺激结核接触者、结核病患者及卡介苗接种者结核特异的T淋巴细胞增殖反应；可检测到特异的高水平的抗体反应，说明该蛋白上有T淋巴细胞和B淋巴细胞抗原决定簇。

（7）重组katG蛋白。本团队将结核分枝杆菌重要的毒力因子之一katG的编码基因与原核表达载体pET24b重组，构建了基因工程表达株；从诱导温度、IPTG的诱导浓度、诱导培养的时间等方面优化在大肠杆菌内的表达条件，诱导3～4小时表达量最多，占菌体总蛋白量的28.2%～56.3%，获得了以包涵体形式表达的重组katG蛋白，分子量约为80kD。在结核病患者血清中可检测到高水平的抗体反应，该蛋白上既有T淋巴细胞抗原决定簇，又有B淋巴细胞抗原决定簇，但以后者为主。

（8）重组 MTB81 蛋白。本团队将结核分枝杆菌重要的分泌蛋白 MTB81 的编码基因 *Rv*1837*c* 与原核表达载体 pET24b 重组，构建了基因工程表达株；从诱导温度、IPTG 的诱导浓度、诱导培养的时间等方面优化在大肠杆菌内的表达条件，诱导 3～4 小时表达量最多，获得了以包涵体形式表达的重组 MTB81 蛋白，分子量约为 88kD。在结核病患者血清中可检测到高水平的抗体反应，说明该蛋白上有丰富的 B 淋巴细胞抗原决定簇。

（9）重组 MTB48 蛋白。本团队将结核分枝杆菌重要的分泌蛋白 MTB48 的编码基因 *Rv*3881*c* 与原核表达载体 pET24b 重组，构建了基因工程表达株；从诱导温度、IPTG 诱导浓度、诱导培养时间等方面优化在大肠杆菌内的表达条件，诱导 3～4 小时表达量最多，表达量超过 30%，获得了以包涵体形式表达的重组 MTB48 蛋白，分子量约为 50kD。在结核病患者血清中可检测到高水平的抗体反应，说明该蛋白上有丰富的 B 淋巴细胞抗原决定簇。

（10）重组 MTB39 蛋白。本团队将结核分枝杆菌重要的分泌蛋白 MTB39 的编码基因 *RV*1361*c* 与原核表达载体 pET24b 重组，构建了基因工程表达株；从诱导温度、IPTG 的诱导浓度、诱导培养的时间等方面优化在大肠杆菌内的表达条件，诱导 3～4 小时表达量最多，表达量超过 20%，分子量约为 40kD。在结核病患者血清中可检测到高水平的抗体反应，说明该蛋白上既有 T 淋巴细胞抗原决定簇，又有 B 淋巴细胞抗原决定簇。

（11）重组 19kDa 蛋白。本团队将结核分枝杆菌细胞壁和分泌性抗原 19kD 的编码基因与原核表达载体 pET24b 重组，构建了基因工程表达株；从诱导温度、IPTG 的诱导浓度、诱导培养的时间等方面优化在大肠杆菌内的表达条件，诱导 3～4 小时表达量最多，获得了以包涵体形式表达的、分子量约为 19kD 的重组蛋白。在结核病患者血清中检出中等水平的抗体反应，说明该蛋白上既有 T 淋巴细胞抗原决定簇，又有 B 淋巴细胞抗原决定簇，但以前者为主。

（12）重组 Rv1009 蛋白。本团队将结核分枝杆菌生长所需的重要成分 Rv1009 的编码基因与原核表达载体 pET24b 重组，构建了基因工程表达株；从诱导温度、IPTG 的诱导浓度、诱导培养的时间等方面优化在大肠杆菌内的表达条件，诱导 3～4 小时表达量最多，获得了以包涵体形式表达的重组 Rv1009 蛋白，分子量约为 40kD。在结核病患者血清中检测到中等水平的抗体反应，说明该蛋白上既有 T 淋巴细胞抗原决定簇，又有 B 淋巴细胞抗原决定簇，但以前者为主。

本团队发现重组 Rv1009 蛋白在 Middlebrook 7H9 中对卡介菌具有良好的促生长作用，随着其浓度的加大和培养时间的延长，作用愈明显，在重组 Rv1009 蛋白终浓度为 0.08mg/ml 的第 21 天其 OD_{600nm} 为普通 Middlebrook 7H9 的 4 倍，抗酸染色涂片和罗氏培养基结果也证明了重组 Rv1009 蛋白对卡介菌具有良好的促进生长作用（图 3－20）。

在结核分枝杆菌方面，添加重组 Rv1009 蛋白的 BACTEC－960 培养基的报告时间普遍早于未添加重组 Rv1009 蛋白的 BACTEC－960 培养基。由此可见重组 Rv1009 蛋白对卡介菌和结核分枝杆菌的生长繁殖均有促进作用，可开发分枝杆菌生长促进剂，促进分枝杆菌生长、代谢，使分枝杆菌快速培养，缩短了培养时间，提高了培养阳性率，该技术已获得专利，为结核分枝杆菌的快速培养奠定了基础。

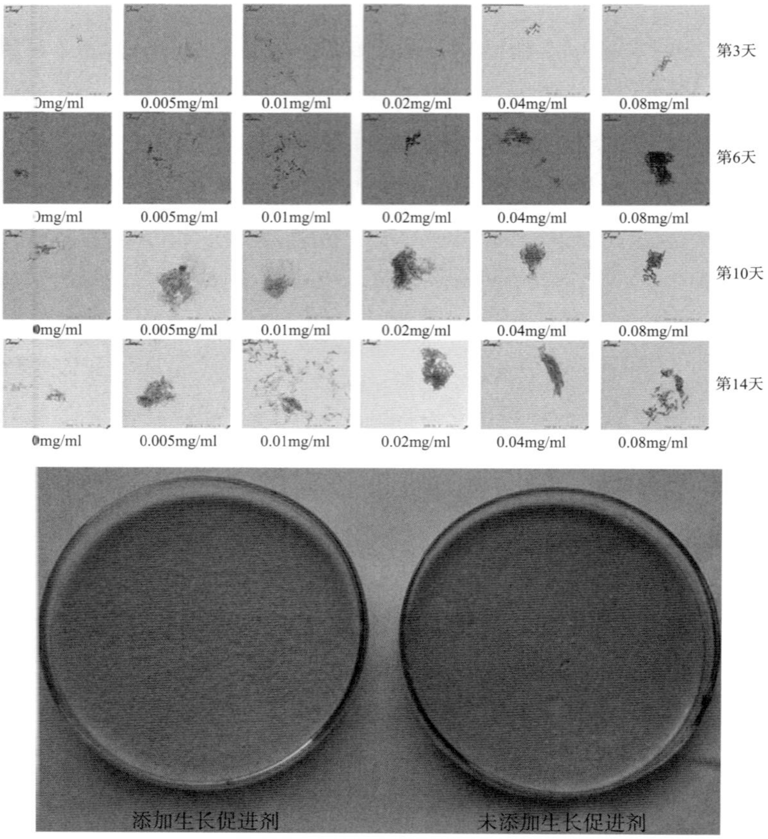

图 3－20　结核分枝杆菌 Rv1009 重组蛋白在液体和固体培养基中的促分枝杆菌生长情况

（二）阐明结核分枝杆菌感染者和结核病患者的免疫应答机制

研究了 5 类人群（正常人、卡介苗接种者、LTBI 者、结核病患者、非结核呼吸疾病患者）对结核分枝杆菌抗原刺激后产生的免疫应答情况，了解了结核分枝杆菌感染者和结核病患者的特异性体液免疫和细胞免疫应答机制，部分阐明了结核病发生和机体免疫保护机制，为结核病患者尤其是菌阴结核病患者的免疫诊断、免疫治疗、疫苗研发等提供理论依据。

1. 结核潜伏感染者的免疫机制　2007 年本团队应用 ELISPOT 方法检测入伍新兵的 LTBI 情况，2007—2011 年通过检测 1127 例驻京部队入伍新兵结核分枝杆菌特异性

T 淋巴细胞免疫、特异性细胞因子 IFN－γ、IP－10 和结核多种抗原特异性抗体水平，发现结核特异性 T 淋巴细胞数正常者为（12.6 ±24.8）个，卡介苗接种者为（9.6 ±14.6）个，LTBI 者为（19.2 ±33.4）个；结核特异的 IFN－γ 水平正常者为（231.0 ±224.8）pg/ml，卡介苗接种者为（261.2 ±239.0）pg/ml，LTBI 者为（376.0 ±226.8）pg/ml；结核特异的 IP－10 的水平正常者为（241 ±105）pg/ml，LTBI 者为（338.0 ±222）pg/ml；LTBI 者多种抗原特异性抗体水平只略高于正常人，显著低于结核病患者，说明 LTBI 人群 Th1 型免疫应答增强，Th2 型免疫应答较弱，激活的 T 淋巴细胞分化成为 IFN－γ、IP－10 阳性的 Th1 细胞（$CD4^+$ T 淋巴细胞），这些活化的结核分枝杆菌抗原特异性效应细胞进入血液循环，进而浸润到结核分枝杆菌感染的炎症部位（如肺脏），参与局部的抗结核免疫，而静止的 T 淋巴细胞低表达或不表达 IFN－γ、IP－10。IP－10 是由 IFN－γ 所诱导产生的一种趋化因子，因此，在不同人群中两者表达水平一致。对 LTBI 的军人随访 18 个月，未发现发展为活动性结核病，持续存在针对结核分枝杆菌多个抗原（CFP－10/ESAT－6、38kD）等特异性 T 淋巴细胞免疫反应和分泌较高水平的 IFN－γ，说明潜伏感染的结核分枝杆菌可在体内长期存活，并非完全处于低代谢的静止（或休眠）状态，而是存在不定期的复苏增殖，表达的抗原刺激和维持机体的特异性免疫应答。

2. 结核病患者的细胞免疫应答 本团队共分析 612 例各类结核病患者的细胞免疫状况，发现活动性结核病患者结核特异性 T 淋巴细胞斑点数［（60.1 ±93.7）个］明显高于非结核呼吸疾病组［（4.3 ±7.6）个］，其中菌阳结核病为（88.8 ±131.1）个，菌阴结核病为（39.3 ±47.6）个，肺结核为（57.1 ±87.5）个，肺外结核为（38.7 ±65.6）个；结核特异的 IFN－γ 水平为（612 ±488）pg/ml；结核特异的 IP－10 为（287.16 ±236.49）pg/ml，显著高于非结核呼吸疾病组（56.35 ±20.54）pg/ml 和健康对照组（52.20 ±28.28）pg/ml（$P<0.001$）（结果见图 3－21），说明不同结核感染状态者的细胞免疫（细胞因子）水平存在显著差异，结核感染导致机体调动大量活化的特异性效应细胞进入血液循环，浸润到结核分枝杆菌感染部位抵抗结核分枝杆菌的侵袭；由活化的 T 淋巴细胞和 NK 细胞分泌的 IFN－γ 激活单核细胞和巨噬细胞，使其发挥杀菌作用，在机体的抗结核分枝杆菌感染中也发挥重要作用；由 IFN－γ 诱导活化的单核巨噬细胞、各种淋巴细胞等产生的趋化因子 IP－10 具有强大的招募 T 淋巴细胞、单核巨噬细胞的作用，而发挥抗结核作用。因此，结核特异的效应 T 淋巴细胞数和细胞因子水平越高，结核感染的可能性越大，这对菌阴结核病的辅助诊断和鉴别诊断是非常有益的。结核病患者全血中白细胞数［（6.78 ±2.5）$\times10^9$/L］、中性粒细胞数和淋巴细胞数［（1.62 ±0.64）$\times10^9$/L］均在正常范围，说明结核分枝杆菌不能诱导机体产生有效的炎症反应，中性粒细胞并不参与抗结核免疫，Th1 型细胞因子只是由机体内结核特异的、活化的 T 淋巴细胞分泌表达，而静止的 T 淋巴细胞低表达或不表达。

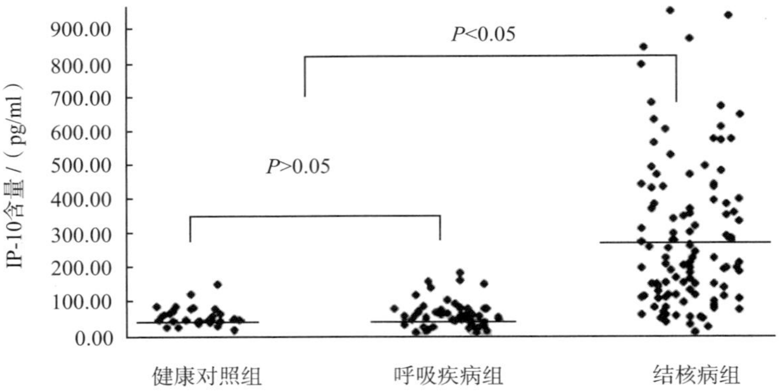

图3－21　各组受试者全血培养上清中结核特异的IP－10分布图

3. 结核病患者的体液免疫应答　进展性空洞性肺结核患者血清也只能很好地识别培养滤液中26～28种蛋白，目前任何一种单一的抗原进行结核病血清学诊断时的灵敏度一般不超过70%。早期所用抗原的选择是依据其有效性、易于纯化或在动物模型中抗原的免疫优势。近年来通过2－D和1－D免疫印迹分析结核病患者不同阶段的血清对结核分枝杆菌培养滤液的反应性，表明有许多尚未鉴定的蛋白可被较早期结核病患者的血清抗体和HIV共感染的血清识别，这些抗原可能增强抗体检测的灵敏度。此外，少数LTBI者也可能存在抗结核抗体，卡介苗免疫或其他NTM感染有可能导致假阳性。因此，本团队筛选一组灵敏度高、特异性强，并具有互补性的抗原联合作为结核病抗体检测抗原，通过不同的免疫实验方法简便、快速、高效地检测抗结核抗体，提高检测的灵敏度和特异性。

本团队通过ELISA或胶体金斑点免疫或Western免疫印迹法检测结核病患者血清中抗结核抗体，结果显示结核病患者血清无论是对结核分枝杆菌全菌体、PPD或糖抗原，还是30多种重组蛋白抗原均存在不同水平的抗体反应，这是因为结核分枝杆菌在增殖期和非增殖期分泌的蛋白成分有所不同，感染宿主的免疫遗传背景不同，导致对结核分枝杆菌抗原识别存在个体差异；也说明机体的体液免疫反应在抗结核感染中可能也发挥了一定的作用，但不像病毒那样能起中和作用而抑制发病；诱发结核病患者抗体反应的抗原大多是结核分枝杆菌细胞外蛋白或细胞壁抗原，大多数菌阳患者抗体检测的灵敏度高于菌阴患者，肺结核患者的阳性率高于肺外结核患者，PPD试验阳性者的灵敏度高于PPD试验阴性者。

结核抗原特异性抗体阳性对活动性结核病具有辅助诊断价值，但极少数结核感染高危人群也呈阳性反应。经多次回顾性分析，发现大多数结核分枝杆菌抗原在健康人群中的假阳性率一般不超过10%，假阳性主要出现在非结核呼吸疾病人群与感染的细菌有交叉反应。

（三）建立了一系列结核病体液免疫诊断新技术

本团队通过 ELISA 方法评价了 30 多种结核分枝杆菌抗原检测血清中结核抗体的灵敏度和特异性，筛选灵敏度高、特异性强、具有互补性的结核分枝杆菌抗原，建立了一系列结核体液免疫诊断新技术，将研究的成果及配套仪器的设计方案转让给公司或与公司合作转化产品，开发了分别由 1～4 种结核分枝杆菌早期、进展期分泌蛋白、稳定生长期细胞壁蛋白或糖抗原组成的 5 个新型结核抗体检测试剂盒和 1 个配套仪器（金标斑点免疫渗滤试验、金标免疫层析试验、ELISA 检测试剂盒、蛋白诊断芯片及配套芯片阅读仪、化学发光法检测试剂盒），获得专利授权 2 个和中国医疗器械注册证书 4 个，1 个产品被评为国家重点新产品、北京市高新技术成果转化项目、中国检验医学年度十大先进试剂。产品销往全国 20 多个省市，应用于临床，提高了菌阴肺结核、肺外结核患者的辅助诊断率。本团队成功地建立了应用寡核苷酸适配子检测结核病患者标本中抗原的方法，采用 SELEX 技术分析我国结核标本中的特异性抗原，发现各类结核病特征性诊断标志物，已获得中国发明专利 1 项，为建立新型、快速的结核病诊断方法奠定了基础。

1. 建立了由 1 种抗原组成的金标免疫层析试验方法　早期选择 1 种结核分枝杆菌进展期分泌蛋白制备重组 38kD 蛋白作为抗原，采用金标免疫层析试验方法与公司合作研制了结核分枝杆菌抗体 IgG 诊断试剂盒（胶体金法），特异性 80% 以上，灵敏度约 40%，已获中国医疗器械注册证书 1 个，被评为国家重点新产品、北京市高新技术成果转化项目、中国检验医学年度十大先进试剂（图 3－22）。产品销往全国 20 多个省市。

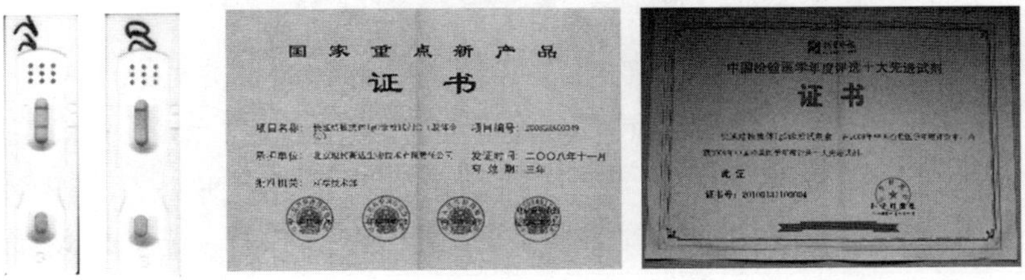

图 3－22　结核分枝杆菌抗体 IgG 诊断试剂盒（胶体金法）及注册证书

2. 开发了由 3 种抗原组成的蛋白诊断芯片及配套芯片阅读仪　为了进一步提高检测的灵敏度，我们采用多指标联检技术，选择 1 种结核分枝杆菌细胞壁糖抗原 LAM 和 3 种结核进展期和增殖期分泌蛋白、稳定生长期细胞壁蛋白制备重组 38kD、MPT63、16kD 蛋白作为抗原，采用金标斑点免疫渗滤方法研制了蛋白诊断芯片，开发了结核分枝杆菌多种抗体检测试剂盒及配套芯片阅读仪，其特异性达 80% 以上，灵敏度提高到 70% 左右，已获中国医疗器械注册证书（图 3－23）。

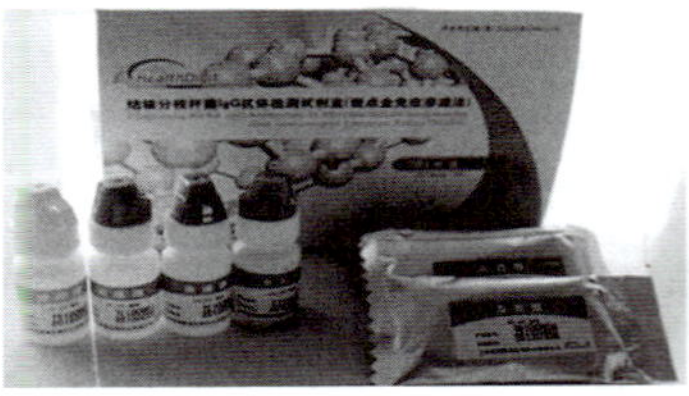

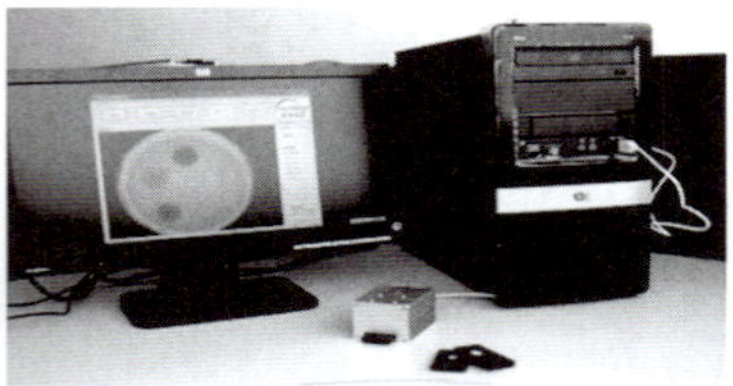

图 3－23 结核分枝杆菌多种抗体检测试剂盒（斑点金免疫渗滤法）、配套芯片阅读仪及注册证书

3. 建立了由 3 种抗原组成的结核抗体 ELISA 筛查方法 为了半定量地了解机体结核抗体水平，大批量地进行人群筛查、体检，我们选择 3 种结核分枝杆菌早期和进展期分泌蛋白、稳定生长期细胞壁蛋白制备重组 38kD、CFP10 和 16kD 蛋白抗原，采用 ELISA 法研制结核分枝杆菌 IgG 抗体检测试剂盒，特异性达 80% 以上，灵敏度 60% ~70%，已获中国医疗器械注册证书（图 3－24）。

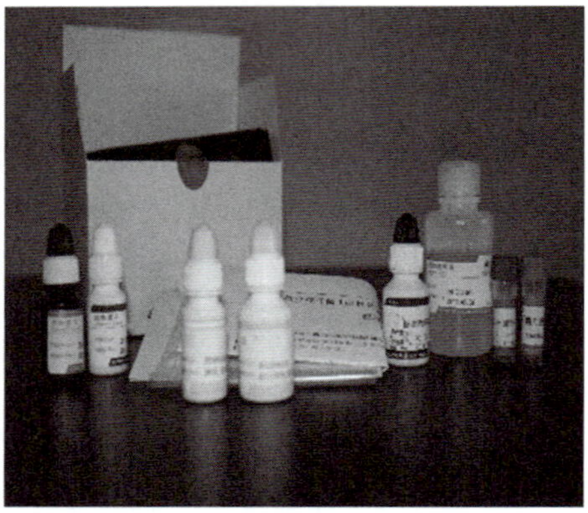

图 3－24 结核分枝杆菌 IgG 抗体检测试剂盒（ELISA 法）

4. 建立了由 5 种抗原组成的化学发光检测方法 为了半定量地了解机体抗结核抗体水平，并进一步提高检测的灵敏度，我们筛选、比较、确定了 5 种结核分枝杆菌新的早期、增殖期和进展期分泌蛋白、稳定生长期细胞壁蛋白制备重组 Rv0057－Rv1352＋38kD 或 38kD－Rv0577－Rv1271c＋16kD 蛋白作为抗原，并将化学发光诊断技术应用于结核抗体的检测，成功地研制了结核抗体检测试剂盒（化学发光法），获 2 项中国发明专利授权。正在寻找企业合作进行产品转化。

5. 建立了尿结核抗体检测方法 我们制备了一种新的结核分枝杆菌重组蛋白抗原 OTC，应用化学发光酶免疫分析法检测血液或尿液中的抗结核 OTC 抗体水平，与其他血清抗体检测起互补作用，从而提高抗结核抗体检测的灵敏度，提高结核病患者的发现率。此外，尿液标本来源方便，避免抽血化验给患者带来的痛苦，填补了国际空白。

正在寻找企业合作进行产品转化。

6. 建立了应用寡核苷酸适配子检测结核患者标本中抗原的方法　我们采用 SELEX 技术分析临床标本中结核分枝杆菌特异性抗原，发现各类型结核病特征性诊断标志物，已获得中国发明专利 1 项，为建立新型、快速的结核病诊断方法奠定了基础。

（1）建立了一种以结核分枝杆菌分泌蛋白 ag85b 为靶点的消减 SELEX 技术，获得了 11 个与 ag85b 蛋白特异结合的寡核苷酸适配子，亲和性高（OD = 1.046 ~ 1.347），比初始文库显著提高；二级结构分析发现适配子与 ag85b 蛋白亲和性的基础主要是大口袋茎环结构，口袋与环之间的茎桥含有不同数量的 GC 碱基对。“三明治”夹心法对 333 例体液标本检测结果显示，肺结核组灵敏度和特异性分别为 30.1% 和 98.1%，肺外结核组灵敏度和特异性分别为 10.2% 和 100%，为抗原的联合检测奠定了基础。抗原和抗体检测的相关性分析结果提示肺结核组中二者的相关系数 $r = 0.228$。

（2）应用 AP－1 适配子 ELONA 法检测 100 例健康人（包括 41 例 PPD 试验阴性和 59 例 PPD 试验阳性者）、59 例非结核呼吸疾病患者和 83 例结核病患者血清中结核分枝杆菌 ag85b，其 OD_{492nm} 分别为（0.034 ± 0.14）、（0.056 ± 0.17）、（0.250 ± 0.41）。以健康对照组和非结核呼吸疾病对照组的光密度平均值 + 2 倍标准差为正常界限值，应用 AP－1 适配子 ELONA 法检测结核病患者血清中结核分枝杆菌 ag85b 的灵敏度为 30.1%（菌阴患者为 12%，菌阳患者为 57.6%），特异性为 98.1%，阳性预测值为 89.3%，阴性预测值为 72.9%，总准确率为 74.8%。

（3）应用 AP－1 适配子 ELONA 法检测 2 例非结核性和 22 例结核性胸水中结核分枝杆菌 ag85b，其 OD_{492nm} 分别为（0.04 ± 0.03）、（0.120 ± 0.18），18.2% 的结核性胸水 OD_{492nm} 明显增高。检测 4 例非结核性和 28 例结核性脑脊液中结核性 ag85b，仅 1 例结核性脑脊液 OD_{492nm} 明显增高。检测 6 例非结核性和 28 例结核性腹水中结核性 ag85b，2 例结核性腹水 OD_{492nm} 明显增高。表明该方法也可从体液标本中检测出结核抗原，只是灵敏度还需进一步提高。

（四）建立了一系列细胞免疫诊断新技术

本团队评价了 20 余种结核分枝杆菌增殖期和潜伏期蛋白抗原诱导 5 类人群（正常人、卡介苗接种者、LTBI 者、结核病患者、非结核呼吸疾病患者）细胞免疫应答产生不同细胞因子的水平，筛选灵敏度高、特异性强的结核分枝杆菌抗原建立了应用 T 淋巴细胞增殖试验和（或）ELISPOT 检测分泌细胞因子的效应 T 淋巴细胞数和应用 ELISA 方法检测结核特异的细胞因子水平的细胞免疫诊断新方法，转让给公司研制了国内第一个结核感染 T 淋巴细胞检测试剂盒（ELISPOT 法），获得了中国医疗器械注册证书，填补了国内空白，并推广应用于临床。

1. 建立了结核特异的 T 淋巴细胞增殖试验　本团队 21 世纪初比较了 5 种结核分

枝杆菌特异的重组蛋白抗原 esat6、CFP10、mpt64、38kD、ag85a 刺激结核分枝杆菌感染的人和豚鼠 FBMC 产生增殖反应，而 PPD 试验阴性的正常人和卡介苗接种者对这些抗原反应水平低，其特异性显著高于结核分枝杆菌超声抗原和培养滤液。发现结核病在疾病发展的不同阶段，T 淋巴细胞识别的结核分枝杆菌抗原也不尽相同。

2. 建立了结核特异的 ELISPOT 本团队通过比较十几种结核分枝杆菌抗原诱导 5 类人群（正常人、BCG 接种者、LTBI 者、结核病患者、非结核呼吸疾病患者）产生 IFN－γ 的效应 T 淋巴细胞数，选择结核特异的重组 CFP10－esat6 融合蛋白作为刺激剂，通过比较细胞数、细胞培养时间、蛋白刺激浓度（图 3－25～3－27），成功地建立了应用 ELISPOT 技术检测分泌 IFN－γ 的 T 淋巴细胞数的方法，并结合亲和素－生物素放大系统，转让给公司研制了国内第一个结核感染 T 淋巴细胞检测试剂盒（ELISPOT 法）（图 3－28），并获得了中国医疗器械注册证书，填补了国内空白，推广应用于临床，建立了新的灵敏度高、特异性强的诊断结核分枝杆菌感染、辅助诊断结核病的方法，不受卡介苗接种和 NTM 感染的影响，灵敏度为 70% 左右，特异性达 80% 以上，而且不受机体免疫状态的影响，如血液病、艾滋病等免疫力低下患者均不受影响，可避免假阴性结果。

提高了结核分枝杆菌感染者的特异检出率，辅助结核病尤其是菌阴肺结核、肺外结核和小儿结核病的临床诊断，不受卡介苗接种和 NTM 感染的影响，灵敏度为 70% 左右，特异性达 80% 以上，而且不受机体免疫状态的影响，如血液病、艾滋病等免疫低下患者均不受影响，可避免假阴性结果。

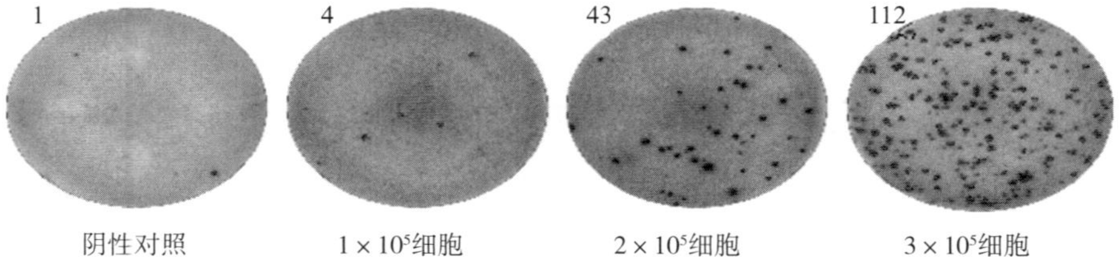

图 3－25 不同细胞浓度的 ELISPOT 结果

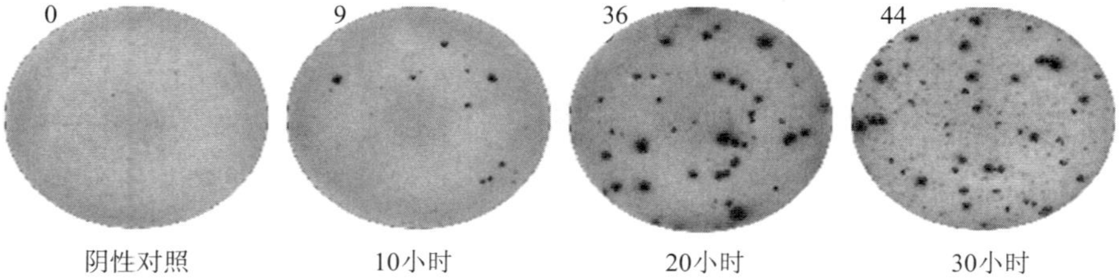

图 3－26 不同孵育时间的 ELISPOT 结果

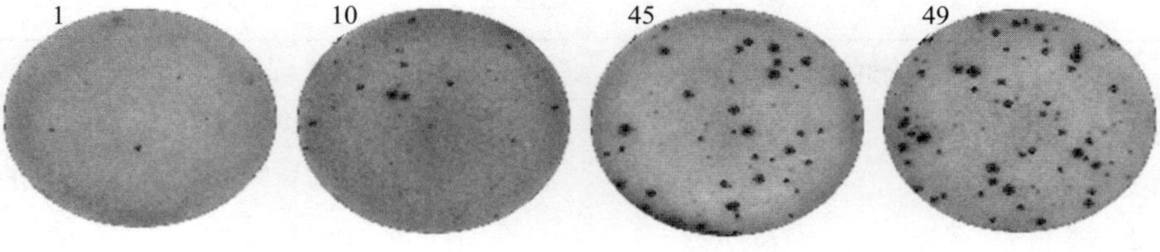

图 3－27　不同蛋白刺激浓度的 ELISPOT 结果

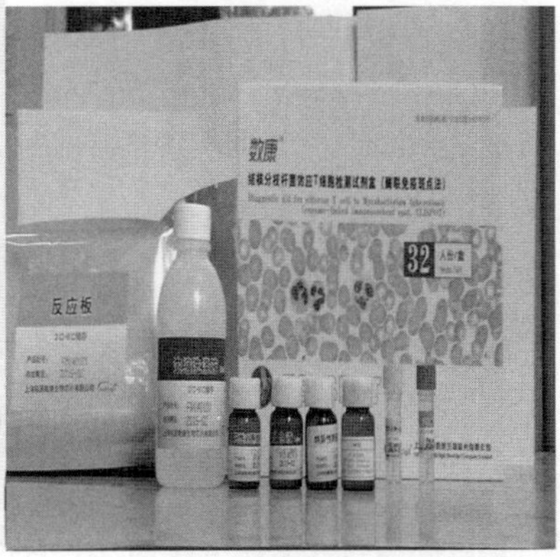

图 3－28　结核感染 T 淋巴细胞检测试剂盒

3. 建立了结核全血细胞因子直接检测方法

（1）结核全血 IFN－γ 直接检测。以结核特异的重组 CFP10－esat6 融合蛋白作为刺激剂，建立了应用 ELISA 或化学发光双抗体夹心法直接检测全血中结核特异的 IFN－γ的方法，研制了结核全血 IFN－γ 检测试剂盒（化学发光法），建立了新的灵敏度高、特异性强的结核分枝杆菌感染、结核病患者筛查方法，不受 BCG 接种和 NTM 感染的影响，其检测结核感染的灵敏度为 80% 左右，特异性达 80% 以上。

（2）结核全血 IP－10 直接检测。以结核特异的重组 CFP10－esat6 融合蛋白作为刺激剂，建立了应用化学发光双抗体夹心法直接检测全血中结核特异的 IP－10 的方法，根据 ROC 曲线得出的 IP－10 的诊断临界值为 89pg/ml，灵敏度为 85.7%，特异性为 88.9%，建立了一种全新的结核分枝杆菌感染筛查方法，不受 BCG 接种和 NTM 感染的影响。

（3）全血检测三种细胞因子的比较。通过应用化学发光酶免疫分析的方法对经 ESAT－6/CFP－10 融合蛋白刺激后全血 IFN－γ、IP－10 和 MCP－1 三种细胞因子含量的检测，证明该法可用于对活动性结核病的辅助诊断及鉴别诊断；诊断指标采用 IP－10 和 MCP－1 较 IFN－γ 可获得较高的灵敏度和诊断准确率（表 3－10）。因此，全血 IP－10与 MCP－1 检测可在临床推广，作为活动性结核病的辅助诊断方法。

表 3-10　三种细胞因子对活动性结核病诊断价值的比较

参数	IFN-γ	IP-10	MCP-1
灵敏度	57.30%	68.20%	92.80%
特异性	80.00%	80.00%	80.70%
阳性预测值	76.90%	78.70%	84.90%
阴性预测值	61.70%	67.90%	90.80%
准确率	76.90%	78.70%	84.90%

4. 研发新型结核病皮肤变态反应原　旧结核菌素、PPD是结核分枝杆菌培养滤液蛋白，其作用于人体会激发已致敏机体产生细胞免疫反应，激活T淋巴细胞、单核细胞和巨噬细胞，释放大量细胞因子，并使这些细胞增殖、聚集，包裹抗原形成结节，这就是DTH，其反应强度与细胞免疫呈平行关系。旧结核菌素不易标准化和易发生非特异性反应，目前已经很少使用。目前PPD试验已成为一种临床上最常用且最简便的结核分枝杆菌感染的诊断方法，反应越强，表示结核感染可能性越大，我国一直使用硬结直径≥5mm为阳性，≥20mm或有水泡、坏死、淋巴结炎等为强阳性，3岁以下儿童硬结直径≥15mm为强阳性的标准。但由于PPD中含有许多分枝杆菌（包括致病性分枝杆菌、环境中非致病性分枝杆菌和卡介苗）共同的抗原，PPD试验阳性并不能鉴别是因为结核分枝杆菌复合群感染，还是接触NTM或卡介苗接种后造成的致敏。因此，PPD试验诊断结核病的特异性差，用该方法进行结核病流行病学抽样调查获得的结核分枝杆菌感染率是不准确的，并不能真正反映人群中结核分枝杆菌感染的实际状况。

（1）结核分枝杆菌重组38kD皮肤变态反应原。1998年，解放军第309医院全军结核病研究所庄玉辉主任带领团队在军队医学科学基金的支持下，研究结核分枝杆菌38kD皮肤变态反应原，获得国家新药证书，并转让给广州东莞一家公司，建厂投产，但尚未上市。与人型PPD相比，该产品有以下特点：①它刺激产生的皮肤反应较轻，一般不会产生水泡和淋巴管炎等副作用；②它是通过基因工程技术制备的重组蛋白，无传染性，生产不需要生物安全条件；③该蛋白在结核分枝杆菌复合群中的含量高于卡介菌，因此，结核分枝杆菌感染者对其反应较强，而卡介苗接种者对其反应较弱。

（2）结核分枝杆菌重组esat6皮肤变态反应原。鉴于结核分枝杆菌重组38kD蛋白用作皮肤变态反应原，不能完全鉴别结核分枝杆菌感染者和卡介苗接种者，因此，本团队2001年在国家自然科学基金的资助下，通过比较esat6、CFP10、38kD、ag85a、MPT63、mpt64和katG等7种重组蛋白的免疫原性和毒性试验，比较、筛选诱导豚鼠结核病模型皮肤DTH的特异抗原，部分研究结果如下。

1）评价了5种结核分枝杆菌重组蛋白抗原诱发不同分枝杆菌致敏豚鼠的灵敏度

和特异性，结果显示 No. 1 esat6 蛋白诱发的皮肤反应具有较好的灵敏度和特异性（表 3－11）。

表 3－11　结核分枝杆菌 5 种重组蛋白抗原诱发不同分枝杆菌致敏豚鼠 24 小时 DTH

致敏分枝杆菌	硬结反应平均直径/mm					
	PPD	No. 1	No. 2	No. 3	No. 4	No. 5
结核分枝杆菌	8. 25	9. 33	7. 83	7. 63	5. 25	2. 75
牛结核分枝杆菌	8. 25	8. 25	6. 50	5. 50	4. 63	4. 25
活卡介苗	9. 08	0	NO	NO	NO	NO
死卡介苗	8. 33	0	0	3. 33	3. 67	1. 67
胞内分枝杆菌	7. 75	0	5. 60	4. 33	4. 50	3. 75
堪萨斯分枝杆菌	7. 88	0	5. 50	3. 50	4. 88	3. 75
海分枝杆菌	8. 13	7. 25	6. 50	5. 00	4. 38	4. 00
鸟分枝杆菌	8. 75	0. 67	3. 33	4. 33	4. 00	3. 67
不产色分枝杆菌	8. 33	0	6. 00	4. 00	4. 50	3. 00
淡黄分枝杆菌	7. 25	0	5. 00	4. 00	3. 75	2. 13
偶然分枝杆菌	6. 83	0	1. 67	0	4. 75	3. 50
耻垢分枝杆菌	7. 50	0	0	4. 00	3. 67	3. 00
草分枝杆菌	7. 33	0	4. 33	5. 00	4. 33	3. 67
次要分枝杆菌	8. 75	0	5. 00	5. 00	3. 13	2. 50

2）结核分枝杆菌重组 esat6 抗原诱发死结核分枝杆菌致敏豚鼠 DTH。①常规皮肤试验法：于豚鼠大腿内侧腹股沟处皮下注射 0. 1ml（5mg）灭活的结核分枝杆菌 H37Rv 全菌体，1 周致敏 1 次，共致敏 4 次，最后一次致敏后 1 周进行皮肤试验。将致敏豚鼠随机分成 5 组，每组 6 只，雌雄各半。每只豚鼠在同一部位注射同一剂量的抗原，注射量均为 0. 1ml，皮内注射后 24、48、72 小时测量、记录结果。阴性对照组，豚鼠局部皮肤无红肿、硬结反应；5U PPD 与不同剂量重组 esat6 抗原组平均皮肤硬结直径均大于 5mm，为阳性反应；0. 1、0. 2μg 重组 esat6 抗原组平均皮肤硬结直径显著小于 PPD；0. 4、0. 6、0. 8μg 重组 esat6 抗原组平均皮肤硬结直径与 PPD 相似；1. 0μg 重组 esat6 抗原组平均皮肤硬结直径显著大于 PPD。②轮圈皮肤试验法：为排除豚鼠个体差异，采用轮圈法在一只豚鼠背上注射 PPD 及不同剂量的重组 esat6 抗原，研究影响豚鼠 DTH 反应的因素：剂量效应、时间效应、豚鼠性别。取 6 只豚鼠，雌雄各半，以轮圈法注射于豚鼠背部一侧，每侧 6 个点，生理盐水、5U PPD 和 0. 4、0. 6、0. 8、1. 0μg 重组 esat6 抗原，分别于注射后 24、48、72 小时测量、记录结果。剂量效应结果表明：重组 esat6 抗原从低剂量到高剂量组诱发豚鼠 DTH 的绝对值逐渐升高，但 0. 4 ~ 1. 0μg 重组 esat6 抗原与 PPD 对照品诱发豚鼠 DTH 的效果无显著差异。由此可见，0. 6 ~

0.8μg 的剂量较合适。时间效应结果显示：重组 esat6 抗原诱发豚鼠 DTH，随着时间的延长，平均绝对值变小。0.1、0.2、0.4、0.6、0.8、1.0μg 剂量诱发豚鼠 DTH，24、48、72 小时之间均有差异，24 小时的平均硬节直径显著大于 48 小时的平均硬节直径，48 小时的平均硬节直径显著大于 72 小时的平均直径。大部分豚鼠在注射后 72 小时皮肤硬节直径小于 5mm，无实际意义，豚鼠皮内注射后 24 小时是 DTH 最佳观测时间。豚鼠性别效应结果显示：豚鼠雌雄个体之间 DTH 强度略有不同，大部分雄豚鼠 DTH 强于雌豚鼠，雄豚鼠 DTH 的平均硬节直径大于雌豚鼠，但差异无显著性。

3）重组 esat6 抗原诱发活结核分枝杆菌致敏豚鼠的 DTH。取 6 只豚鼠，雌雄各半，以轮圈法注射于豚鼠背部一侧，每侧 6 个点，生理盐水、5U PPD 和 0.6、0.8、1.0、1.2μg 重组 esat6 抗原，注射量均为 0.1ml，分别于注射后 24、48、72 小时测量、记录结果。剂量效应结果表明：重组 esat6 抗原从低剂量到高剂量组诱发豚鼠 DTH 的绝对值逐渐升高，但 0.6~1.2μg 重组 esat6 抗原与 PPD 诱发豚鼠 DTH 的效果无显著差异。由此可见，0.8~1.0μg 的剂量较合适。时间效应结果显示：重组 esat6 抗原诱发豚鼠 DTH，随着时间的延长平均绝对值变小。0.6、0.8、1.0、1.2μg 剂量诱发豚鼠 DTH，24、48、72 小时之间均有差异，24 小时的平均硬节直径显著大于 48 小时的平均硬节直径，48 小时的平均硬节直径显著大于 72 小时的平均硬节直径。大部分豚鼠在注射后 72 小时皮肤 DTH 直径小于 5mm，无实际意义，豚鼠皮内注射后 24、48 小时是 DTH 较理想的观测时间。豚鼠性别效应结果显示：豚鼠雌雄个体之间 DTH 强度略有不同，大部分雄豚鼠 DTH 强于雌豚鼠，雄豚鼠 DTH 的平均硬节直径大于雌豚鼠，但无显著差异。

4）结核分枝杆菌重组 esat6 抗原诱发不同分枝杆菌致敏豚鼠的 DTH。分别于豚鼠大腿内侧腹股沟处皮下注射 0.1ml（5mg）活的卡介苗及热灭活的卡介苗、牛分枝杆菌、胞内分枝杆菌、堪萨斯分枝杆菌、海分枝杆菌、鸟分枝杆菌、不产色分枝杆菌、淡黄分枝杆菌、偶然分枝杆菌、胃分枝杆菌、耻垢分枝杆菌、草分枝杆菌、次要分枝杆菌等 13 种分枝杆菌全菌体，1 周致敏 1 次，共致敏 4 次，最后 1 次致敏后 2 周进行皮肤试验。将致敏豚鼠随机分成 14 组，每组 4 只，雌雄各半。每只豚鼠均皮内注射 PPD、重组 esat6 抗原（10μg/ml）2 个点，注射量均为 0.1ml，皮内注射后 24、48、72 小时测量记录结果。5U PPD 与重组 esat6 抗原平均皮肤硬结直径大于 5mm 为阳性反应。PPD 可诱发 13 种分枝杆菌致敏豚鼠的 DTH，尤其是可诱发死的或活的卡介苗致敏豚鼠的 DTH；重组 esat6 抗原只诱发 3 种分枝杆菌（牛分枝杆菌、海分枝杆菌、胃分枝杆菌）致敏豚鼠的 DTH，卡介苗及其他大多数分枝杆菌致敏豚鼠对其均无反应。因此，PPD 不能鉴别结核分枝杆菌感染或卡介苗接种、NTM 感染，诊断结核分枝杆菌感染的特异性差；而重组 esat6 抗原能够鉴别结核分枝杆菌感染或卡介苗接种，可取代 PPD，成为结核病特异性皮肤诊断试剂。

5）结核分枝杆菌重组 esat6 抗原诱发志愿者 DTH。本团队于 2001 年选择重组 esat6 蛋白研制新的结核病皮肤诊断变态反应原生物制品，取经过检定合格的成品在 10 名研究人员志愿者中进行皮肤试验。吸取本品和人型 PPD 各 0.1ml，分别皮内注射于每个人的左右前臂掌侧，于注射后 72 小时测量、记录注射部位皮下硬结的纵、横直径（mm），反应平均直径≥5mm 者为阳性反应，凡是反应平均直径≥20mm 或有水泡、坏死、淋巴管炎者均属强阳性反应。结果显示：2 位志愿者 PPD 和本品均呈强阳性反应，说明 2 人均已感染了结核分枝杆菌，结核分枝杆菌很可能在体内增殖活跃，需要预防治疗；3 位志愿者 PPD 试验呈强或中等阳性反应，而本品呈中等或弱阳性反应，说明他们体内只有少量结核分枝杆菌潜伏，不需要预防治疗；2 位志愿者虽然 PPD 试验呈中等阳性反应，但本品皮试均阴性，说明他们 PPD 试验阳性是接触环境中 NTM 或卡介苗接种后造成的致敏，可能没有感染结核分枝杆菌；1 位志愿者来自农村，不知是否接种卡介苗，上肢也未见卡痕，其 PPD 试验弱阳性而本品皮试阴性，说明其 PPD 试验弱阳性很可能是接触 NTM 所致；2 位志愿者 PPD 试验、本品皮试均阴性，说明他们既未感染分枝杆菌，也未接种卡介苗。10 名志愿者中，1 人 PPD 试验出现水泡，而本品皮试无人出现过敏、水泡、淋巴结炎等症状。说明 1.0μg 的重组 esat6 抗原作为人类皮肤试验的剂量是合适的，皮内注射后 72 小时是人皮肤反应较理想的观测时间。结核病皮肤诊断变态反应原用于人类是安全、有效的，无任何副作用。本制品于 2003 年 10 月 26 日向国家食品药品监督管理总局申请注册（受理号：X0305509），虽然未能获得批准，但为我国开发结核 esat6 皮肤变态反应原诊断试剂奠定了很好的实验基础。

（3）结核分枝杆菌重组 CFP10 皮肤变态反应原。2004 年本团队在国家“十五”重大科技专项“创新药物和中药现代化”课题的支持下，对结核分枝杆菌重组 CFP10 变态反应原进行了深入研究，试图将其开发为新型结核病皮肤变态反应原。部分研究结果如下。

1）重组 CFP10 抗原诱发死分枝杆菌致敏豚鼠的 DTH。将 24 只豚鼠随机分成 3 组，每组 8 只，雌雄各半，分别用灭活的结核分枝杆菌 H37Rv、牛分枝杆菌和卡介苗全菌体致敏。采用轮圈法在每一只豚鼠背上分别皮内注射 0.1ml PBS、5U PPD 及 1.0μg 重组 CFP10 抗原，注射后 24、48、72 小时测量、记录结果。结核分枝杆菌 H37Rv 组和牛分枝杆菌组 PBS 注射豚鼠局部皮肤无红肿、硬结反应，PPD 与重组 CFP10 抗原注射后 24 小时平均皮肤硬结直径均大于 5mm，为阳性反应；卡介苗组 PPD 注射后 24 小时平均皮肤硬结直径均大于 5mm，为阳性反应；而 PBS 及重组 CFP10 抗原注射豚鼠局部皮肤无红肿、硬结反应。由此可见，PPD 不能鉴别结核分枝杆菌感染或卡介苗接种，诊断结核分枝杆菌感染的特异性差；而重组 CFP10 抗原能够鉴别结核分枝杆菌感染或卡介苗接种，可弥补 PPD 不足，成为结核病特异性皮肤诊断试剂；豚鼠皮内注射后 24 小时是 DTH 最佳观测时间，豚鼠雌雄个体之间 DTH 强度无显著性差异。

2）重组 CFP10 抗原诱发活结核分枝杆菌致敏豚鼠的 DTH。6 只豚鼠用活的结核分枝杆菌 H37Rv 致敏后，采用轮圈法在每一只豚鼠背上分别皮内注射 0.1ml PBS、5U PPD 及 1.0μg 重组 CFP10 抗原，注射后 24、48、72 小时测量、记录注射部位皮下硬结的纵、横直径，并计算出平均硬结反应直径。PBS 注射豚鼠局部皮肤无红肿、硬结反应，PPD 与重组 CFP10 抗原注射后 24、48、72 小时平均皮肤硬结直径均大于 5mm，为阳性反应。由此可见，活结核分枝杆菌感染豚鼠引起的 DTH 反应比死结核分枝杆菌感染的强、持续时间长。

3）结核分枝杆菌重组 CFP10 抗原诱发志愿者 DTH。本团队于 2005 年选择重组 CFP10 蛋白研制新的结核病皮肤诊断变态反应原生物制品，取经过检定合格的成品在本团队研究人员志愿者中进行皮肤试验。取经过初步检定合格的重组 CFP10 抗原原液配制成 10μg/ml 进行皮肤试验。该志愿者为结核分枝杆菌感染者，既往多次 PPD 试验为强阳性，吸取本品 0.1ml 皮内注射于其右前臂掌侧，于注射后 24、48、72 小时测量、记录注射部位皮下硬结的纵、横直径（mm），反应平均直径≥5mm 者为阳性反应，凡是反应平均直径≥20mm 或有水泡、坏死、淋巴管炎者均属强阳性反应。结果显示本制品皮试 24、48、72 小时出现红肿、硬结的平均直径分别为 18.5 mm、15.5 mm 和 9.5 mm，呈阳性反应，无过敏、水泡、淋巴结炎等症状，说明 1.0μg 的重组 CFP10 抗原作为人类皮肤试验的剂量是合适的，皮内注射后 24 ~ 48 小时是人类皮肤反应较理想的观测时间；该制品用于人类是安全、有效的，无明显副作用。

4）重组 esat6、CFP10 蛋白的毒性试验研究。①急性毒性试验：分别将 24 只清洁级 KM 小鼠分为 2 组，每组雌雄各半。小鼠组 1 皮内多点注射 1ml 20μg/ml 重组 esat6 或 CFP10 蛋白，小鼠组 2 腹腔注射 1ml 20μg/ml 重组 esat6 或 CFP10 蛋白。给药后观察 1 周，结果 24 只小鼠未见任何中毒症状，全部健存，且体重均增加。2 个制品给予小鼠1mg/kg的药物剂量远远高于人体临床用药剂量 1μg/50kg，未发现任何异常症状，说明这 2 个制品无毒副作用，临床使用是安全的。②免疫毒性试验：分别将 6 只一级白色豚鼠分为实验组与对照组，每组各 3 只豚鼠。对照组每只豚鼠皮内注射 0.1ml 1 × PBS，实验组每只豚鼠皮内注射 0.1ml 20μg/ml 重组 esat6 或 CFP10 蛋白样品，共 3 次，每次间隔 5 天。在第 3 次注射后 15 天，实验组与对照组每只豚鼠再皮内注射 0.1ml 样品，然后连续观察 3 天。实验组与对照组动物饮水、进食正常，未见任何异常反应，两组动物行为无明显区别。这 2 个制品均不会引起过敏反应。

（4）结核分枝杆菌重组 CFP10/esat6 变态反应原。鉴于 esat6 和 CFP10 均具有较好的免疫原性、特异性和安全性，不同个体的抗原特异性 $CD4^+$ T 淋巴细胞对 esat6 和 CFP10 抗原的反应并不完全相同，结核病患者对 esat6 抗原的反应率（71.0%）高于 CFP10（64.5%），31.7% 的患者对这两种抗原同时有反应，说明抗原的识别受个体遗传因素的影响，可能是个体存在 HLA 多态性所致，esat6 蛋白是中国人群的优势抗原；此外，结核病患者识别 CFP10/esat6 融合蛋白的效应 T 淋巴细胞数［（60.1 ±93.7）个］显著高于 esat6 蛋白［（46.7 ±78.5）个］，但低于 CFP10 蛋白［（69.2 ±119.7）个］，说明 CFP10 蛋白的抗原性高于 esat6 蛋白。为了进一步提高检测的灵敏度，2004 年本团队在前期研究基础上，构建了结核分枝杆菌重组 CFP10/esat6 和 esat6/CFP10 融合蛋白，比单一抗原含有更多的 T 淋巴细胞抗原决定簇，有更强的免疫原性，对这两个蛋白的部分研究结果概述如下。

1）CFP10/esat6 和 esat6/CFP10 基因工程株的构建和表达。对 esat6 和 CFP10 的基因序列进行了优化，改变了部分密码子但不改变氨基酸序列，使重组基因在原核宿主中表达率提高。两个基因工程株在不同诱导时间的表达量不同，从图 3－29 可看出 CFP10/esat6 蛋白在 IPTG 诱导后的表达量高于 esat6/CFP10 蛋白，在 IPTG 诱导后 3～4 小时表达水平达到高峰；而 esat6/CFP10 蛋白在 IPTG 诱导后 3 小时表达水平达到高峰，4 小时表达水平就下降了。

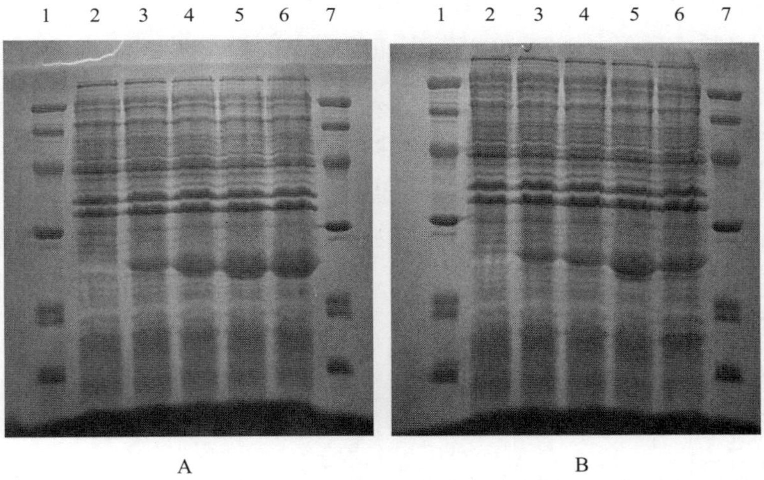

图 3－29　CFP10－esat6 和 esat6－CFP10 工程菌诱导表达的 SDS－PAGE 结果

A. CFP10－esat6 工程菌；B. esat6－CFP10 工程菌。1、7 为蛋白质分子量标准（TaKaRa－D530A：97.2，66.4，44.3，29.0，20.1kD）；2 为工程菌诱导前；3 为工程菌诱导后 1 小时

2）重组 CFP10/esat6 融合蛋白与重组 esat6/CFP10 蛋白抗原诱发豚鼠 DTH 反应比较。两种蛋白的反应在结核分枝杆菌 H37Ra 组、H37Rv 组和生理盐水组无显著差异。说明 ESAT－6 和 CFP－10 蛋白的连接顺序并不影响皮肤免疫反应的结果。

3）重组 CFP10/esat6 蛋白诱发 DTH 的研究。鉴于本团队发现 CFP10/esat6 基因工程株的表达效率高于 esat6/CFP10，而皮肤反应性并无区别，因此，2008 年本团队在国家“十一五”重大传染病专项的资助下，选择 CFP10/esat6 蛋白进一步研发皮肤变态反应原。①由于 PPD、esat6 和 CFP10 蛋白主要是结核分枝杆菌分泌蛋白，在死菌中含量较少，本研究采用灭活结核分枝杆菌 H37Rv 全菌体致敏豚鼠时，PPD 和 CFP10 - esat6 蛋白引起的 DTH 较弱；而采用活结核分枝杆菌 H37Rv 株致敏时，PPD 和 CFP10 - esat6 蛋白引起的 DTH 较强；活结核分枝杆菌致敏的研究结果更能反映人类的感染状况，0.6 ~ 1.2μg rCFP10 - esat6 抗原与 PPD 诱发豚鼠 DTH 的效果无显著差异。因此，选择 1.0μg 的 rCFP10 - esat6 抗原作为人类皮肤试验的剂量。②由于人和豚鼠遗传背景的差异，虽然豚鼠在皮内注射后 24、48 小时是皮肤反应较理想的观测时间，但在 PPD 试验强阳性的人体中，rCFP10 - esat6 抗原在皮内注射后 72 小时诱发的皮肤反应与 PPD 无显著差异。因此，本制品仍选择皮内注射后 72 小时为人皮肤反应观测时间。③PPD 中含有许多分枝杆菌（包括致病性分枝杆菌、环境中非致病性分枝杆菌和卡介苗）共同的抗原，PPD 试验阳性并不能鉴别是因为结核分枝杆菌复合群感染，还是接触 NTM 或卡介苗接种后造成的致敏，诊断结核分枝杆菌感染的特异性差；而 rCFP10 - esat6 蛋白是由结核分枝杆菌、牛结核分枝杆菌和少数致病性分枝杆菌基因组的 RD1 区域编码，所有卡介苗菌株及绝大部分 NTM 基因组均丢失该区域，不表达 esat6 和 CFP10 蛋白。因此，重组 CFP10 - esat6 抗原能够鉴别是结核分枝杆菌感染，还是卡介苗接种引起的致敏，诊断结核分枝杆菌感染的特异性强，不受卡介苗接种的干扰，可取代 PPD 成为结核特异性皮肤诊断试剂。④结核分枝杆菌重组 CFP10 - esat6 抗原制品的生产环节是可控制的，完全可保证产品质量；致敏效应试验和异常毒性试验结果表明本制品中无外源性毒性物质污染而引起的毒副作用，不存在不安全因素；初步用于志愿者的结果也证明是安全、有效的，无任何副作用。因此，本制品完全有可能代替 PPD，成为诊断结核分枝杆菌感染、鉴别活动性结核病、监测机体免疫反应的特异性皮肤试剂。

4）成果转化。2012 年新型结核皮肤变态反应原 CE 转让给浙江海正药业股份有限公司，已经形成了 100L 规模化生产工艺，批产量可以达到 20g 以上满足 2000 万人份的需求，产品质量符合生物制品要求，纯度 98% 以上。目前产品已通过中国食品药品检定研究院的检定，已获得国家食品药品监督管理总局临床试验批文。

本团队期待新的结核病皮肤变态反应原 CE 应用于临床，其价格便宜，应用简便，无须特殊仪器，可鉴别结核分枝杆菌感染者和卡介苗接种者，适合于基层医疗单位广泛应用于结核高危人群的筛查，菌阴肺结核和肺外结核的辅助诊断及流行病学的调查，解决目前结核病皮肤诊断试剂特异性差的问题，这对于广泛接种卡介苗的国家是非常有益的。

六、结核蛋白质组诊断模型

20 世纪 80 年代，解放军第 309 医院全军结核病研究所通过 PAGE 电泳了解了结核病患者与肺癌患者血清指纹图谱的差异。随着蛋白质组学的兴起，2002 年，解放军第 309 医院全军结核病研究所庄玉辉主任带领团队率先在国内开展结核分枝杆菌蛋白质组学研究，应用双向电泳技术分别对结核分枝杆菌 H37Rv 株培养上清蛋白、胞质蛋白和细胞膜蛋白进行分析，分别分离出 907、884 和 681 个蛋白斑点，3 个组分蛋白质分子量分布基本相似，70.5% ~74.4% 蛋白分子量为 10 ~49 kD，80.9% ~83.5% 分布在 pH3.0 ~6.4 的范围。但细胞膜蛋白分布在极碱性区域（pH >9.0）的蛋白较多，而培养上清蛋白分布在极酸性区域（pH <4.0）的蛋白较多。培养上清蛋白、胞质蛋白和细胞膜蛋白表达量较高的蛋白各占 71 点（7.8%）、242 点（27.4%）和 19 点（2.8%），为我国结核蛋白质组学的研究奠定了基础。

随着质谱仪的发展和蛋白质组学研究的深入，产生了蛋白质指纹图谱的诊断新技术，该技术是通过质谱分析不同疾病血清中循环蛋白的差异，以特异性差异蛋白作为诊断标志物来诊断疾病。2007 年本团队应用 SELDI/TOF - MS 和蛋白质芯片技术分析 264 例活动性肺结核患者、其他呼吸疾病患者和正常人血清，129 例活动性肺结核血清和 135 例对照血清蛋白指纹图谱比较，发现 50 个差异蛋白峰（P <0.01）；以 69 例其他呼吸疾病血清为对照，选择 3 个蛋白峰（5643、4486、4360 m/z）建立诊断模型，该模型诊断活动性肺结核的灵敏度为 96.9%，特异性为 97.8%，准确率为 97.3%，获得了中国发明专利授权，为蛋白质组学用于结核病的诊断提供了科学的依据。其中质荷比峰为 5643 m/z 的蛋白峰在 62.8% 的活动性肺结核患者、63.2% 的结核性脑膜炎患者、47.4% 的结核性胸膜炎患者血清中表达显著增高，在 71.9%（97/135）的非结核呼吸疾病患者和健康人血清中表达显著降低。我们联合采用高压液相色谱（HPLC）和基质辅助激光解吸电离飞行时间质谱（MALDI - TOF - MS）技术进一步鉴定该标志物，发现 5643 m/z 蛋白峰是 α_1 - 酸性糖蛋白（Alpha - 1 - acid glycoprotein，AGP），是一个主要的急性期蛋白，为结核病的血清诊断标志物之一。目前我们正在研究如何建立稳定的、可重复的蛋白质组诊断模型为临床服务。

结核分枝杆菌的致病作用是通过蛋白质来实现的，结核病的发生也是通过蛋白质的变化而造成组织的损伤。因此，分析结核病患者与非结核呼吸疾病患者、卡介苗接种者、LTBI 者和正常人之间的蛋白表达的差异，发现结核病特异性诊断标志物，建立特异的蛋白质组诊断模型，在结核病患者的诊断和鉴别诊断中将具有广泛的应用前景，“组学”将成为未来诊断的方向。

七、存在的问题及展望

本团队通过分子生物学诊断技术的研发，提高了排菌结核病患者和 MDR - TB 患者的发现率，为消灭传染源奠定了基础；通过免疫学诊断技术的研发，提高了菌阴结核病患者的辅助诊断率。虽然本团队在结核病的实验室诊断研究方面做了大量工作，成果转化取得了一些成绩，但大部分传统的结核病实验室诊断方法简便、价廉、结果可靠，仍是目前结核病实验诊断的重要手段；新的实验诊断技术仍有不同的优缺点，还需不断地发展、完善，尚不能完全代替传统的病原学诊断方法。当然不能期望一个新的诊断技术就能够“包打天下”，只要能解决一点问题就是进步。

目前实验室诊断主要存在下列问题：①新的诊断技术仪器昂贵，检测费用高，难以广泛推广应用；②分子诊断技术检测分离株具有较高的灵敏度和特异性，但直接检测临床标本的灵敏度还不够理想；③新的免疫诊断技术只能作为辅助诊断的指标，灵敏度或特异性还需进一步提高；④对新诊断技术检测结果的临床意义的诠释和宣讲不够，大多数临床医师对检测结果的理解还局限于表面。因此，未来在技术、方法上还需不断地发展、完善，仍有许多问题值得进一步研究。

1. 抗原的筛选和制备 结核分枝杆菌分泌蛋白和细胞壁表面的蛋白是诱导机体免疫应答的主要抗原，已对数十种蛋白质的免疫学作用有了比较详细的了解，目前应用于免疫检测的抗原主要是结核分枝杆菌增殖期分泌蛋白和细胞壁糖抗原，对于结核分枝杆菌潜伏期蛋白的研究不深入，尚无转化的产品。因此，有必要对结核分枝杆菌蛋白抗原的诊断价值进行较全面的深入研究，进一步筛选、比较、制备，以获得特异、高效的纯化抗原，为结核病的免疫诊断奠定基础。

2. 结核感染不同时期分子标志物的研究 通过对不同结核分枝杆菌感染状态下抗原生物学特性的研究，了解结核分枝杆菌感染休眠期、感染增殖期、结核病非活动期、结核病活动期、耐药结核病和肺外结核优势抗原的结构、功能及表达情况，发现新的诊断分子标志物，以鉴别结核感染与发病。

3. 多种实验室检测方法有机组合 每位患者病情不同，实验室检验项目应合理设置，临床医师应正确把握各种诊断方法的最佳检测时机和最佳组合。

4. 建立新的免疫诊断体系 通过研究诊断试剂中的关键原料，如标志物、新型纳米材料、示踪染料等，建立新的免疫诊断体系，为诊断试剂提供支撑。

5. 研发新的诊断技术 结核病患者的表现非常复杂，随着人们生活水平的提高，排菌结核病患者将大大减少，目前的免疫诊断主要局限于体液免疫反应和细胞免疫反应，组学诊断将成为未来发展的方向，因此，蛋白质组学、转录组学等的研究、转化与应用需进一步加强。

6. 建立诊断评价体系 针对我国结核病的特点，建立供结核病诊断制品实验室质量控制用的标准品、参考品和评价标准；建立规范的结核病诊断试剂临床评价体系，使新的诊断方法实现产品化成为可能。

7. 加强实用性检测仪器的研发 研发相配套的检测仪器，达到简化操作、提高结果判断客观性和准确性的目的，同时实现高通量的检测，节省人力。

8. “产学研用”相结合　整合科研单位和企业的优势资源，联合攻关，将基础研究的创新成果有效地转化为诊断产品，服务于临床，接受临床的验证，并进一步改进、创新。另一方面，企业与科研单位应做到合作共赢，增强科研人员转化的动力，才能源源不断地开发出新产品。

总之，今后我国在结核病的基础研究方面还应加大投入，壮大结核病研究队伍，改善科研条件，扶持创新性、实用性的研究，加强科技转化，为实现精准诊断、精确治疗奠定基础，使我国的结核病控制走在世界的前列。

参考文献

1. 张俊仙，梁艳，刘银萍，等. 应用免疫磁珠分离－改良罗氏培养技术检测痰结核分枝杆菌的研究. 中国病原生物学杂志，2014，9（8）：724－726.
2. 张俊仙，吴雪琼，刘银萍，等. 应用磁纳米捕获－PCR 技术检测痰液结核分枝杆菌的研究. 中国病原生物学杂志，2012，7（4）：252－253.
3. 吴雪琼，黄培堂，庄玉辉，等. 人型结核杆菌全染色体 DNA 探针鉴别结核杆菌和其他分枝杆菌的研究. 微生物学报，1990，30（3）：234－237.
4. 吴雪琼，庄玉辉，张晓刚，等. 光敏生物素标记人型结核杆菌 DNA 探针的研究. 中国防痨杂志，1992，14（2）：79－80.
5. 吴雪琼，庄玉辉，张晓刚，等. 聚合酶链反应快速检测结核病支气管灌洗液中结核杆菌的研究. 中国防痨杂志，1992，14（4）：167－168.
6. 吴雪琼，庄玉辉，李国利，等. 三种病原学检查方法对肺结核病人的诊断价值. 中华结核和呼吸杂志，1994，17（6）：371.
7. 李晓明，吴雪琼，张敦熔，等. PCR 与单克隆抗体 ELISA 夹心法快速诊断结核病的研究. 单克隆抗体通讯，1995，11（1）：22.
8. 吴雪琼，庄玉辉，张晓刚，等. 结核杆菌 DNA 探针板杂交方法及其应用研究. 中国防痨杂志，1996，18（4）：177－180.
9. 吴雪琼，庄玉辉，张晓刚，等. PCR 和 DNA 探针联合检测临床标本中结核杆菌的研究. 中华结核和呼吸杂志，1996，19（1）：37－40.
10. 吴雪琼，庄玉辉，张晓刚，等. 结核分枝杆菌 DNA 片段探针制备及其应用研究. 临床肺科杂志，1998，3（5）：19－22，40.
11. 吴雪琼，黄培堂，庄玉辉，等. 人型结核杆菌克隆 DNA 探针的制备及其应用的研究. 中国现代医学杂志，1999，9（4）：3－5，8.
12. 吴雪琼，张俊仙，刘佳文，等. PCR－SSCP 分枝杆菌菌种初步鉴定方法的建立及其应用. 中国现代医学杂志，2000，10（7）：25－26.
13. Wu X，Zhang J，Liang J，et al. Comparison of rapid Identification of mycobacterial clinical isolates to the species level by three methods. J Clin Microbiol，2007，45（6）：1898－1903.
14. 庄燕，白云，吴雪琼，等. 应用 PCR 技术快速鉴定结核分枝杆菌复合群菌种. 第三军医大学学报，2007，28（18）：1846－1849.
15. 张俊仙，吴雪琼，梁建琴，等. 应用膜芯片技术快速鉴定分枝杆菌菌种. 实用医学杂志，2007，23（5）：616－618.
16. 张俊仙，吴雪琼，邢婉丽，等. 应用 DNA 微阵列技术快速鉴定分枝杆菌菌种. 中国防痨杂志，2007，29（1）：1－7.
17. 张俊仙，王杰，孙伟民，等. 应用荧光定量 PCR－探针熔解曲线法快速鉴定分枝杆菌菌种方法的建立及初步评价. 中国医刊，2016，51（4）：82－86.
18. 吴雪琼，庄玉辉，何秀云，等. 结核分枝杆菌链霉素耐药基因的检测. 中华结核和呼吸杂志，1996，19（6）：342－345.
19. 吴雪琼，庄玉辉，张俊仙，等. 耐多药结核病耐药分子机制的研究. 中华结核和呼吸杂志，1997，20（6）：332－335.
20. 吴雪琼，张俊仙，庄玉辉，等. 结核分枝杆菌利福平耐药基因突变的研究. 中华结核和呼吸杂志，1998，21（6）：329－332.
21. 吴雪琼，张俊仙，庄玉辉，等. 结核分枝杆菌 *katG* 和 *inhA* 基因突变的研究. 中国抗生素杂志，1998，23（5）：362－367.
22. 吴雪琼，张俊仙，胡忠义，等. *AhpC* 基因突变与结核分枝杆菌耐异烟肼的研究. 中华结核和呼吸杂志，1998，21（12）：727－729.
23. 吴雪琼，张俊仙，庄玉辉，等. 16S rRNA 基因突变与结核分枝杆菌耐链霉素的研究. 中华结核和呼吸杂志，1998，21（9）：569.
24. Wu X，Zhang J，Zhuang Y，et al. Molecular mechanisms of drug resistance in M. tuberculosis clinical isolates. Chinese Med J，1999，112（6）：524－528.
25. 吴雪琼，张俊仙，庄玉辉，等. 应用巢氏 PCR－SSCP 直接检测结核病临床标本中结核分枝杆菌链霉素耐药基因型. 中国现代医学杂志，1999，9（3）：1－3.
26. 吴雪琼，张俊仙，庄玉辉. 应用 PCR－RFLP 分析结核分枝杆菌的 *rpsL* 基因突变. 中国防痨杂志，2000，22（1）：8－11.
27. 吴雪琼，钟敏，张俊仙，等. 通过 PCR－直接测序法分析结核分枝杆菌 *katG* 基因突变. 临床检验杂志，2000，18（1）：9－11.
28. Wu X，Zhang J，Li Q，et al. Identification of rifampin-resistant genotype in Mycobacterium tuberculosis by PCR-reverse dot blot hybridization technique. Mol Biotechnol，

2009, 41 (1): 1-7.

29. Zhang J, Wu X, Yang Y, et al. Association among the *Rv*2629 gene, *rpoB* gene, RFP resistance and Beijing genotype in M. tuberculosis clinical isolates. Afri J Microbiol Res, 2010, 4 (14): 1575-1581.

30. Wu X, Lu Y, Zhang J, et al. Detection of the mutations inkatG315 and inhA-15 of Mycobacterium tuberculosis clinical strains isolated from Chinese patients using PCR-reverse dot blot hybridization. Chinese Med J, 2006, 119 (3): 230-233.

31. Wu X, Lu Y, Zhang J, et al. Detection of streptomycin resistance in Mycobacterium tuberculosis clinical isolates using four molecular methods in China. Acta Genetica Sinica, 2006, 33 (7): 655-663.

32. Wu X, Liang J, Zhang J, et al. Detection and evaluation of the mutations of embB gene in ethambutol-susceptible and resistant Mycobacterium tuberculosis isolates from China. Chinese Medical Journal, 2005, 118 (20): 1739-1741.

33. Wu X, Lu Y, Liang J, et al. Detection of the mutation of *embB* gene in Mycobacterium tuberculosis clinical isolates by reverse-dot blot hybridization in China. J Microbiol Immunol, 2006, 4 (1): 1-8.

34. 吴雪琼，张俊仙，钟敏，等. 结核分枝杆菌耐吡嗪酰胺分离株 *pncA* 基因突变的研究. 中华结核和呼吸杂志，2000，23 (1): 40-42.

35. 张俊仙，吴雪琼，张琼，等. 用 DNA 芯片检测结核分枝杆菌耐利福平基因突变的初步研究. 中国医师杂志，2005，7 (9): 1158-1161.

36. 吴雪琼，张琼，张俊仙，等. 应用基因芯片分析结核分枝杆菌常见耐药基因型的研究. 中国防痨杂志，2006，27 (1): 4-9.

37. 张俊仙，吴雪琼，韩慧新，等. 结核病分离株及痰标本中 *embB* 基因型的快速测定. 中国抗生素杂志，2005，30 (2): 100-102.

38. 李洪敏，袁良胜，陈雯，等. 肺结核患者免疫状态与菌群交替的关系. 中国防痨杂志，1997，19 (4): 186-188.

39. 王兰，梁艳，吴雪琼，等. 2009 年驻京部队入伍新兵结核感染及随访情况分析. 解放军医学杂志，2012，37 (8): 827-832.

40. 黄蓉蓉，吴雪琼. 人型结核杆菌特异性 Ag 的分离及其初步鉴定. 中华结核和呼吸杂志，1989，12 (6): 328.

41. 吴雪琼，张俊仙，史迎昌，等. 结核分枝杆菌 esat6 蛋白的表达、纯化及抗原性研究. 中国现代医学杂志，2001，11 (9): 14-17.

42. 吴雪琼，张俊仙，夏湘暄，等. 结核分枝杆菌 MPT63 抗原的表达及其血清学诊断价值的研究. 中国现代医学杂志，2001，11 (4): 8-10.

43. 吴雪琼，张俊仙，李洪敏，等．结核分枝杆菌 mpt64 蛋白的表达、纯化及初步应用．中国防痨杂志，2001，23（2）：85－88，插页 1．
44. 吴雪琼，张俊仙，王安生，等．结核分枝杆菌 ag85a 蛋白的克隆、表达及血清学诊断价值的研究．中华结核呼吸杂志，2002，25（11）：687．
45. 吴雪琼，张俊仙，哈光平，等．结核分枝杆菌重组 katG 蛋白的表达和纯化及血清学诊断价值．中华检验医学杂志，2003，26（5）：310－311．
46. 吴雪琼，张俊仙，郑越，等．结核分枝杆菌 ag85b 蛋白在大肠杆菌中的高效表达．广东医学，2003，24（5）：487－488．
47. 李娟，吴雪琼，张俊仙，等．结核分枝杆菌 CFP10－esat6 融合蛋白在大肠杆菌中的高效表达．中国防痨杂志，2004，26（4）：204－208．
48. 李香兰，吴雪琼，张广宇，等．结核分枝杆菌分泌蛋白 Mtb81 在大肠杆菌中的高效表达．河北医科大学学报，2005，26（1）：25－28．
49. 韩慧新，李邦印，吴雪琼，等．结核分枝杆菌 19－kDa 蛋白在大肠杆菌中的表达．中国全科医学，2006，9（13）：1057－1059．
50. 李邦印，李大伟，王臻，等．结核菌抗原基因 *Rv*3881*c* 在大肠杆菌中的高效表达分析．实用医学杂志，2007，23（11）：1605－1607．
51. 李邦印，王臻，李大伟，等．*Rv*1196 基因克隆及其在大肠杆菌中的高效表达．广东医学，2007，28（8）：1223－1225．
52. 阳幼荣，李邦印，吴雪琼，等．结核分枝杆菌 16kD 重组蛋白的纯化及血清学诊断应用价值的研究．中国医师杂志，2007，9（6）：742－743．
53. 李邦印，王臻，李大伟，等．*Rv*1196 基因克隆及其在大肠杆菌中的高效表达．广东医学，2007，28（8）：1223－1225．
54. 阳幼荣，吴雪琼，张俊仙，等．结核分枝杆菌 38kD 重组蛋白的纯化及血清学诊断应用价值的研究．中国现代医学杂志，2008，18（4）：426－427，431．
55. 阳幼荣，吴雪琼，李邦印，等．结核分枝杆菌重组 MTB48 蛋白抗原血清学诊断价值的研究．河北医科大学学报，2010，31（1）：63－65．
56. 阳幼荣，吴雪琼，张俊仙，等．结核分枝杆菌脂多糖抗原的提取及血清学诊断价值的研究．武警医学杂志，2011，29（9）：774－776．
57. 冯金栋，阳幼荣，吴雪琼，等．结核分枝杆菌 Rv2041c 重组蛋白在结核病诊断中的应用价值．实用医学杂志，2012，28（22）：3732－3735．
58. Wu X，Yang Y，Han Y，et al．Effect of recombinant Rv1009 protein on promoting the growth of Mycobacterium tuberculosis．J Appl Microbiol，2008，105：1121－1127．
59. 阳幼荣，吴雪琼，韩跃松，等．重组结核分枝杆菌 Rv1009 蛋白应用价值的研究．中国现代医学杂志，2009，19（22）：3410－3413．

60. Yang Y, Feng J, Zhang J, et al. Immune Responses to a Recombinant Rv0057 - Rv1352 Fu-sion Protein of Mycobacterium tuberculosis. Ann Clin Lab Sci, 2015, 45 (1): 489 - 498.
61. 冯金栋，阳幼荣，赵卫国，等. Rv1656 重组蛋白在结核病辅助诊断中的应用价值研究. 中国病原生物学杂志，2014，9 (6): 489 - 491.
62. 黄蓉蓉，吴雪琼. 吖啶酯标记抗体应用于结核病人抗体水平的测定. 军事医学科学院院刊，1991，15 (4): 314 - 317.
63. 黄蓉蓉，吴雪琼. McAB - Dot - ELISA 检测结核病血清特异性复合物. 单克隆抗体通讯，1991，7 (1): 60 - 61.
64. Wu X, Yang Y, Zhang J, et al. Humoral immune response against M. tuberculosis 38 - kDa, MTB48 and CFP - 10/ESAT - 6 antigens in tuberculosis. Clin Vaccine Immunol, 2010, 17 (3): 372 - 375.
65. Wu X, Yang Y, Li B, et al. Comparison of antibody responses to seventeen antigens from Mycobacterium tuberculosis. Clin Chim Acta, 2010, 411 (19 - 20): 1520 - 1528.
66. 阳幼荣，吴雪琼，张俊仙，等. 化学发光法与酶联免疫吸附法检测血清抗结核抗体的比较研究. 中国医药导报，2012，9 (13): 88, 91.
67. Yang Y, Wu X, Liu Y, et al. Comparative evaluation of four commercial serological antibody detection kits for the diagnosis of tuberculosis in China. Ann Clin Lab Sci, 2013, 43 (1): 101 - 104.
68. Wu X, Li Q, Yang Y, et al. Latent tuberculosis infection among new soldiers in Chinese army: comparison of ELISPOT assay and tuberculin skin test. Clin Chim Acta, 2009, 405: 110 - 113.
69. 张灵霞，吴雪琼，李洪敏，等. 结核分枝杆菌重组 mpt64 蛋白对豚鼠淋巴细胞增殖反应的影响. 中国防痨杂志，2004，26 (4): 248 - 249.
70. 李峤珂，吴雪琼，阳幼荣，等. CFP10/esat6 融合蛋白 - ELISPOT 方法的建立及其在结核分枝杆菌感染诊断中的应用价值. 中国人兽共患病学报，2010，26 (6): 551 - 554.
71. Wu X, Li Q, Liang Y, et al. Clinical evaluation of a homemade enzyme-linked immunospot assay for the diagnosis of active tuberculosis in China. Mol Biotechnol, 2011, 47 (1): 18 - 25.
72. Wu X, Liang Y, Wang L, et al. Latent tuberculosis infection among new recruits to the army in Beijing, China in 2009. APMIS, 2011, 119 (6): 377 - 384.
73. Wu X, Ma Y, Wang L, et al. Evaluation of clinical diagnosis value of ELISPOTtechnique for osteoarticular tuberculosis. Clin Lab, 2014, 60 (11): 1865 - 1870.

74. 叶丽萍，梁艳，施兵，等．酶联免疫斑点试验检测技术在血液病合并痰涂片抗酸杆菌阴性结核病诊断中的应用．中国感染与化疗杂志，2010，10（1）：44－48.
75. 田涌涛，吴雪琼，张香琴，等．Elispot 阅读仪中微孔板精确定位的一种图像方法．医疗装备，2012，（9）：1－4.
76. Wu X，Hou Y，Liang Y，et al. Evaluation of a tuberculosis whole blood interferon－γ chemiluminescent immunoassay among Chinese military recruits. Mol Diagn Ther，2011，15（6）：341－346.
77. 王莹，吴雪琼，于庭．活动性结核病患者全血干扰素诱导蛋白 10 测定及免疫状态的研究．中国实验诊断学，2012，16（2）：240－244.
78. Wang Y，Yang Y，Li H，et al. Evaluation of a whole blood chemiluminescent immunoassay of interferon－γ inducible protein 10（IP－10）for diagnosis of tuberculosis patients. Clin Lab，2016，62：165－172.
79. Bai X，Liang Y，Yang Y，et al. Potential novel markers to discriminate between active and latent tuberculosis infection in Chinese individuals. Comp Immunol Microbiol，2016，44：8－13.
80. Bai X，Liang Y，Yang Y，et al. Immune responses to latent tuberculosis antigen Rv2659c in Chinese populations. J Microbiol Immunol Infect，2015，48（4）：381－389.
81. 张灵霞，吴雪琼，史迎昌，等．结核分枝杆菌重组 esat6 蛋白抗原诱发豚鼠迟发型超敏反应的研究．中华结核和呼吸杂志，2001，24（6）：383－384.
82. 张灵霞，吴雪琼，史迎昌，等．几种结核分枝杆菌重组蛋白抗原诱发豚鼠迟发型超敏反应的研究．中国防痨杂志，2002，24（3）：116－118.
83. Wu X，Zhang L，Zhang J，et al. Recombinant early secreted antigen target 6 protein as a skin test antigen for the specific detection of Mycobacterium tuberculosis infection. Clin Exp Immunol，2008，152（1）：81－87.
84. Wu X，Feng S，Duan H，et al. Use of recombinant CFP－10 protein for a skin test specific for Mycobacterium tuberculosis infection. Afr J Biotechnol，2010，9（42）：7180－7185.
85. 吴雪琼，张俊仙，梁艳，等．应用蛋白质谱建立活动性肺结核病的血清诊断模型．中华微生物和免疫学杂志，2008，28（11）：1040－1043.
86. Zhang J，Wu X，Shi L，et al. Diagnostic serum proteomic analysis in patients withactive tuberculosis. Clin Chim Acta，2012，413：883－887.

第五节 结核病耐药机制、检测技术与治疗

据 WHO 提供的 2015 年全球结核病报告，2014 年全球新发结核病例估计有 960 万，约 58% 发生在东南亚和西太平洋地区，非洲地区占 28%，因结核病死亡人数达 150 万人。病例数占前三位的国家分别为印度、印度尼西亚和中国，分别占总数的 23%、10% 和 10%。在全球估计约有 3.3% 的结核病新病例和 20% 的曾接受结核病治疗的患者为 MDR-TB，至少同时耐异烟肼和利福平类药物，约一半以上（54%）的 MDR-TB 发生在印度、中国和俄罗斯。相比新诊断出的结核病治愈率（86%），MDR-TB 治愈率仅为 50%。

就中国而言，结核病一直排在传染病发病人数的前三位，每年由结核病造成的死亡人数在传染性疾病中排名第一位。2010 年全国第五次结核病流行病学抽样调查报告研究发现：2010 年 15 岁及以上人群活动性肺结核的患病率为 459/10 万，涂阳肺结核患病率为 66/10 万；东部地区活动性和涂阳肺结核患病率为 291/10 万和 44/10 万，中部地区活动性和涂阳肺结核患病率为 463/10 万和 60/10 万，西部地区活动性和涂阳肺结核患病率为 695/10 万和 105/10 万。乡村活动性和涂阳患病率为 569/10 万和 78/10 万，城镇活动性和涂阳患病率为 307/10 万和 49/10 万；耐多药率为 6.8%（19/280）。调查提示我国结核病特别是耐药结核病负担仍很严重。因此，加强结核病相关的研究，发展耐药结核病的新诊断技术和方法，并由此提升结核病防治的效率和水平属当务之急。

WHO 在《耐药结核病化学治疗指南（2015）》中将耐药结核病进行了分类和定义，主要有以下几类。①单耐药结核病（MR－TB）：结核病患者感染的结核分枝杆菌经体外 DST 证实对 1 种一线抗结核药物耐药；②多耐药结核病（PR－TB）：结核病患者感染的结核分枝杆菌经体外 DST 证实对 1 种以上一线抗结核药物耐药（但不包括同时对异烟肼和利福平耐药）；③MDR－TB：结核病患者感染的结核分枝杆菌经体外 DST 证实至少同时对异烟肼和利福平耐药；④XDR－TB：结核病患者感染的结核分枝杆菌经体外 DST 证实在耐多药的基础上至少同时对一种氟喹诺酮类和一种二线注射类抗结核药物耐药；⑤利福平耐药结核病（RR－TB）：结核病患者感染的结核分枝杆菌经体外 DST 证实对利福平耐药，包括对利福平耐药的上述任何耐药结核病类型：MR－TB、PDR－TB、MDR－TB 和 XDR－TB。

一、结核病耐药机制

结核分枝杆菌的耐药产生机制主要包括以下几个方面：结核分枝杆菌细胞壁的物理屏障作用；细胞膜上的药物外排泵（efflux pump）的药物外排作用；药物靶基因突变和应激反应等调控机制。下面就这几方面分别进行阐述。

（一）结核分枝杆菌细胞壁的物理屏障作用

结核分枝杆菌细胞壁的最新结构模型指出，结核分枝杆菌细胞壁的核心结构包括糖基肽（PG）层，向内包括阿拉伯甘露糖（AG）、分枝杆菌酸以及与细胞膜连接的脂和糖脂类；AG 是由串联在一起的与阿拉伯糖相连的甘露糖组成，并与 PG 以共价键酯键相连。重要的一线抗结核药物异烟肼、乙硫异烟胺、乙胺丁醇正是分枝杆菌酸和 AG 的合成途径中酶的抑制物；结核分枝杆菌细胞壁的变化使得药物作用靶位的改变，从而导致耐药的发生。分枝杆菌酸是结核分枝杆菌和棒状杆菌属独有的结构，主要由 22～24 碳短链和 40～64 长链分枝脂肪酸组成，分枝杆菌酸层能形成有效的屏障使结核分枝杆菌免受溶菌酶、自由基等损伤，抵抗亲水性化合物或抗生素的攻击。而阿拉伯半乳聚糖层又能阻止疏水性分子的进入。此外，分枝杆菌细胞壁上有选择性阳离子的孔蛋白，能有效控制或阻滞亲水性小分子的扩散，大大降低了化合物的渗透性，导致药物进入高疏水性细胞壁间隙比较慢，这便筑成了结核分枝杆菌对药物的第一道防线。

研究发现结核分枝杆菌细胞壁厚度与其耐药性呈相关性。结核分枝杆菌独特的细胞外被能够有效阻挡青霉素和磺胺类药物通过该道物理屏障。Velayati 等发现所有抗结核药物都能够在一定程度上诱导牛结核分枝杆菌（strains 1173P2，WHO，Stockholm，Sweden）的细胞表面粗糙程度增加，进一步用透射电子显微镜观察了结核分枝杆菌的细胞壁，发现 XDR－TB 和 MDR－TB 菌株的细胞壁厚度分别是（20.2 ±1.5）nm 和（17.1 ±1.03）nm，而敏感株的细胞壁厚度仅为（15.6 ±1.3）nm（$P<0.01$），这说明细胞壁与结核分枝杆菌耐药性密切相关。XDR－TB 菌 p 株的糖肽层更厚，近乎与电子穿透层（ETL）融合在一起。

（二）细胞膜上的药物外排泵的药物外排作用

外排泵是膜上参与代谢的一些蛋白，它们认为抗生素是外来毒素而将其排出体外。最早人们只是在肿瘤细胞及少数细菌中发现存在外排泵，并导致低浓度耐药的产生。虽然导致的是低浓度的耐药，但正是外排泵出现增加了基因突变的频率，并最终导致产生高浓度的耐药。从第一个耐氟喹诺酮类（fluoroquinolones，FQs）耐药泵 LfrA 发现以来，相继有许多泵蛋白被发现。Li 和 Nikaido 对细菌的外排泵进行了系统的综述。细菌的外排泵主要分为 5 个蛋白家族：ATP 结合盒（ATP-binding cassette，ABC）超家族、协助转运蛋白超家族（major facilitator superfamily，MFS）、耐多药和有毒化合物挤出（the multidrug and toxic compound extrusion，MATE）家族、小多药耐药性（the small multidrug resistance，SMR）家族和耐药结节分化（the resistance-nodulation-division，RND）超家族。

结核分枝杆菌包括 20～30 个药物外排泵蛋白，其中有一些已经证明与多种抗生素的耐药性有关，如异烟肼、利福平、氨基糖苷类、氯霉素类、喹诺酮类、利奈唑胺、四环素类等其他有毒化合物。基因组学研究表明结核分枝杆菌存在 13 个 RND 型泵蛋白，26 个 ABC 型泵蛋白和 16 个 MFS 型泵蛋白。MmpL7 作为 RND 型泵蛋白，其被导入耻垢分枝杆菌后会产生对异烟肼的高度耐药性。同样 Rv2686c－2687c－2688c 是 ABC 型的泵蛋白，导入耻垢分枝杆菌后也能导致对喹诺酮类药物产生耐药性。牛结核中的 Mb2361c 蛋白与 Rv2333c 同源，属于 MFS 型药物外排泵。

（三）结核分枝杆菌耐药基因突变

已知结核分枝杆菌耐药基因包括耐利福平、异烟肼、链霉素、吡嗪酰胺、乙胺丁醇、卡那霉素和氟喹诺酮类等的基因。这些基因的遗传学改变主要包括：碱基的突变、插入、缺失、置换等，其中发生在相关基因的某些位点上的突变是主要遗传学改变形式。有理论认为：结核分枝杆菌的基因变异是由抗结核药物诱导或者筛选出来的，结核分枝杆菌菌株染色体上多个相互独立基因自发突变的逐步累积是产生广泛耐药或全部耐药的分子基础，这为耐药结核病的快速分子诊断提供了依据。现将目前主要的抗结核药物的突变基因、突变位点、突变频率和突变形式综述如下。

1. 利福平 利福平的药物作用机制是通过与结核分枝杆菌中 RNA 聚合酶 β 亚基结合，干扰结核分枝杆菌基因 RNA 转录起始与延伸。耐利福平菌株的传播是当今结核病短程化学治疗失败的主要原因之一。几乎所有的利福平耐药性都与编码结核分枝杆菌RNA聚合酶β亚基的*rpoB*基因有关，临床分离的绝大多数结核分支杆菌利福平耐药株，均存在*rpoB*基因突变。而且该基因耐利福平突变位点主要发生在利福平耐药决定区（the rifampin resistance determining region，RRDR）的6个氨基酸位点（511、513、516、526、531、533），其中531、526、516位突变最为多见常见的突变型有13种类型（S531L，S531W，H526D，H526Y，H526L，H526V，D516A，D516V，D516T，L511P，Q513P，Q513K，L533P），有研究表明，508和509位置的突变可能与利福平耐药相关性较低有关。

2. 异烟肼 异烟肼是治疗结核病的一线用药，其作用机制可能有多种方式。①异烟肼作为药物前体，它可以被结核分枝杆菌的触酶－过氧化物酶激活，抑制细胞壁中磷脂和分枝杆菌酸的生物合成导致细胞壁的通透性增强，使分枝杆菌失去抗酸性而死亡；②异烟肼在菌体内被氧化为异烟酸，取代烟酰胺，形成烟酰胺腺核苷酸（NAD）的同系物，干扰酶的活性，使之失去递氢作用，因而抑制结核分枝杆菌的生长；③异烟肼与结核分枝杆菌的某些酶所需铜离子结合，使酶失去活性而发挥抗菌作用。

异烟肼的耐药性与一个或多个基因的多种突变有关。这些基因包括触过氧化氢酶－过氧化物酶（catalase-peroxidase）编码基因*katG*、烯酰基还原酶（the enoyl-acyl carrier protein reductase）编码基因*inhA*和烷基－氢过氧化物还原酶（the alkyl hydroperoxide reductase subunit C）编码基因*ahpC*。*katG*基因和*inhA*基因涉及分枝杆菌酸的生物合成。*ahpC*基因涉及细菌对氧化压力的反应。*katG*基因突变是产生异烟肼耐药性的主要分子作用机制，*katG*基因的耐药相关突变位点成随机分布状态，但趋向分布于其中心部位。

3. 氟喹诺酮 FQs类药物属二线抗结核药物，主要是抑制细菌的DNA回旋酶（DNA gyrase），从而干扰细菌的DNA复制。临床上常用氟喹诺酮类药物主要有诺氟沙星、氧氟沙星、莫西沙星等，由于具有广谱、口服有效等优点，发展迅速，临床广为使用。DNA回旋酶是FQs作用的主要靶标，拓扑异构酶Ⅳ是FQs药物的次级靶标。拓扑异构酶Ⅳ在DNA切断、重接和复制终了后DNA双链分离等过程中起重要作用。它是由*parC*基因与*parE*基因分别编码的ParC蛋白与ParE蛋白各分子组成的四聚体。DNA促旋酶通过暂时切断DNA双链，促进DNA复制转录过程中形成的超螺旋松解，阻止DNA拓扑异构化，妨碍细菌DNA复制、转录，以达到杀菌目的。DNA回旋酶作为FQs的作用靶位由*gyrA*和*gyrB*基因编码的2个A亚单位和2个B亚单位组成。结核分枝杆菌对FQs的耐药主要与*gyrA*基因突变有关。*gyrB*基因的突变也与FQs的耐药有一定相关性，主要发生在495、516、533的氨基酸位置。在临床多耐药耐FQs分离株中，*gyrA*基因突变占42%～85%。

4. 吡嗪酰胺耐药的分子机制 吡嗪酰胺是一线的抗结核常用药物，其抗菌作用易受环境影响，只在酸性环境有较强的杀菌作用。一般认为是结核分枝杆菌的吡嗪酰胺酶（PZase）将吡嗪酰胺转化成具有活性的吡嗪酸（POA）而发挥杀菌作用。研究表明，*pncA* 基因的突变造成 PZase 活性降低或丧失，这是导致结核分枝杆菌对吡嗪酰胺耐药的主要原因。*pncA* 基因突变位点较多且较为分散，有多达 50 多个位点突变可能与吡嗪酰胺耐药有关。其中突变位点主要分布在 18～57 氨基酸，82～128 氨基酸发现耐药株 24 位密码子（Gly→Asp）、160 位（Thr→Lys）、51 位（His→Pro）有不同的突变。研究同时发现第 102 位发生移码突变，导致 167bp 核酸缺失，而有些耐吡嗪酰胺菌株没有发生 *pncA* 基因突变，这说明还存在其他的耐药机制，还有待更广泛深入的研究。

最新研究表明，吡嗪酰胺耐药可能与核糖体蛋白 S1 亚基（*RpsA*）的突变有关。RpsA 是 POA 的作用靶点。而 RpsA 会参与蛋白质的翻译过程。这种反式翻译过程对细菌在应激情况下（如饥饿、酸性 pH 和缺氧等情况下）处理受损 mRNA 上的停止运作的核糖体是至关重要的。

5. *embB*、*embC*、*embC*－*embA* 基因突变　*embB* 基因大小约 3246bp，编码糖基转移酶，*embB* 基因突变导致糖基转移酶结构改变，而影响乙胺丁醇和糖基转移酶的相互作用，使之不能阻止结核分枝杆菌细胞壁分枝杆菌酸－阿拉伯半乳聚糖－肽聚糖复合物的形成，结果出现结核分枝杆菌耐受乙胺丁醇。通过基因转化试验已证实 *embB* 306 位不同氨基酸置换均可导致耐乙胺丁醇，而且 *embB* 306 位不同氨基酸置换与乙胺丁醇耐药水平有关。Sreevatsans 等报道 69% 结核分枝杆菌耐乙胺丁醇分离株有 *embB* 基因突变，其中 89% 又都发生于 306 位氨基酸密码子，含有 306 位 Met 残基的 *embB* 基因在结核分枝杆菌、麻风分枝杆菌、耻垢分枝杆菌中是高度保守的，是结核分枝杆菌和 NTM 乙胺丁醇耐药决定区域（ERDR）。Plinke 等研究发现 *embB* 406、*embB* 497、*embB* 74、*embB* 328、*embB* 354、*embB* 378、*embB* 402、*embB* 404、*embB* 450、*embB* 450、*embB* 454、*embB* 319、*embB* 332、*embB* 334 都有突变。他们对乙胺丁醇耐药菌株的研究也发现 *embC* 406、*embC* 270、*embC* 738、*embA*、*embC*－*embA* 基因间区也有突变。

除了上面的主要抗结核药物存在较为复杂的基因突变位点和形式外，其他抗结核药物的耐药相关突变则相对简单，如链霉素、对氨基水杨酸、卷曲霉素和卡那霉素。在此不再详细叙述，具体情况见表 3－12。

表 3－12　其他主要抗结核药物耐药相关突变基因及其突变形式

药物	MIC /（μg/ml）	药物靶基因	突变频率 /%	主要突变位点	参考文献
Streptomycin（STR）	2～8	*rpsL*	52～59	L43A	33
对氨基水杨酸（PAS）	＜128	*thyA*	37	T202A	34
Capreomycin（CAP）	1～40	*tlyA*	79～100	A18STOP、L118A	35，36

续表

药物	MIC /（μg/ml）	药物靶基因	突变频率 /%	主要突变位点	参考文献
Kanamycin（KAN）	0.5～50	*rrs*	50～71	A1401G	35，36
		rrs	60	A1401G，C1402T，A/G1484T	35，37
		eis	22	eis promoter G－10A	36

二、结核病耐药检测技术

根据前面所述的结核分枝杆菌的耐药机制，采用现代分子生物学技术和工艺，开发出了当前常用的结核病耐药检测技术。目前的结核病耐药检测技术主要包括表型耐药性检测和基因型耐药性检测两类技术。表型检测技术是指在抗结核药物作用下，以结核分枝杆菌是否生长和存活为检测标准的一类技术，如在罗氏药敏培养基上的比例法和绝对浓度法、以 MGIT960 为代表的液体药物敏感性检测技术、显微镜观察药物敏感性检测技术和噬菌体药物敏感性检测技术等。而基因型检测技术则以耐药基因突变为检测目标，随着现代分子生物学的进步，基因型检测技术得到快速发展，如 Genexpert 检测技术、MTBDR plus 线性探针检测技术、多色荧光熔解曲线（MMCA）和高分辨率熔解曲线（HRM）技术以及基因芯片电测技术等。

（一）表型耐药性检测

由于表型耐药性检测技术主要检测的是在抗结核药物作用下菌体的整体表象，判断标准是菌体是否生长，因此，这类技术在过去相当长的时间内没能获得有效的突破，而仍然倚重比例法和绝对浓度法。以 MGIT960 为代表的液体药物敏感性检测技术由于价格昂贵，普及率不高。近些年，以显微镜观察药物敏感性检测技术和噬菌体药物敏感性检测技术为代表的表型检测新技术虽然持续得到改进，但是仍然未被广泛接受。

虽然这些表型耐药性检测技术检测的都是药物压力下的菌体表象，检测目标都是向着快速、简便、自动化等方向发展，但是其采用的原理却不相同。例如，比例法和绝对法采用的是常规的在药物作用下直接观察菌体是否生长的方法，而以 MGIT960 为代表的液体药物敏感性检测技术是以菌体代谢产物的含量来判断药物敏感性，代谢产物含量低则证明菌体被杀死，相应的指示代谢产物含量的指示剂则无变化。显微镜观察药物敏感性检测技术则是在含有药物的条件下，经过较短时间的培养后在显微镜下观察结核分枝杆菌索状结构的形成情况，因为索状结构是较为容易观察的菌体的生长特征，有索状结构形成则表示耐药，反之则敏感。噬菌体药物敏感性检测技术则采用特异感染结核分枝杆菌的噬菌体来放大增多菌体或菌体信号。结核分枝杆菌经过相对较短时间的培养后，感染噬菌体，噬菌体的增殖和信号放大能够加快获得药敏结果的判断。

（二）基因型耐药性检测

表型耐药性检测技术可以整体判断在药物条件下对细菌整体生长情况，其耐药性结果可能受菌体外被的物理屏障作用影响，也可能受药物外排泵等的影响，更可能是耐药相关基因发生突变的结果。由于后者是基因组水平上发生的改变，基于聚合酶链式反应（PCR）扩增靶基因的分子生物学检测耐药性的方法（基因型耐药性检测）得到较快的发展。

近年来随着临床上结核分枝杆菌耐药性的出现，人们对结核分枝杆菌耐药性检测的需求越来越多，相对应的越来越多的新技术被不断开发成产品并逐渐应用到临床。目前结核病的基因型耐药性检测，主要包括 Xpert MTB/RIF 技术、线性探针检测技术、基因芯片技术、多色荧光熔解曲线（MMCA）技术和高分辨率熔解曲线（HRM）技术等。目前国内市场上主要存在 Xpert MTB/RIF 技术、线性探针检测技术、基因芯片技术和 MMCA 技术。

1. Xpert MTB/RIF 技术 Xpert MTB/RIF 技术是由美国 Cepheid 公司研发出的一种基于实时 PCR 检测的快速全自动的核酸扩增技术，可直接进行痰标本检测，扩增的靶基因为利福平耐药相关基因的 81 个碱基对的高突变热点区域。Xpert MTB/RIF 技术集痰标本处理、DNA 提取、核酸扩增、结核分枝杆菌特异核酸检测、利福平耐药基因 *rpoB* 突变检测于一体，全过程仅需两步操作，其余均为全自动化检测，2 小时内即可得到准确的是否为结核以及是否利福平耐药的诊断结果。Xpert MTB/RIF 检测技术是于 2009 年研发完成的一种新型分子生物学快速检测技术，2010 年年底，WHO 批准其应用，推荐其为诊断肺结核和耐药结核病的辅助手段，并制定了指南。截至 2012 年 7 月，2/3 的结核病高负担国家、半数 MDR－TB 高负担国家均把 Xpert MTB/RIF 列入国家结核病规划指南。2013 年 7 月，Xpert MTB/RIF 已通过美国 FDA 的认证。该技术突破传统结核病检测的长期瓶颈，实现 2 小时内便可以对结核及其利福平耐药性同时诊断。Xpert MTB/RIF 技术以其高准确性、便捷性受到实验室的青睐，迅速在全球 110 个国家和地区获得推广。2015 年 3 月 24 日，美国 Cepheid 公司与南非全国卫生实验室服务部（NHLS）共同庆祝 Xpert MTB/RIF 试剂盒全球销量超 1000 万人份。Xpert MTB/RIF 试剂盒可在全球领先的分子诊断平台 GeneXpert 上使用，南非约翰内斯堡的 Helen Joseph 医院是这第 1000 万份的见证者。Xpert MTB/RIF 方法尽管升级了不同版本，以保证 Xpert MTB/RIF 检测结核和利福平耐药的高灵敏度和特异性，但是检测效能无显著差异。

Xpert MTB/RIF 是通过巢式 PCR 扩增 *rpoB* 基因的核心的 81bp（11150～11230，或 codon507－codon533）片段，来对患者痰液进行分析的，据统计，95%以上的耐利福平结核分枝杆菌菌株的突变都会发生在这一区域。Xpert MTB/RIF 的痰标本检测用于肺结核的诊断已得到国际的公认。文献报道的 Xpert MTB/RIF 灵敏度和特异性均很高。*Meta* 分析显示：在痰涂片阳性且培养阳性的肺结核患者中的灵敏度为 98%，在涂片阴性但培养阳性的肺结核患者中的灵敏度为 72.5%～76.9%，总体特异性为 99%。在南非进行了大规模多中心随机对照临床试验，共搜集了 758 例结核病患者进行痰涂片镜检（其中 182 例培养阳性），744 例进行 Xpert MTB/RIF（其中 185 例培养阳性）。结果显示 Xpert MTB/RIF 的门诊床前检测的灵敏度为 83%、特异性为 95%；与痰涂片镜检相比，具有较高灵敏度（83%/50%）和相似的特异性（95%/96%）。由于 Xpert MTB/RIF 方法的门诊床前检测与实验室检测的灵敏度、特异性相似，因此，认为基层诊所护士即可对 Xpert MTB/RIF 进行精确的操作；而门诊床前检测具有较高的就诊当天诊断率和就诊当天治疗率，因此，Xpert MTB/RIF 可使更多的患者得到更早的治疗。Xpert MTB/RIF 也可以用于检测 MDR－TB，其依据是从 1994—2013 年期间 WHO 区域间的调查得到的数据来看：利福平耐药的结核分枝杆菌也多数对异烟肼具有耐药性，但异烟肼耐药而利福平敏感的菌株的比例则不超过 1/10。从全球来看异烟肼耐药而利福平敏感的菌株的比例约为 9.5%（95% *CI*：8.0%～11.0%），其中在新发病例中的比例为 8.1%（95% *CI*：6.5%～9.7%），在有治疗史的病例中的比例为 14.0%（95% *CI*：11.6%～16.3%）。

2. 线性探针技术 将结核分枝杆菌异烟肼耐药相关基因和利福平耐药相关基因的特异性探针固定在特殊的固相物上，样品的特异性 PCR 产物与之杂交后，经显色而呈现条带，是一种检测 MDR－TB 的重要新方法。应用该技术的商品化试剂盒有 GenoType® MTBDR plus 和 INNO－LiPA Rif. TB 试剂盒。两试剂盒的标本可直接来自抗酸杆菌痰涂片标本；通量高，可同时检测多个样本的耐药情况；易于操作且仪器简单经济；可在 1～2 天内得出结果；同时具有完善的内对照，并将特异性扩增和杂交结合，保证了诊断的可靠性。

GenoType® MTBDR plus 能够检测结核分枝杆菌的存在，同时检测异烟肼和利福平的耐药相关基因。与 Xpert MTB/RIF 相比，对涂片阳性、涂片阴性肺结核以及对利福平耐药检测的灵敏度和特异性水平基本一致，但能够提供异烟肼的药物敏感性信息。在 MDR－TB 高流行地区，该试剂盒具有很高的灵敏度和特异性，如一项南非开普敦的研究中，利福平耐药和异烟肼耐药的灵敏度/特异性分别为 98%/99% 和 94%/99%；而在 MDR－TB 低流行地区的检测结果则不尽如人意，如在西班牙一项研究中，异烟肼耐药的灵敏度只有 73%。印度一项研究对 269 例复治、痰抗酸染色阳性的

MDR－TB患者痰标本进行GenoType® MTBDR plus 检测和传统罗氏固体培养基药敏试验，结果表明二者一致率为96%；GenoType® MTBDR plus 检测利福平耐药、异烟肼耐药、MDR－TB 的灵敏度和特异性分别为98%和99%，92%和99%，97%和100%；其检测 *katG*、*inhA* 基因突变和两基因联合突变率分别为72/87（83%）、10/87（11%）和5/87（6%），检测时间为48 小时。因此，作者认为GenoType® MTBDR plus 为利福平、异烟肼单耐药和 MDR－TB 提供了早期诊断的有效方法，尤其对于 MDR－TB 的诊断具有高度的灵敏度和特异性。另一项研究中用此方法检测了639 例 HIV 阳性结核疑似患者痰标本。MTBDRplus 总灵敏度和特异性为81%和100%，其中在抗酸染色（AFB）阳性和阴性样本中灵敏度分别为94.6%和44.1%；利福平、异烟肼耐药灵敏度和特异性分别为91.7%和96.6%，70.6%和99.1%。因此，MTBDRplus 可用于合并HIV 感染的结核诊断。

最近，Hain LifeScience 公司又新推出了GenoType® MTBDRsl 试剂盒，能够快速检测乙胺丁醇、氟喹诺酮类药物和二线注射类药物的耐药性。有研究认为其可以作为传统药敏实验的补充方法。然而，WHO 专家组为评估GenoType® MTBDRsl 在二线药物耐药及 XDR－TB 检测中的应用性，综合了18 项 MTBDRsl 的研究结果显示：对于痰液样本的直接检测，GenoType® MTBDRsl 对4 种药物耐药性的诊断灵敏度和特异性分别为：氟喹诺酮 83.5%和 97.4%；卡那霉素 96.2%和 99.0%；阿米卡星 93.2%和99.4%；卷曲霉素 97.4%和96.6%；对 XDR－TB 临床样本直接检测的诊断灵敏度和特异性分别为90.2%和96.6%。而对 XDR－TB 临床分离株间接检测的诊断灵敏度和特异性分别为63.3%和98.5%。由于其对于临床分离株的间接检测的卡那霉素、XDR－TB 耐药诊断的灵敏度仅为中等水平，故 WHO 专家认为 GenoType® MTBDRsl 仍不能够替代传统的表型耐药实验。

由于一些文献报道在 MDR－TB 高流行区超过90%的利福平耐药发生于异烟肼耐药之后。因此，INNO－LiPA Rif. TB 仅将利福平耐药基因 *rpoB* 突变的检测作为鉴定MDR－TB 的标准。Morgan 等综合了15 项研究，结果发现：INNO－LiPA Rif. TB 在临床分离株上应用时的灵敏度和特异性分别为82%～100%和92%～100%；而直接应用于临床样本时的灵敏度为80%～100%，特异性则为100%。

因此，线性探针分析法更加适合用于 MDR－TB 高流行区，是一种很有应用前景的 MDR－TB 快速检测方法。2008 年由 WHO 推荐 HAIN GenoType® MTBDRplus 在结核高负担低收入地区用于 MDR－TB 的快速诊断；经过创新诊断产品基金会（Foundation for Innovative New Diagnostics，FIND）等组织大规模研究证明其在 MDR－TB 检测方面具有很高的准确性，目前已由 FIND 在27 个 MDR－TB 高负担国家推广。我国结核病防治项目已将 HAIN GenoType® MTBDRplus 列入我国市级实验室推广的结核病诊断技术之一。

3. 基因芯片技术 基因芯片在感染性疾病、遗传性疾病和肿瘤等疾病的临床诊断方面具有独特的优势。与传统检测方法相比，它可以在一张芯片上同时对多个患者进行多种疾病的检测；无须机体免疫应答反应，能及早诊断；待测样品用量小，能检测病原微生物的耐药性和病原微生物的亚型；此外，该技术还具有极高的灵敏度和可靠性，检测成本低，自动化程度高，利于大规模推广应用。这些特点使得医务人员在短时间内可以掌握大量的疾病诊断信息，有助于医师在短时间内找到正确的治疗措施。

目前国内使用较多的芯片产品为博奥自主开发的 INH/RIF 芯片，它主要是利用基因芯片的方法，将 *katG*（315codon）、*inhA*（－15）以及 *rpoB*（codon511、513、516、526、531、533）基因上的多个位点绑定在一起，应用于检测耐异烟肼/利福平结核分枝杆菌。基因芯片法是一种基于分子生物学的检测耐药结核病，尤其是 MDR－TB 的快速、安全、省时的诊断方法。分别在 4 个县级和市级实验室用基因芯片法检测 1814 例患者的耐药相关基因，结果显示基因芯片法检测利福平耐药的灵敏度和特异性分别是 87.56% 和 97.95%，检测异烟肼的灵敏度和特异性分别为 80.34% 和 95.82%，且基因芯片的准确性不受痰涂片阳性级别的影响。作者认为基因芯片法可以在中国条件有限的实验室广泛推广，是一种快速、有效、低廉、高灵敏度和特异性的 MDR－TB 检测方法。

4. 多色荧光熔解曲线（MMCA）和高分辨率熔解曲线（HRM）技术 HRM 技术的原理是双链核苷酸的热稳定性受其长度和碱基组成的影响，序列变化会导致升温过程中双链线性 DNA（dsDNA）解链行为的改变。因为所用的荧光染料只能嵌入并结合到 dsDNA 上，因此，利用实时 PCR 技术，通过实时检测 dsDNA 熔解过程中的荧光信号值的变化，就能以生成不同形状的熔解曲线的方式将 PCR 产物中存在的差异直观地展示出来。而耐药基因突变导致单核苷酸熔解温度不同，从而形成不同形态熔解曲线。MMCA 技术是结合多种荧光通道的使用实现在一个 PCR 反应体系中对多个突变位点的同时检测。

上述两种方法的基本原理就是根据熔解曲线的不同来对样品来进行区分。由于核酸分子物理性质的不同，如片段长短、GC 含量、GC 分布等，因此，任何双链 DNA 分子在加热变性时都会有自己熔解曲线的形状和位置。

上述两种方法的不同点在于：MMCA 技术使用序列特异性探针，根据需要可针对多个位点设计不同的特异性探针，通过检测探针荧光的不同来区分所检测位点，进一步根据相应检测荧光通道下的不同 Tm 值（或熔解曲线的形态）来区分碱基类型；而 HRM 技术无须使用序列特异的探针，而是利用一种饱和染料对 PCR 反应产物进行分析。MMCA 技术相比 HRM 技术的优势在于前者的通量更高。

不论是 MMCA 技术还是 HRM 技术，它们的主要技术优势如下。①快速、高通量。LightScanner 5～10 分钟完成 96/384 孔板的 PCR 产物检测，达到 20000 个 SNP/天。

②准确、灵敏度高、特异性好。两种方法都接近100%准确性、特异性（<400bp），准确性96.4%和特异性99.1%（400~1000bp）。③不会对样品带来污染。染料和探针在PCR前加入，不需要后续的分离纯化，实现了真正的闭管操作。④操作简便。LightScanner只需将PCR产物（96/384孔板）放入仪器内检测即可，且染料的加入不影响后续的测序工作。⑤重复性好，费用低。

耐药结核病检测技术目前仍然不能满足现实的需要，各项技术都存在一定的缺点，不能同时满足快速、准确、廉价和安全等方面的需求。例如，常见的比例法和绝对浓度法不够快速，MIGT960液体药敏法价格昂贵，Genexpert技术仅能检测利福平耐药且价格昂贵，基因芯片技术步骤复杂，熔解曲线法在安全性和准确性方面还需要提高。总之，快速、安全、高效的耐药检测技术成为耐药结核病防治的迫切需求。

三、耐药结核病的治疗

2014年，全球大约11.1万例MDR－TB患者开始治疗。15个MDR－TB高负担国家纳入治疗比例超过90%，如欧洲和美洲，较低的为中国（49%）、缅甸（44%）、尼日利亚（53%），均低于60%。全球总体治疗成功率约50%，仅3个MDR－TB高负担国家（爱沙尼亚、埃塞俄比亚、缅甸）治疗成功率达到了75%。治疗成功率低的原因主要是高病死率和高失访率。耐药结核病的治疗成功率低的原因受多方因素的影响，主要因素有实施耐药结核病治疗需要具备多方面的条件、必须遵守的各项复杂规则和较为详细而又个性化的治疗方案。

目前耐药结核病的治疗主要采用化学治疗方法，其他方法还包括手术治疗和中药治疗等。这些治疗方法之间相互补充，不能完全割裂开。

（一）耐药结核病的化学治疗

耐药结核病实施化学治疗的基础（条件）包括：①需要具备质量保证的实验室提供的DST结果及本地区耐药检测资料，作为方案制定和药物选择的依据；②掌握本地区既往用药情况和患者既往用药史，了解患者既往各种抗结核药物应用总量及联合用药情况，便于选择用药；③充分评估本地区耐药患者的数量、类型和发展趋势，以及二线抗结核药物使用的种类、频度，以便有把握地挑选用于耐药结核病治疗的药物品种；④每一例耐药结核病患者必须有一线抗结核药物尤其是异烟肼和利福平的DST结果，有条件的地区或单位可开展对二线抗结核药物的DST，以确定耐药的种类，为制定合理的耐药结核病化学治疗方案提供依据；⑤具备提供充足药物的资金和渠道；⑥具备制定合理化学治疗方案和处理药物不良反应的能力。

1. 制定耐药结核病化学治疗方案的原则　坚持并强化结核病的化学治疗中遵守的

“早期、联合、适量、规律和全程用药”5 项基本原则，耐药结核病的化学治疗不仅要坚持这 5 项基本原则，而且需要根据耐药结核病的特点加以适当调整。具体内容如下。①耐多药方案中至少要包括 4 种可能有效的抗结核药物（应包括注射类抗结核药物和吡嗪酰胺）。②不使用交叉耐药的药物：所有利福类药物；氟喹诺酮类具有可变的交叉耐药，低代耐药，高代有效；卡那霉素和阿米卡星完全交叉。③排除对患者不安全的药物：已知严重过敏或不耐受；有严重副作用；药物的质量不明。④根据功效，选用高效的药物。⑤药物不良反应的预防、检测和处理。⑥MDR－TB 的早期诊断和及时治疗是取得良好疗效的重要因素。

2. 治疗方案的选择 有 3 类。①标准化治疗：使用有代表性的、患者分类明确的耐药监测资料设计治疗方案。同一组或同一类的患者使用同一方案。②标准化治疗＋个体化治疗：治疗初始，某一组的所有患者使用根据有代表性的耐药监测资料所设计的相同方案。得到药敏试验结果后再调整方案。③经验性治疗＋个体化治疗：每一方案都根据患者的治疗史进行个体化的设计，当得到药敏结果后再做调整。

3. 治疗方案推荐

（1）单耐药治疗方案。

1）单耐 H。

方案 1：6－9REZ

方案 2：病变广泛，6REZV，加用喹诺酮类药物

方案 3：不能耐受 Z，12REV

2）单耐 R。

方案 1：12－18HEV Z（Z 至少 2 个月）

方案 2：病变广泛，加 2 个月注射剂，12～18HEV Z（Z 至少 2 个月）

方案 3：9HZS（或另一种注射剂）

（2）耐多药治疗方案。

1）H（±S）耐药。治疗方案：R＋Z＋E（＋/－FQ），6～9 个月。建议：0、2、3 个月检测 Xpert，一旦诊断 MDR－TB，则转入 MDR－TB 治疗管理。

2）H＋E（＋/－S）耐药。治疗方案：R＋Z＋FQ，9～12 个月，前 3 个月使用 1 个二线注射剂。建议：0、2、3 个月检测 Xpert，一旦诊断 MDR－TB，则转入 MDR－TB 治疗管理。

3）H＋E＋Z（＋/－S）耐药。治疗方案：R＋FQ＋Pto＋2～3 个月注射剂（＋/－Z），长疗程（6 个月），二线注射剂用于严重病例，如果 Z 的药敏结果未知，建议加用 Z。建议：0、2、3 个月检测 Xpert 及二线药物 DST，2 个月末培养阳性重复 DST，一旦诊断 MDR－TB，则转入 MDR－TB 治疗管理。

（3）MDR－TB 治疗方案。第一步，第二组注射药物；第二步，第三组喹诺酮类；

第三步，加用第四组药物；第四步，第一组药物中的敏感药物（如 ZE）；第五步，无法从前四组药物选择 4～6 种药物，考虑使用第五组药物，如氯法齐明、复方阿莫西林、泰能、大剂量 H，直到方案包括 4～6 种敏感药物。

（4）XDR－TB。第一步，选择所有可利用的第一组药物加 1 种敏感的注射剂；第二步，第四组药物中的 3 种药物；第三步，无法从前四组药物选择 4～6 种药物，考虑使用第五组药物，如氯法齐明、复方阿莫西林、注射用亚胺培南西司他丁钠、大剂量 H。

（二）耐药结核病的外科治疗

从 1882 年 Forlainini 首创人工气胸治疗肺结核至 20 世纪 40 年代抗结核药物的出现，外科手术曾经是治疗肺结核的唯一手段。随着异烟肼、利福平等广泛应用于临床，外科治疗范围明显缩小，手术适应证也有较大改变。外科治疗的首要条件是病变通过化学治疗，病情已经稳定，不再处于活动进展播散期。手术目的是使痰菌转阴，症状减轻或消除，随着肺结核化学治疗观点及治愈标准的改变，外科治疗原则也在调整，即在确保肺断面内无活动病灶存在的情况下，以小范围切除病灶或肺叶为宜，尽量保留肺功能，改善患者术后生活质量，有效预防并发症。耐药结核病的外科治疗重点考虑以下几个方面：肺结核外科治疗适应证及变化、术式类型的选择、手术时机的选择、手术效果的评估和手术后的化学治疗等。

MDR－TB 手术治疗的合理性在于能够切除排菌空洞及其周围坏死组织，大大减少肺内耐药结核分枝杆菌数量，增加肺内无菌环境，保证手术后化学治疗有效并提高治疗成功率。MDR－TB 的手术适应证包括：①耐多药的局限性肺结核，规则化学治疗 18 个月以上，痰菌阳性者；②耐多药的结核性慢性纤维空洞、脓胸、支气管胸膜瘘或一侧毁损肺，对侧肺无活动性病变者；③耐多药的肺结核合并难以控制的咯血，反复肺部感染者；④心肺功能和全身状况能耐受手术。此外，耐药结核病的并发症，如大咯血、曲霉菌感染、支气管扩张、气胸、支气管胸膜瘘、气管支气管狭窄、脓胸等也是手术适应证。Mordant 等综述结果显示，MDR－TB 手术治疗成功率为 47%～100%，并发症的发生率为 0～29%，死亡率为 0～8%。*Meta* 分析认为手术切除与治疗成功显著相关（$r=2.24$，95% *CI*：1.68%～2.97%）。手术切除后必须进行多学科评估，制定个体化、长期的抗结核化学治疗方案，术前对每个病例必须给予仔细分析和讨论，手术时机有待进一步研究。单纯化学治疗不可能治愈的情况下考虑手术治疗。手术治疗应尽早进行，术前至少化学治疗 2 个月，后术仍需 12～24 个月化学治疗。

耐药结核病的手术类型的选择与耐药性关系不大，主要由病变的性质、部位和累及肺组织的多寡而定。具体情况参考普通结核病的术式类型选择。MDR－TB 主要根据耐药程度和结核分枝杆菌计数来决定手术时机，一般选择在体内结核分枝杆菌数量最低时手术。对几乎所有抗结核药物均耐药的病例，通常在治疗 1 ~ 2 个月内即接受手术治疗；对于那些部分耐药的病例，至少经过 3 个月的敏感药物治疗，此时痰菌能转阴，或者即使痰菌仍呈阳性，但结核分枝杆菌计数会降低到适当水平。肺结核外科治疗效果的评估，应综合考虑术后痰菌阴转率、并发症、手术死亡率以及术后生活质量等因素。外科治疗后仍需进行较长时间的抗结核药物治疗并随访，经过规范的抗结核药物治疗，术后效果才能令人满意。文献报道的术后抗结核药物治疗时间 6 ~ 84 个月不等，可采用与术前相同的用药方案或根据药敏试验进行调整。对于 MDR – TB，术后连续 1 年痰涂片阴性，且每次间隔 1 个月以上方可被视为治愈。

（三）耐药结核病的中药治疗

通常认为，耐药结核病的产生是由于使用抗生素过程中细菌发生了改变。此外，耐药结核病的化学治疗存在更多的副作用。祖国传统中医药在这些方面具有一定的优势，它可以抑制或杀灭结核分枝杆菌、提高机体免疫力、消除结核病相关症状、减轻化学治疗的不良反应，中药在 MDR – TB 的治疗中可能发挥重要的作用。但是目前耐药结核病的中医治疗只是作为一种辅助治疗手段，尚无法替代化学治疗。《中医方剂大辞典》收集和整理了以肺痨、痨瘵、尸注、鬼注等为主治病证的方剂，排除属于虚劳、暑瘵等方剂。收录治疗肺痨的方剂 470 首，其中包括 425 种常用的中药。而最近 20 年在万方医学网收录的有关中医药治疗结核病的文献超过 300 篇，其中描述的组方超过 170 首。

中药抗结核有效成分的研究对发现具有全新结构和作用机制的抗结核先导物具有重要的意义。有关抗结核中药成分的研究也呈上升趋势，重要的抗结核中药成分得到不断的发现。抗结核中药成分主要分为两类：①抗结核分枝杆菌的中药成分，主要包括狼毒、夏枯草、葎草、莳萝、五桠果科、指甲花、天竺葵、小芸香木属植物；②调节机体免疫力的中药成分，主要包括黄芪多糖和黄芪苷、大蒜素等。

总之，耐药结核病是我国结核病防治工作的重点之一。在全面了解结核病耐药机制的基础上，应进一步开发快速诊断结核分枝杆菌耐药性和耐药程度的方法和技术，深入研发基于新靶位的抗结核新药并积极探索新的抗结核治疗方案。在上述科学研究的基础上，采用以转化医学为核心的管理方式和组织思路，加强以应用为导向的基础科研和以基础研究为依托的应用开发的协同发展，促进耐药结核病防治领域的原创性和具有自主知识产权的产品，更好地服务于人类的健康事业。

参考文献

1. 全国第五次结核病流行病学抽样调查技术指导组. 2010 年全国第五次结核病流行病学抽样调查报告. 中国防痨杂志，2012，34（8）：485－508.
2. 世界卫生组织. 2015 年全球结核病报告. 2015. http：//www.who.int/tb/publications/global_report/zh/
3. 中国防痨协会. 耐药结核病化学治疗指南（2015）. 中国防痨杂志，2015，37（5）：421－469.
4. McNeil MR，Brennan PJ. Structure，function and biogenesis of the cell envelope of mycobacteria in relation to bacterial physiology，pathogenesis and drug resistance；some thoughts and possibilities arising from recent structural information. ResMicrobil，1991，142（4）：451－463.
5. Dover LG，Cerdeno-Tarraga AM，Pallen MJ，et al. Comparative cell wall core biosynthesis in the mycolated pathogens，Mycobacterium tuberculosis and Corynebacterium diphtheriae. FEMS Microbiol Rev，2004，28（2）：225－250.
6. Besra GS，Brennan PJ. The mycobacterial cell wall：biosynthesis of arabinogalactan and lipoarabinomannan. Biochem Soc Trans，1997，25（3）：845－850.
7. Minnikin DE，Minnikin SM，Goodfellow M，et al. The mycolic acids of Mycobacterium chelonei. J Gen Microbiol，1982，128（4）：817－822
8. Velayati AA，Farnia P，Ibrahim TA，et al. Differences in cell wall thickness between resistant and nonresistant strains of Mycobacterium tuberculosis：using transmission electron microscopy. Chemotherapy，2009，55（5）：303－307.
9. Velayati AA，Farnia P，Masjedi MR. The totally drug resistant tuberculosis（TDR－TB）. Int J Clin Exp Med，2013，6（4）：307－309.
10. Piddock LJ. Clinically relevant chromosomally encoded multidrug resistance efflux pumps in bacteria. Clin Microbiol Rev，2006，19（2）：382－402.
11. Piddock LJ. Multidrug-resistance efflux pumps-not just for resistance. Nat Rev Microbiol，2006，4（8）：629－636.
12. Liu J，akiff HE，Nikaido H. Active efflux of fluoroquinolones in Mycobacterium smegmatis mediated by LfrA，a multidrug efflux pump. J Bacteriol，1996，178（13）：3791－3795.
13. Li XZ，Nikaido H. Efflux-mediated drug resistance in bacteria. Drugs，2004，64

(2): 159 - 204.

14. Li XZ, Nikaido H. Efflux-mediated drug resistance in bacteria: an update. Drugs, 2009, 69 (12): 1555 - 1623.
15. Li XZ, Zhang L, Nikaido H. Efflux pump-mediated intrinsic drug resistance in Mycobacterium smegmatis. Antimicrob Agents Chemother, 2004, 48 (7): 2415 - 2423.
16. Escribano I, Rodriguez JC, Llorca B, et al. Importance of the efflux pump systems in the resistance of Mycobacterium tuberculosis to fluoroquinolones and linezolid. Chemotherapy, 2007, 53 (6): 397 - 401.
17. Pasca MR, Guglierame P, De Rossi E, et al. *mmpL7* gene of Mycobacterium tuberculosis is responsible for isoniazid efflux in Mycobacterium smegmatis. Antimicrob Agents Chemother, 2005, 49 (11): 4775 - 4777.
18. Pasca MR, Guglierame P, Arcesi F, et al. Rv2686c - Rv2687c - Rv2688c, an ABC fluoroquinolone efflux pump in Mycobacterium tuberculosis. Antimicrob Agents Chemother, 2004, 48 (8): 3175 - 3178.
19. Ramon-Garcia S, Martin C, De Rossi E, et al. Contribution of the Rv2333c efflux pump (theStp protein) from Mycobacterium tuberculosis to intrinsic antibiotic resistance in Mycobacterium bovis BCG. J Antimicrob Chemother, 2007, 59 (3): 544 - 547.
20. Paluch-Oles J, Koziot-Montewka M, Magrys A. Mutations in the rpoB gene of rifampin-resistant Mycobacterium tuberculosis isolates from Eastern Poland. New Microbiol, 2009, 32 (2): 147 - 152.
21. Liu CH, Li HM, Lu N, et al. Genomic sequence based scanning for drug resistance-associated mutations and evolutionary analysis of multidrug-resistant and extensively drug-resistant Mycobacterium tuberculosis. J Infect, 2012, 65 (5): 412 - 422.
22. Zhao X, Yu H, Yu S, et al. Hydrogen peroxide-mediated isoniazid activation catalyzed by Mycobacterium tuberculosis catalase-peroxidase (KatG) and its S315T mutant. Biochemistry, 2006, 45 (13): 4131 - 4140.
23. Vilchèze C, Wang F, Arai M, et al. Transfer of a point mutation in Mycobacterium tuberculosis inhA resolves the target of isoniazid. Nat Med, 2006, 12 (9): 1027 - 1029.
24. Telenti A, Honoré N, Bernasconi C, et al. Genotypic assessment of isoniazid and rifampin resistance in Mycobacterium tuberculosis: a blind study at reference laboratory level. J Clin Microbiol, 1997, 35 (3): 719 - 723.
25. Xu P, Li X, Zhao M, et al. Prevalence of fluoroquinolone resistance among tuberculosis patients in Shanghai, China. Antimicrob Agents Chemother, 2009, 53 (7): 3170 - 3172.
26. Pitaksajjakul P, Wongwit W, Punprasit W, et al. Mutations in the gyrA and gyrB

genes of fluoroquinolone-resistant Mycobacterium tuberculosis from TB patients in Thailand. Southeast Asian J Trop Med Public Health, 2005, 36: 228 - 237.

27. Zhang H, Bi LJ, Li CY, et al. Mutations found in thepncA gene of Mycobacterium tuberculosis in clinical pyrazinamide-resistant isolatesfrom a local region of China. J Int Med Res, 2009, 37 (5): 1430 - 1435.
28. Yüksel P, Tansel O. Characterization of pncA mutations of pyrazinamide-resistant Mycobacterium tuberculosis in Turkey. New Microbiol, 2009, 32 (2): 153 - 158.
29. Shi W, Zhang X, Jiang X, et al. Pyrazinamide inhibits trans-translation in Mycobacterium tuberculosis. Science, 2011, 333 (6049): 1630 - 1632.
30. Sreevatsan S, Stockbauer KE, Pan X, et al. Ethambutol resistance in Mycobacterium tuberculosis: critical role of embB mutations. Antimicrob Agents Chemother, 1997, 41 (8): 1677 - 1681.
31. Heifets LB. Drug susceptibility in the chemotherapy of mycobacterial infection. Boca Raton, Fla: CRC Press, Inc, 1991: 179 - 199.
32. Plinke C, Cox HS, Zarkua N, et al. *embCAB* sequence variation among ethambutol-resistant Mycobacterium tuberculosis isolates without embB306 mutation. Journal of Antimicrobial Chemotherapy, 2010, 65 (7): 1359 - 1367.
33. Ulger M, Aslan G, Emekdas G, et al. Investigation of *rpsL* and *rrs* gene region mutations in streptomycin resistant Mycobacterium tuberculosis complex isolates. Mikrobiyol Bul, 2009, 43 (1): 115 - 120.
34. Mathys V, Wintjens R, Lefevre P, et al. Molecular genetics of para-Aminosalicylic acid resistance in clinical isolates and spontaneous mutants of Mycobacterium tuberculosis. Antimicrob Agents Chemother, 2009, 53 (5): 2100 - 2109.
35. Feuerriegel S, Cox HS, Zarkua N, et al. Sequence analyses of just four genes to detect extensively drug-resistant Mycobacterium tuberculosis strains in multidrug-resistant tuberculosis patients undergoing treatment. Antimicrob Agents Chemother, 2009, 53 (8): 3353 - 3356.
36. Sirgel FA, Tait M, Warren RM, et al. Mutations in the *rrs A1401G* gene and phenotypic resistance to amikacin and capreomycin in Mycobacterium tuberculosis. Microb Drug Resist, 2012, 18 (2): 193 - 197.
37. Du Q, Dai G, Long Q, et al. Mycobacterium tuberculosis *rrs A1401G* mutation correlates with high-level resistance to kanamycin, amikacin, and capreomycin in clinical isolates from mainland China. Diagn Microbiol Infect Dis, 2013, 77 (2): 138 - 142.
38. Theron G, Zijenah L, Chanda D, et al. Feasibility, accuracy, and clinical effect of

point-of-care Xpert MTB/RIF testing for tuberculosis in primary-care settings in Africa：a multicentre，randomised，controlled trial for the TB-NEAT team. Lancet，2014，383 (9915)：424 – 435.

39. WHO. The use of molecular line probe assay for the detection of resistance to second-line anti-tuberculosis drugs. http：//apps. who. int/tb/publications/who_htm_tb_2013_01/en/index. html

40. Morgan M，Kalantri S，Flores L，et al. A commercial line probe assay for the rapid detection of rifampicin resistance in Mycobacterium tuberculosis：a systematic review and meta-analysis. BMC Infect Dis，2005；5：62.

41. Pang Y，Li Q，Ou X，et al. Cost-effectiveness comparison of Genechip and conventional drug susceptibility test for detecting multidrug-resistant tuberculosis in China. Plos One，2013，8 (7)：61 – 65.

42. 夏众敏. 多色探针熔解曲线分析技术在代谢酶相关基因突变检测中的研究和应用. 厦门大学学位论文，2013.

43. Mordant P，Henry B，Morel S，et al. Adjuvant surgical resection for multidrug-resistant tuberculosis：a review. Rev Mal Respir，2014，31：511 – 524.

44. 宋言峥，张新艳，魏力，等. 外科手术在现代肺结核治疗中的价值（附 270 例分析）. 中国防痨杂志，1999，21 (3)：150 – 151.

45. 熊汉鹏，谢和祥，王武明. 长期排菌肺结核的外科治疗. 中国防痨杂志，2001，23 (1)：35 – 37.

46. 丁嘉安，谢冬. 肺结核外科治疗新进展. 国际结核病与肺部疾病杂志（中文版），2012，1 (1)：55 – 59.

47. 宋言峥. 我国肺结核病的外科治疗进展和最佳手术时机选择研究. 中华医学会结核病学分会 2010 年学术年会论文汇编，2010.

48. 唐仕欢，陈建新，杨洪军，等. 基于复杂系统熵方法的抗痨方剂用药规律研究. 2010 年全国中药学术研讨会论文集，2010.

第六节　耐药结核病的临床治疗突破

目前，全球结核病疫情仍十分严重，是一个重要的公共卫生问题。据 WHO 报告，2013 年全球约有 900 万人罹患结核病，其中 110 万为 HIV 阳性；每年约 150 万人死于结核病，95% 以上的发生在低收入和中等收入国家；估计全球有 55 万名儿童罹患结核病；预计有 48 万人患 MDR－TB。根据 WHO 的数据，2014 年全球共 11.1 万 MDR－TB 患者接受耐多药化学治疗，比 2013 年上升 14%。2015 年全球 43 个国家 MDR－TB 的治疗成功率达到 75% 以上，而平均成功率仍是 50%，最主要的原因归咎于死亡和失访。

一、抗结核药物治疗历史

由于最初不了解病因，人类与结核病的抗争中治疗措施很盲目。比如在西方国家，曾采取过“放血”“人工气胸”等治疗方法，但都未能收到良效。直到 1882 年德国细菌学家罗伯特·科赫终于通过实验研究发现了结核分枝杆菌，并证实这就是结核病的元凶，才使结核病的防治工作出现了一线曙光。在国际上结核病的治疗经历了三大阶段，第一阶段是 20 世纪 30 年代之前，以休养为主，疗效 25%，病死率高。第二阶段是 30～40 年代，以萎缩疗法和休养为主，疗效 40%，病死率低。第三阶段是 50 年代以来至今的化学疗法时代，有 8 个标志：①1944 年链霉素的问世，人类终于有了第一种抗结核的特效药；②1946 年对氨基水杨酸面世，1949 年对氨基水杨酸联合链霉素防治耐药；③1952 年异烟肼发现后，逐渐形成了著名的“标化”化学治疗方案，即异烟肼+链霉素+对氨基水杨酸钠18个月的标准长程化学治疗方案，并可根据药源和患者的耐药性将对氨基水杨酸钠替换为乙胺丁醇，治愈率能达到90%；④1959年不住院化学治疗；⑤20世纪60年代中期的间歇疗法；⑥20世纪60年代后期利福平研制成功，疗程有革命性缩短；⑦20世纪70年代以来短程化学治疗是一个重要的里程碑；⑧20世纪90年代以来全球推行DOTS策略，2个月异烟肼+利福平+乙胺丁醇+吡嗪酰胺强化期，4个月异烟肼+利福平巩固期的短程化学治疗方案，加上预防接种卡介苗在全世界的推广应用，整个结核病感染率有所下降，结核病的死亡率更是急速下降。近年来，由于全球艾滋病的大流行和在非洲、亚洲等结核病高负担国家结核病缺乏有效管理和治疗，从而推动了耐药结核病特别是同时对异烟肼和利福平耐药的出现（图3-30）。在一些东欧地区，在结核病患者中MDR-TB比例达到20%~45%。

近40年来没有新的抗结核药物问世，这也是MDR-TB患者难以治愈的重要原因。目前许多发达国家的一些政府和非政府组织都在投入大量的财力和人力，开发新的抗结核药物，为数不多的新抗结核药均需要经过较长的试验和临床阶段方可用于患者，短期内无法满足临床工作和患者的需要。因此，对现有的药物进行抗结核活性的筛选，用于抗结核的治疗。

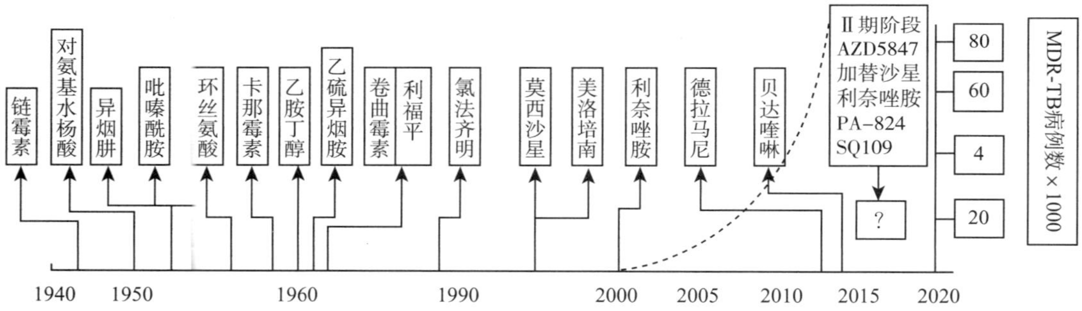

图3-30 抗结核药物的发展和全球MDR-TB的增加情况

二、现有抗结核药物

（一）氟喹诺酮类

氟喹诺酮类是一类广谱抗菌药物，可抑制细菌DNA合成。因此，与一线抗结核药无交叉耐药。其通常用于MDR-TB，但其疗效收到的随机对照研究支持较少，且使用大多是依据专家观点。对药物敏感性结核病，几个随机对照研究显示，当莫西沙星替代乙胺丁醇时，其与较早的痰培养阴转相关，替代异烟肼时，其具有等价转化率。因而进行了一项随机对照研究，在4个月的持续治疗阶段，每2周1次的利福喷丁和莫西沙星联合方案和初始强化期莫西沙星替代异烟肼。此研究显示，与标准方案相比，治疗失败和复发率令人无法接受（4% *vs* 17%）。但一项6个月的研究显示，每周使用莫西沙星和利福喷丁方案不劣于标准方案。一项大型随机对照的非劣效性，评估日常差异性的研究显示，4个月的莫西沙星治疗方案不劣于6个月的标准治疗方案。基于现有证据，不推荐氟喹诺酮类药物治疗药物敏感性结核病，除非患者对一线药物不耐受。

（二）氯法齐明

氯法齐明（Clofazimine，Cfz）是20世纪40年代研制的抗分枝杆菌病的药物，但由于新的有效的抗结核药物的问世，氯法齐明的研究中断。90年代以来，随着耐药结核病患者的增加，尤其是对异烟肼、利福平同时耐药的MDR－TB患者，当前处于无药可用的状态，氯法齐明可为结核病治疗提供机会，因此，WHO在2008年发布的耐药结核病指南中将氯法齐明作为治疗耐药结核病的第五组药物，在1～4组药物无法产生合理方案时可考虑使用。孟加拉国国应用加替沙星和氯法齐明治疗耐药结核病的研究表明，加替沙星合并氯法齐明治疗耐药结核病取得了较好的疗效，并可缩短疗程。

（三）环丝氨酸

本药于20世纪50年代研制成功，距今已有60余年。环丝氨酸对结核分枝杆菌具有良好的抑菌活性，为曾经主要的抗结核药物。但随着疗效更好的药物如利福平的研制成功，且环丝氨酸具有精神和神经方面的副作用，所以在临床上逐渐被淘汰。随着耐药结核病患者的增多，环丝氨酸因其低耐药性而重新得到重视。WHO在“耐药结核病规划管理指南”2008年紧急修订版中就将环丝氨酸列为第3组药物，即口服抑菌二线抗结核药物。WHO的推荐剂量为10～15mg/(kg·d)，最大剂量为1000mg。在2015年国内研究中，在3个使用环丝氨酸的随机对照试验中，均获得较好的治疗效果，但环丝氨酸的精神方面的不良仍应得到重视。总之，环丝氨酸治疗耐多药肺结核效果理想，如加强对患者心理辅导，可减少精神异常出现，而且肝功能损害、胃肠道反应小。

（四）利奈唑胺

在系列病例报道和多中心观察性研究的最初结果未公布时，利奈唑胺是作为“超适应证”药物在临床应用。利奈唑胺是第一代的噁唑烷酮，已证实其对XDR－TB的临床效果，虽然不良反应（即周围神经病变、视神经病变、胃肠道疾病和骨髓抑制）限制其长期使用。最近的一项前瞻性随机试验纳入既往治疗失败的XDR－TB患者，治疗中观察利奈唑胺剂量减少（300～600mg/d）后的疗效，证实了以往的研究结果：

87%的入选患者6个月内实现细菌阴转，在治疗期间4例患者发生获得性耐药（其中3人接受300mg/d的治疗剂量），需要更多的证据来评估最佳的剂量和足够的治疗时间。目前已进行有趣的研究，以预防不良事件发生，使用利奈唑胺间歇给药保持药物的有效性和联用克拉霉素增加利奈唑胺浓度。来自荷兰的一个创新的研究表明，克拉霉素可以提高利奈唑胺的血药浓度，降低利奈唑胺的使用剂量，从而减少不良事件的发生和减轻经济负担。最近个人数据的荟萃分析显示，含利奈唑胺的方案治疗耐多药结核确实是有效的，治疗成功率高达82%。但其安全性、耐受性不容乐观，一个适当的治疗药物监测方法可以降低利奈唑胺的毒性。

三、抗结核新药

经过近50年的停滞，新抗结核药物的研发也取得可喜的进展。2012年12月，美国食品和药物管理局（FDA）临时批准贝达喹啉（Bedaquiline）上市，WHO也于2013年6月批准了在特定条件下使用贝达喹啉；2014年4月，另一个用于MDR－TTB的新药德拉马尼（Delamanid）获得欧洲药品管理局（EMA）批准，WHO也于同年10月发布了德拉马尼治疗MDR－TB的临时指南。

（一）贝达喹啉

二芳基喹啉类药物贝达喹啉是首个新型抗结核类药物，其可抑制分枝杆菌ATP合成酶质子泵，破坏细胞能量依赖过程。一项Ⅱ期随机对照研究，在首个治疗6个月内，比较贝达喹啉和安慰剂，之后进行12～18个月的5种药物背景方案（氨基糖苷类、氟喹诺酮类、乙胺丁醇、乙硫异烟胺和吡嗪酰胺或环丝氨酸/特立齐酮）。结果显示，贝达喹啉痰转阴的中位时间更短（83天 *vs* 125天），30个月内的治疗成功率为58%（安慰剂组32%）。此外，贝达喹啉组背景方案的耐药率发生较少。贝达喹啉组死亡数为10，安慰剂组为2。贝达喹啉在美国获得快速审批（近期在欧盟获得了更快的审批）用于耐多药结核而无其他治疗选择的患者。需注意的是，此为相对单一的规模较小的研究，仍需更多的数据。

（二）德拉马尼

德拉马尼是一类新型的硝基咪唑类药物，可抑制曲霉菌酸和部分分枝杆菌细胞壁的合成。其仅在欧盟获得批准，用于耐多药结核而无其他治疗选择的患者，基于一项8周的随机对照研究显示，在个性化背景治疗方案下，给予德拉马尼和安慰剂治疗24个月，两组患者的痰培养转阴率分别为45.4%和29.6%。进一步的为期24个月的开放标签的分析显示了生存获益：使用德拉马尼治疗至少6个月的患者死亡率为1%，而使用德拉马尼或安慰剂不超过 2 个月的患者死亡率为 8.3%。一项Ⅲ期研究，在优化的背景治疗方案下，评估德拉马尼在首个 6 个月内治疗耐多药结核的疗效正在进行中。因此，德拉马尼使用的支持数据仍有限。

（三）待上市的新药

1. Pretomanid　在目前待上市的药物中，二环硝基咪唑类 Pretomanid（原名 PA－824）是比较有希望上市的药物。Dawson 等报道使用莫西沙星（M）、PA－824（Pa）和吡嗪酰胺（Z）治疗初治涂阳敏感肺结核患者，PA－824 剂量为 100mg（MPa100Z 组）或 200mg（MPa200Z 组），标准治疗组使用 HREZ。另有一耐多药组使用药物同为 MPa200Z（DRMPa200Z 组）。在敏感结核组中，MPa200Z 组（$n=54$）的 0～56 天的杀菌活性为 0.155，明显大于标准治疗组（$n=54$）HREZ 的 0.122。耐多药组 DRMPa200Z（$n=9$）的杀菌活性 0.17。7～14 天的杀菌活性与 7～56 天的杀菌活性密切相关。不良事件的频率与治疗组相似。校正的 QT 间期不超过 500 毫秒。方案中的任何药物也没有出现表型耐药，并且耐受性和安全性均良好。

2. TBA－354　TBA－354 是硝基咪唑类的新一代衍生物，在临床试验中展现出比德拉马尼更高的活性和代谢稳定性。Tasneen 等利用单药治疗小鼠模型进行研究，使用 PA－824 和 TBA－354 及含有贝达喹啉、吡嗪酰胺、Sutezolid、加或不加氯法齐明。单药治疗证实 TBA－354 的活性是 PA－824 的 5～10 倍，但突变株对 PA－824 和德拉马尼有交叉耐药。联合使用贝达喹啉时 TBA－354 的活性为 PA－824 的 2～4 倍。而且，当 TBA－453 的使用剂量达到 PA－824 剂量时，TBA－354 的灭菌活性更高。重要的是，在贝达喹啉、Sutezolid 加或不加吡嗪酰胺的方案中加入任意一种硝基咪唑类药物都能显著提高灭菌活性，从而可能为进一步缩短疗程提供帮助。

3. Sutezolid（pnu－100480）　是由辉瑞公司研发的利奈唑胺的类似物，与利奈唑胺相比，最初评估其有更好的体内活性和比较少的毒性反应。在抗结核分枝杆菌中有相当低的 MIC，在酸性环境下有更低的 MIC，Sutezolid 表现出了高于利奈唑胺的杀菌活性，以及可能潜在的杀菌活性。Sutezoid 600mg 每日 2 次全血的杀菌活性高于利奈唑胺 300mg 每日 1 次。Sutezolid 早期杀菌活性明显低于标准治疗方案，但全血杀菌活性测定显示了其与吡嗪酰胺有协同作用。同时 Sutezolid 并不引起 QT 间期延长或骨髓抑制，虽然仍有潜在的神经毒性和肝毒性。一项早期杀菌活性Ⅱ期随机对照试验已经证明了 Sutezolid 组 14% 患者有丙氨酸转氨酶的升高。

4. AZD5847　与利奈唑胺一样，AZD5847 是噁唑烷酮类药物，通过抑制结合 50S 核糖体亚基的分枝杆菌的蛋白质合成发挥作用，其在体外的杀菌活性优于利奈唑胺。临床试验表明，AZD5847 在健康志愿者中显示了较好的安全性和耐受性，恶心是最常见的副作用，多在较高剂量时出现。目前有关于早期杀菌活性研究的 4 种不同给药策略的Ⅱa 期临床试验已经完成。

5. SQ109 是 2001 年从基于在 1，2 - 乙二胺药效基团的 63238 个乙胺丁醇（EMB）类似物中筛选出来的。SQ109 发挥不同的作用机制，并保留了对乙胺丁醇耐药的结核分枝杆菌的活性菌株乙二胺。针对由 *mmpl*3 基因编码的跨膜转运，SQ109 干扰细胞壁合成。在俄罗斯和哈萨克斯坦，6 个月 SQ109 的临床试验中加入超过 18 个月 MDR - TB 背景治疗方案。与 MDR - TB 背景治疗方案比较，患者的数量相对较少，所得到的数据可能不足以进行注册。SQ109 在临床研究中显示了很好的安全性和耐受性。然而，由于缺乏足够的疗效，目前所有含 SQ109 的多组、多阶段的试验已经终止。

四、抗结核治疗方案进展

自 1994 年起，全球项目已经收集和分析了来自 144 个国家的监测系统和抽样调查的耐药数据，直到 1997 年，WHO 发布了《耐药结核病化学治疗指南》，明确提出了抗结核治疗中的耐药、耐多药问题，并且将同时耐异烟肼和利福平（或者还耐其他药）的结核病定义为耐多药结核病（MDR - TB）。而 XDR - TB 是除了异烟肼和利福平耐药外，至少对一种氟喹诺酮类和一种二线注射抗结核药耐药。

1998 年我国建立了全国 MDR - TB 治疗研究课题组，研究课题组专家根据我国的现实情况拟定了一个针对 MDR - TB 的标准治疗方案，即 3CDThZ/xDOTh。公式中的 C 是卷曲霉素，D 是帕斯烟肼，O 是氧氟沙星，Th 是丙硫异烟胺，Z 是吡嗪酰胺。公式的含义是：先用 CDThZ 规范化学治疗 3 个月，再用 DOTh 治疗 x 个月，所谓 x，是一个不定的数字，即从治疗开始直到患者连续 6 个月的痰涂片阴性止。在治疗期间，患者要每个月做一次痰涂片检查。当时曾使 MDR - TB 的治愈率达到 70%，甚至达到 75%。

随着研究的进展和对耐药结核病的认识，WHO 推荐的 MDR - TB 的治疗应包括至少 4 种有效的药物：新一代的氟喹诺酮类（莫西沙星、加替沙星或左氧氟沙星），加上注射用氨基糖苷类（阿米卡星、卷曲霉素或卡那霉素），加上一种一线药物（如吡嗪酰胺），加上另外第 4 组药物（环丝氨酸、对氨基水杨酸、特立齐酮、丙硫异烟胺或乙硫异烟胺）。当 4 种有效的药物不能从先前的组获得时，应把第 5 组的药物包括在内。当使用注射剂时，强化期最短持续时间是 8 个月，巩固期持续 12 ~ 18 个月，为至少 20 个月的总治疗时间。遗憾的是，抗结核病有效的药物数量有限，并在临床实践中采用的“最佳背景治疗方案”并未在随机对照试验进行验证。

目前，国内外的一些研究也探索了将目前敏感结核的治疗时间由 6 ~ 8 个月缩短至 4 个月或更短，将 MDR - TB 治疗方案由超过 20 个月缩短至 9 个月。新药、新方案及缩短疗程研究将会是今后长时期结核病治疗研究的主要方向。

（一）含利奈唑胺的治疗新方案

近 40 多年来，德拉马尼和贝达喹啉的出现虽然给耐药结核病的治疗带来了希望，但毕竟无法解决 MDR - TB 和 XDR - TB 所有的问题，还需要依赖现有的药物。能够替代一线抗结核药物的种类很少，有效性不佳，毒性反应大且昂贵，尤其是 WHO 提出的第 5 组药物（利奈唑胺、美洛培南等）。包含第 5 组药物的抗结核治疗方案大多缺乏设计优良、随机对照、多中心临床试验的研究支撑。有系统综述报道，在全球 11 个国家进行的包括了 12 项研究的结果，显示利奈唑胺的方案治疗耐多药结核确实有效，治疗成功率高达 82%，痰涂片阴转率 92.5%，痰培养阴转率 93.5%。但利奈唑胺的安全性和耐受性较差、不良反应的发生率较高，主要涉及血液、神经及胃肠道系统，且易发生在使用口服剂量大于 600mg/d 的患者。

（二）含德拉马尼的治疗新方案

MDR - TB 治疗所能选取的有效抗结核药物很少，一类新型的硝基咪唑类药物，主要作用是抑制分枝酸的合成。有学者通过分析德拉马尼的药理学特点、临床试验结果，有力说明了德拉马尼用于治疗 MDR - TB 的有效性、安全性及耐受性。该药对肺结核患者具有较强的早期杀菌活性。对 MDR - TB 患者，与其他抗结核药物联合，可提高治疗 2 个月末的痰菌阴转率，并且联合使用该药 6 个月，MDR - TB 患者的死亡率明显下降。德拉马尼的耐受性较好，但治疗过程中需密切观察 QT 间期变化和血钾水平。

（三）含贝达喹啉的治疗新方案

贝达喹啉是抗结核新药，已在全球进行治疗 MDR - TB 的Ⅱb 期临床试验，共入选 440 例患者，以此基础获得 FDA 的提前快速批准。临床试验结果显示，MDR - TB 患者用含贝达喹啉的方案（治疗组）8 ~ 24 周，与用含安慰剂方案治疗组（对照组）比较，痰培养阴转率显著提高，治疗 8 周时痰培养阴转率治疗组和对照组分别为 47.6% 和 8.7%，很多学者认为 2 个月痰菌阴转率与治疗有关。治疗 24 周时的痰培养阴转率两组分别为 81.0% 和 65.2%。贝达喹啉虽然获得了上市批准，但仍存在很多需要注意的问题，如该药所致的不良反应主要是肝功能损伤、QT 间期延长、中重度心律失常等。

（四）耐多药结核病短疗程治疗新方案

治疗 MDR - TB 缩短疗程的新方案，来自南非 Dawson 等进行的Ⅱb 期、前瞻性、多中心临床试验，探讨2个月莫西沙星+PA-824+吡嗪酰胺方案治疗MDR-TB的有效性和安全性。主要终点事件是观察肺结核患者痰涂片分枝杆菌菌落数的改变，分析杀菌活性。试验在南非和坦桑尼亚的8个研究单位进行，2012年3月—2013年7月，入选26例耐多药肺结核病患者，结果显示这一方案0~56天分枝杆菌菌落数的平均递降率即杀菌活性为0.117（95% *CI*：0.070~0.174），7~56天的杀菌活性为0.104（95% *CI*：0.054~0.167），并且第7~14天的杀菌活性与第7~56天的杀菌活性有明显关联。最常见的不良反应是高尿酸血症，治疗期间未发现QT间期延长超过500毫秒，也未发现新的耐药。我们认为，莫西沙星+PA-824+吡嗪酰胺这一方案安全性、耐受性较好，对于吡嗪酰胺敏感的耐多药肺结核具有很强的杀菌活性，治疗费用低于目前常规的个体化治疗方案，但此研究所获得的资料只是初步的，即将进入Ⅲ期临床试验。

尽管取得一些进展，但到目前为止，仍需要做更多的工作来评估新的抗结核药物和治疗方案的临床应用价值。

参考文献

1. WHO Health Oragnization. Global tuberculosis report 2015. WHO/HTM/TB/2015.2.
2. Koch R. Weitere mitteilungen uber ein heilmittel gegen tuberculose. Deutsche Medizinische Wochenschrift, 1891, 171: 101-102.
3. Bodington G. An essay on the treatment and cure of pulmonary consumption. London: Sinopkin, Marshall, Hamilton and Kent, 1840.
4. Temple L. In: Surgery of pulmonary tuberculosis: a historical approach, in Clinical Tuberculosis. Davies P, editor. London: Chapman and Hall, 1998: 21-33.
5. Schatz A, Bugie E, Waksman S. Streptomycin, a substance exhibiting antibiotic activity against gram-positive and gram-negative bacteria. Proceedings of the Society for Experimental and Biological Medicine, 1944, 55: 66-69.
6. Lehmann J. Para-Aminosalicylic acid in the treatment of tuberculosis. Lancet, 1946, 1: 15-16.
7. Bernstein J, Lott WA, Steinberg BA, et al. Chemotherapy of experimental tuberculosis V. Isonicotinic acid hydrazide (Nydrazid) and related compounds. Am Rev Tuberc, 1952, 65: 357-364.
8. Council MR. Long term chemotherapy in the treatment of chronic pulmonary tuberculosis with cavitation. Tubercle, 1962, 43: 201-267.

9. Listed N. MRC Co-operative controlled trial of a standard regimen of streptomycin, PAS and isoniazid and three alternative regimens of chemotherapy in Britain. Tubercle, 1973, 54: 99 - 129.
10. Fox W, Ellard GA, Mitchison DA. Studies on the treatment of tuberculosis undertaken by the British Medical Research Council tuberculosis units, 1946 - 1986, with relevant subsequent publications. Int J Tuberc Lung Dis, 1999, 3 (10 Suppl 2): S231 - 279.
11. 何健，李剑华，罗世珍. 含环丝氨酸方案治疗耐多药肺结核 18 例. 中国药业，2015，(7)：124 - 125.
12. 张明，曹子中，梁兴. 环丝氨酸联合心理辅导治疗耐多药肺结核的临床疗效及安全性探讨. 右江民族医学学报，2015，(1)：43 - 44.
13. 裴洁，银春莲，覃伟，等. 联合环丝氨酸在耐多药肺结核治疗中的疗效及安全性研究. 传染病信息，2015，(4)：237 - 240.
14. Sotgiu G, Centis R, D'Ambrosio L, et al. Efficacy, safety and tolerability of linezolid containing regimens in treating MDR - TB and XDR - TB: systematic review and meta-analysis. Eur Respir J, 2012, 40: 1430 - 1442.
15. Migliori GB, Eker B, Richardson MD, et al. A retrospective TBNET assessment of linezolid safety, tolerability and efficacy in multidrug-resistant tuberculosis. Eur Respir J, 2009, 34: 387 - 393.
16. Lee M, Lee J, Carroll MW, et al. Linezolid for treatment of chronic extensively drug-resistant tuberculosis. N Engl J Med, 2012, 367: 1508 - 1518.
17. Chang KC, Yew WW, Cheung SW, et al. Can intermittent dosing optimize prolonged-linezolid treatment of difficult multidrug-resistant tuberculosis? Antimicrob Agents Chemother, 2013, 57: 3445 - 3449.
18. Bolhuis MS, Altena RV, Soolingen DV, et al. Clarithromycin increases linezolid exposure in multidrug-resistant tuberculosis patients. Eur Respir J, 2013, 42: 1614 - 1621.
19. Lange C, Abubakar I, Alffenaar JW, et al. Management of patients with multidrug-resistant/extensively drug-resistant tuberculosis in Europe: a TBNET consensus statement. Eur Respir J, 2014, 44: 23 - 63.
20. Pym AS, Diacon AH, Tang SJ, et al. Bedaquiline in treatment of multidrug-and extensively drug-resistant tuberculosis. Eur Respir J, 2015.
21. Lewis JM, Sloan DJ. The role ofdelamanid in the treatment of drug-resistanttuberculosis. Ther Clin Risk Manag, 2015, 11: 779 - 791.
22. Dawson R, Diacon AH, Everitt D, et al. Efficiency and safety of the combination of moxifloxacin, pretomanid (PA - 824), and pyrazinamide during the first 8 weeks of an-

tituberculosis treatment: a phase 2b, open-label, partly randomized trial in patients with drug-susceptible ordrug-resistant pulmonary tuberculosis. Lance, 2015, 385 (9979): 1738 - 1747.

23. Tasneen R, Williams K, Amoabeng O, et al. Contribution of the nitroimidazoles PA - 824 and TBA - 354 to the activity of novel regiments in murine models of tuberculosis. Antimicrob Agents Chemother, 2015, 59 (1): 129 - 135.

24. Barbachyn MR, Hutchinson DK, Brickner SJ, et al. Identification of a novel oxazolidinone (U - 100480) with potent antimycobacterial activity. J Med Chem, 1996, 39: 680 - 685.

25. Yip PC, Kam KM, Lam ET, et al. In vitro activities of PNU - 100480 and linezolid against drug-susceptible and drug-resistant Mycobacterium tuberculosis isolates. Int J Antimicrob Agents, 2013, 42: 96 - 97.

26. Wallis RS, Jakubiec W, Kumar V, et al. Biomarker-assisted dose selection for safety and efficacy in early development of PNU - 100480 for tuberculosis. Antimicrob Agents Chemother, 2011, 55: 567 - 574.

27. Wallis RS, Dawson R, Friedrich SO, et al. Mycobactericidal activity of sutezolid (PNU - 100480) in sputum (EBA) and blood (WBA) of patients with pulmonary tuberculosis. PLoS One, 2014, 9: e94462.

28. Reele S, Xiao AJ, Das S, et al. 14 Day Multiple Ascending Dose Study with AZD5847 Is Well Tolerated at Predicted Exposure for Treatment of Tuberculosis (TB). 51st Interscience Conference on Antimicrobial Agents and Chemotherapy: Abstract A11735.

29. Phase 2a EBA Trial of AZD5847. http://clinicaltrials.gov/show/NCT01516203 Date last updated: April 16, 2014. Date last accessed: June 29, 2014.

30. Tahlan K, Wilson R, Kastrinsky DB, et al. SQ109 targets MmpL3, a membrane transporter of trehalose monomycolate involved in mycolic acid donation to the cell wall core of Mycobacterium tuberculosis. Antimicrob Agents Chemother, 2012, 56: 1797 - 1809.

31. The HIV i-Base/Treatment Action Group. 2013 Pipeline Report: HIV, Hepatitis C Virus (HCV), and Tuberculosis (TB) Drugs, Diagnostics, Vaccines, Preventive Technologies, Research Toward a Cure, and Immune-Based and Gene Therapies in Development. London, HIV i-Base, 2013.

32. Ramire-Lapausa M, Pascual Pareja JF, Comez R, et al. Retrospective study of tolerability and efficacy of linezaolid in patients with multidrug-resistant tuberculosis (1998 - 2014). Enferm Infecc Microbiol Clin, 2016, 34 (2): 85 - 90.

33. Kwon YS, Jeong BH, Koh WJ. Delamanid when other anti-tuberculosis-treatment regi-

mens to treat drug-resistant or tolerability. Expert Opin Pharmacother，2015，16（2）：253－261.

34. Mingote LR，Namutamba D，Apina F，et al. The use of bedaqiline in regimens to treat drug-resisistant and drug-susceptible tuberculosisi：a perspective from tuberculosis-affected communities. Lancet，2015，385（9966）：477－479.

第七节　结核病的化学治疗与转化医学

19 世纪结核病被喻为“白色瘟疫”，瘟神所到之处，引起人群大规模的患病和死亡，当年伦敦结核病的死亡率高达 900/10 万，肆虐的疫情严重危害公众的健康。德国细菌学家罗伯特·科赫（Robert Koch 1843—1910）经过严谨的科学实验，在 1882 年 3 月 24 日柏林生理学学会上宣布结核分枝杆菌是结核病的致病菌，开创了控制结核病的新篇章。

一、抗结核药物的发现与应用

随着结核病致病菌的发现，化学家开始了抗结核分枝杆菌药物的研发，并迅速应用于临床。

1944 年，美国科学家瓦克斯曼（S. A. Waksman）发现链霉素，这是第一个治疗结核病有效的药物。链霉素的发现和应用于临床的过程体现了转化医学理念在医学研究中的重要作用。与弗莱明等偶然发现青霉素不同，链霉素的发现过程是科学家精心设计的，即结合临床需求提出问题，经过严谨的科学实验寻找解决问题的办法，最后经过临床试验将研究结果应用于临床。首先青霉素的发现与应用启发了科学家认识到微生物中提取的某些抗生素可以杀灭致病菌。1915 年，瓦克斯曼在大学期间即发现了土壤中的某种微生物可能具有杀灭结核分枝杆菌的作用，1932 年他受美国对抗结核病协会的委托，对此开始了深入研究，希望能从中找到杀灭结核分枝杆菌的抗生素。1939 年，在药业巨头默克公司的资助下，瓦克斯曼领导实验室开始系统地研究，试图从土壤微生物中分离出抗细菌的物质，经过对 1 万多个菌株进行筛选，1943 年 10 月 19 日瓦克斯曼的学生阿尔伯特·萨兹（Albert Schatz）分离出来了一种新的抗生素，即链霉素。几周后，在证实链霉素的毒性不大之后，梅奥诊所的两名医师开始尝试将它用于治疗结核病患者，效果出奇的好。1944 年，美国和英国开始大规模的临床试验，证实链霉素对肺结核的治疗效果非常好。它随后也被证实对鼠疫、霍乱、伤寒等多种传染病有效。1952 年 10 月，瑞典卡罗林纳医学院宣布将诺贝尔生理学或医学奖授予瓦克斯曼，以表彰他发现了链霉素，对人类健康做出了巨大贡献。在链霉素的研发过程中，科学家从临床问题出发，并早期得到了生产商的大力支持，得以开展大规模的筛选试验，实验室的研究结果迅速在临床得到验证，转化成产品，造福了人类。

另外一个具有划时代意义的药物异烟肼的问世就没有这么的幸运了。异烟肼最初是由布拉格的查尔斯大学（当时属德国）化学系的研究生梅耶尔（Hans Meyer）和莫里（Josef Mally）1912 年做博士课题的时候合成的。但是很可惜，当时他们完全没有意识到他们合成的化合物的巨大药用价值。在被遗忘了约 40 年之后，美国的罗斯公司、施贵宝公司和西德的拜耳公司的研究人员分别独立地发现了异烟肼有极强的抗结核分枝杆菌的活性。1951 年，异烟肼的临床试验在纽约开始；1952 年，异烟肼由罗氏公司生产，并首先在美国上市，商品名雷米封。在临床应用中，人们发现异烟肼具有杀菌力强、选择性高的特点，它可以抑制结核分枝杆菌菌壁分枝菌酸成分的合成，从而使结核分枝杆菌丧失多种能力（耐酸、增殖力、疏水性）而死亡，异烟肼还能与结核分枝杆菌菌体辅酶结合，起到干扰脱氧核糖核酸和核糖核酸合成的作用，从而达到杀灭结核分枝杆菌的目的。研究还发现异烟肼对代谢活力强的结核分枝杆菌作用更强。在临床应用中副作用少，尤其是它的价格便宜，适合在贫困地区推广应用。异烟肼上市后，挽救了无数结核病患者的生命，改变了在与结核病的抗争中人类处于劣势的局面。设想如果在合成之初，化学家清楚临床需求，与临床医师密切配合，异烟肼将早上市四十年！

在 20 世纪 40 年代后期到 50 年代后期，是抗结核病新药问世最多的年代，在那个年代严重的结核病疫情席卷全球，尤其是在欧洲，工业化大革命使劳动人口聚集在城市、工厂，这使经呼吸道传染的结核病迅速传播，严重地影响公众的健康，而那个年代也正是化学、制药技术蓬勃发展的年代，在科学技术进步的助力下，除了链霉素和异烟肼外，科学家们还先后合成了对氨基水杨酸钠（1946 年，瑞典科学家 T. Lehmanv）、氨硫脲（TB1，1946 年德国科学家 Domagk）、紫霉素（1950 年，美国）、吡嗪酰胺（1952 年）、乙硫异烟胺和丙硫异烟胺、卡那霉素（1958 年，日本，梅泽滨夫）。

1966 年，意大利和瑞士共同制造出另一具有杀菌作用的抗结核药物利福平。利福

平是一种源自 *Amycolatopsis rifamycinica* 的利福霉素家族的半合成化合物。1957 年，一份来自法国 Riviera 的土壤样品被送到意大利的 Lepetit 制药公司的实验室进行分析。在那里，Piero Sensi 教授和 Maria Teresa Timbal 博士领导的一个研究小组发现了一种新的细菌。这个新菌种的出现立即得到了科学界的广泛关注，原因是它产生了一类新的具有抗菌活性的分子。有趣的是，那时 Piero Sensi 教授、Maria Teresa Timbal 博士以及研究人员非常喜欢一个法国犯罪故事 Rififi（内容涉及珠宝抢劫和敌对帮派争斗），他们决定把这类新的具有抗菌活性的分子命名为“rifamycins”。经过两年的努力，Piero Sensi 教授、Maria Teresa Timbal 博士领导的研究小组获得了更稳定的半合成产物。1959 年，一个新的具有高效和良好的耐受性的抗生素诞生了，这个化合物被命名为利福平（Rifampicin），并于 1966 年成功上市。

20 世纪 80 年代后，耐药结核病的出现，使结核病的控制面临严重的挑战，曾经挽救了无数结核病患者生命的异烟肼、利福平等药物在耐药菌株面前无能为力。科学家针对耐药菌株的特点，设计、合成出全新作用机制的抗结核新药，以期治愈耐药结核病。目前上市的有强生杨森公司的贝达喹啉和日本大冢制药的德拉马尼（见第六节）。

值得注意的是，虽由于耐药结核病疫情的需要，美国、日本、欧盟等国家和地区加速审批了这两个全新结构的抗结核新药，使其尽早上市，控制耐药结核病疫情，但是临床试验观察的例数有限。为了进一步观察药物不良反应及有效性，WHO 推出了针对这两个药物的使用指南，核心目的是观察这两个药物的安全性和有效性，以及避免滥用导致新的耐药菌株的产生。

从抗结核药物的发现、临床应用历史上来看，转化医学的理念逐渐形成，并为新药上市提供了良好技术支持。

二、结核病化学治疗方案的研究及推广应用

虽然链霉素的应用为结核病的治疗带来了光明，但是很快出现了症状复发，随着异烟肼和对氨基水杨酸钠的问世，人们注意到联合应用由异烟肼、链霉素、对氨基水杨酸钠组成的标准化学治疗方案持续 12～24 个月，可以有效地控制结核病，使结核病的控制进入了化学治疗年代。

20 世纪中叶英国科学家 Mitchson 在总结实验室研究结果及临床观察结果基础上提出的菌群学说为现代结核病短程化学疗法提供了细菌学依据。他将宿主体内的结核分枝杆菌按生长代谢速度分为 A、B、C、D 四群。A 菌群为快速生长菌群，代谢旺盛，多存在于巨噬细胞以外的空洞或干酪病灶中，多数抗结核药物对其有效，其中异烟肼的作用最强，利福平次之；B 菌群为存在于巨噬细胞内酸性环境中生长缓慢的菌群，

吡嗪酰胺对该菌群最敏感，发挥作用最强；C 菌群为大部分时间处于休眠状态，仅有短暂突发性旺盛生长的菌群，利福平对该菌群的作用最佳；D 菌群为完全休眠菌。根据 Mitchson 的菌群学说，为达到尽最大可能消灭病灶内的结核分枝杆菌，合理的化学治疗方案所包括的药物应能杀灭所有生长代谢状态的结核分枝杆菌。

1978 年，我国在总结国内外成功的化学治疗经验的基础上，结合结核分枝杆菌的代谢特点及抗结核药物的作用特点制订了结核病化学治疗的基本原则，即“早期、规律、全程、联用、适量”的五项原则。早期：是指发现和确诊结核病后立即给药治疗，此时病灶以炎性渗出为主，病灶局部药物浓度高，此时药物主要杀灭活跃生长的 A 菌群；联合：指根据病情及抗结核药物的作用特点，联合应用至少两种以上敏感的抗结核药物，以增强和确保疗效，减少耐药菌的产生；适量：指根据不同病情及不同个体规定不同给药剂量，发挥最大杀菌以及抑菌作用，同时使用合适的剂量减少药物不良反应的产生；规律：即有规律地坚持治疗，不可随意更改方案或无故随意停药；全程：指患者必须按照方案所定的疗程坚持治满疗程，尽可能杀死缓慢生长的 B 菌群以及 C 菌群，减少复发的机会。

Mitchson 菌群学说和“早期、联合、规律、适量、全程”的原则是现代结核病化学治疗的理论依据，遵循此原则制定的初治肺结核治疗方案 2HRZE/4HR（2 个月强化期，异烟肼、利福平、吡嗪酰胺、乙胺丁醇；4 个月巩固期，异烟肼和利福平），经过大规模的临床试验证明该方案具有良好的安全性和有效性，至今仍在全球范围内推广应用。

研究表明，肺结核疗程越长，不规则服药率越高。这种不规则服药除造成治愈率降低外，还易使结核分枝杆菌产生耐药性。而缩短化学治疗疗程是保证规则用药、提高疗效的主要手段。因此，科学家们致力于研究超短程治疗方案，以期获得与推荐的 2HRZE/4HR 标准方案相似的安全性和有效性。国际抗结核药物联盟作为组织者，在全球 9 个国家纳入 1931 例初治涂阳肺结核患者，验证 4 个月化学治疗方案的有效性，试验组①2HRZRM/2HRM 及②2MRZE/2MR，对照组为 2HRZE/4HR，遗憾的是，在疗程结束后随访 18 个月中，试验组的复发率高于对照组，宣布这两个缩短疗程的方案失败；国际上开展了增加利福平剂量、应用加替沙星方案及新药 PA824 联合吡嗪酰胺和莫西沙星的方案等研究；我国“十二五”传染病重大专项支持开展缩短疗程的研究，该项目由北京胸科医院牵头，在全国 38 家研究单位开展研究，拟纳入初治涂阳肺结核患者 3900 例，试验组①2HRZRM/2HRM 及②2MRZE/2MR，对照组为 2HRZE/4HR，目前已经开始纳入病例，预计在 2018 年年底完成初步研究。截至目前，尚无成功地在大规模人群中应用短于 6 个月的化学治疗方案。

结核病化学治疗方案的研究自 20 世纪 50 年代初即开始，历经 24 个月、12 个月、9 个月、6 个月，直至现在挑战短于 4.5 个月的方案，治疗时间的缩短无不伴随着药物研发的进程，成功的药物研发和上市是缩短疗程必不可少的条件，临床验证是其成功上市的必经之路。在这个过程中转化医学的理念使科学家从临床需求出发，寻找解决问题的办法，最终服务于临床。

第八节　SAT 技术转化成果介绍

一、结核病诊断新技术的研发需求

近年来结核病在全球范围内又死灰复燃，成为传染病的首位杀手。根据 WHO 的统计，我国是全球22 个结核病流行严重的国家之一。由于缺乏有效疫苗和高特异性和灵敏度诊断试剂，再加上耐药性结核病的不断涌现等原因，结核病仍然是全球公共卫生的重大威胁，开发快速、准确、适宜的诊断检测产品，快速地识别结核感染，减少进一步的传染，对结核病的预防控制和早发现，早治疗均有重要意义。

目前结核病的诊断主要依靠实验室诊断与临床体征相结合。实验室诊断包括涂片法、培养法、分子生物学方法、免疫法和噬菌体法。痰涂片直接镜检检测抗酸杆菌（AFB）是最普遍的实验室诊断方法，该方法快速低廉、操作简便，目前在临床上被广泛应用，但其无法区分死活菌，尤其是无法区分结核分枝杆菌和 NTM，而且受制于痰液中分枝杆菌数量，涂片中分枝杆菌要达到 10^3 ~ 10^4CFU/ml 才可检出阳性结果，因此仅能检出 1/2 ~ 3/4 的活动性结核患者，灵敏度低，漏检率相当高，导致无法及时确诊结核患者，不但贻误治疗，也大大增加了患者传播给别人的机会。罗氏培养法是目前检测结核分枝杆菌的金标准，但其检测周期长（8 周），现今广泛使用的快速培养检测技术虽然大大缩短了检测周期，但确诊仍需 2 ~ 3 周，依旧无法实现结核病快速诊断。

基于免疫学的检测方法快速简单，但灵敏度依旧有限，并且新一代的免疫学检测技术成本较高，不适合在基层医院开展。而基于核酸扩增的检测方法快速、准确，灵敏度和特异性均很高，在国内也逐渐开始普及起来，但以 DNA 为靶标的核酸扩增技术对操作要求较高，基于 DNA 的体外扩增的模板既可以来自于活菌也可来自死菌，因此不能作为非病毒病原体的活菌诊断，即使患者得到了有效的治疗，病原体死亡后其 DNA 仍然能够稳定存在至少 3 周时间，检验结果无法及时反应治疗效果，不利于临床获取有价值的诊断信息，从而导致过度治疗以及抗生素的过度使用。另外，DNA 稳定而不容易降解的特性，也较易在实验过程中产生污染，造成假阳性。因此，临床试验室急需一种快速、准确、适宜的检测方法用于结核病的检测。

二、自主开发的 RNA 检测技术

RNA 为单链结构，容易降解，在死菌中不易被检测到同时也不易造成污染。最早由美国 Gen-Probe 公司开发的 TMA 技术是反转录酶介导的体外特异性扩增 rRNA 直接进行检测的一项新的 RNA 检测技术。rRNA 即核糖体 RNA，是细菌核糖体的主要成分，在每个原核生物中存在约 10^3 ~ 10^4 个拷贝，所以相比于一般的以 DNA 为靶标（DNA 一般为单拷贝）的分子生物学检测方法（如 PCR），其灵敏度要高出很多。同时，由于 rRNA 只存在于活体细胞，在死亡的细胞中很快降解，所以以 rRNA 为靶标可以区分死菌与活菌。因此 RNA 检测技术可以实时监测疗效，指导临床精准用药，解决目前国内普遍存在的过度治疗，尤其是抗生素滥用问题，大幅降低整体医疗费用，缩短治疗时间。

目前，国内外应用于结核诊断的核酸扩增技术包括 PCR、LAMP、CPA、TMA，以 RNA 为靶标进行检测的只有 TMA 和 SAT，国外以 RNA 检测（TMA）为主，国内市场以 DNA 检测（PCR）为主。上海仁度自主开发了 RNA 检测技术——SAT 技术。

SAT 技术是由两条引物介导的体外恒温扩增过程，其中一条引物携带有 T7 启动子序列。反应主要包括 M-MLV 反转录酶、T7-RNA 聚合酶、两条特殊设计的引物、带有荧光标记的检测探针以及脱氧核糖核苷三磷酸（dNTP）、核糖核苷三磷酸（NTP）等底物。在同一温度下，靶标 RNA 在 M-MLV 反转录酶作用下反转录合成一条带 T7 启动子的双链 DNA，T7-RNA 聚合酶以这条双链 DNA 为模板进行转录，以每分钟 100~1000 个拷贝的速度不断地合成 RNA。合成出的 RNA 与分子信标结合，发出荧光，可以被荧光检测仪检测到。与此同时，新合成的 RNA 继续在 RT 酶和 T7-RNA 聚合酶的作用下循环反转录和转录的过程。如此往复，以达到高效扩增的目的。SAT 技术原理图示见图 3-31。

本技术的创新性主要现在两个方面：一方面结核分枝杆菌的裂解采用超声破碎，极大地提高了裂解效率，简化了操作步骤，缩短了检测时间。另一方面核酸扩增步骤采用的 SAT 技术，其拥有独特的引物和探针技术，无须温度循环，同温度下进行扩增，扩增效率高，极大地提高了检测灵敏度、特异性和检测准确率。反应体系高度稳

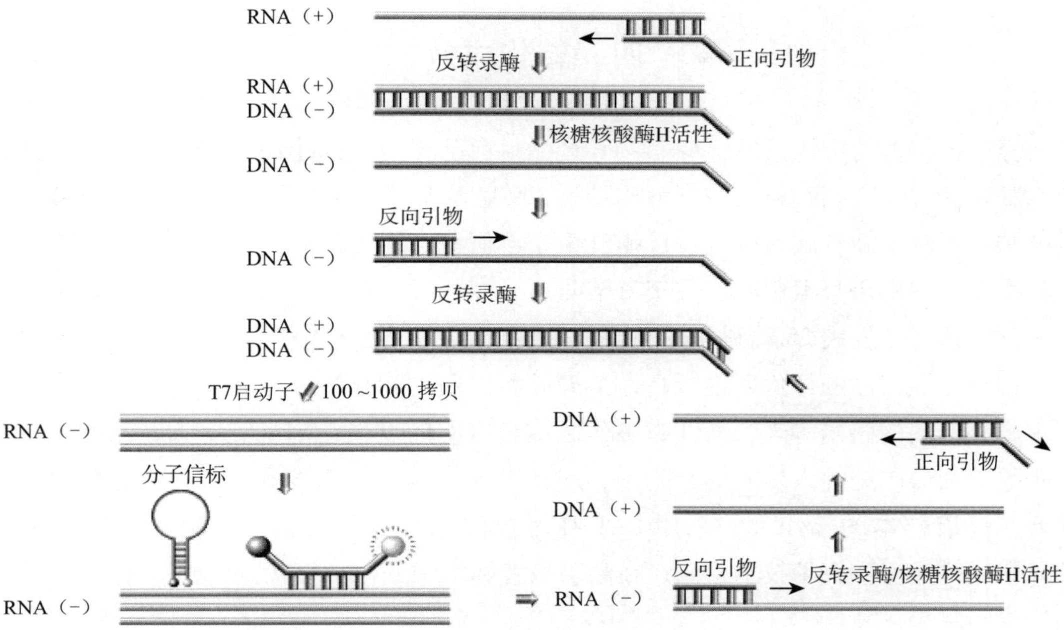

图 3-31　SAT 技术原理图

定和简单，提高了稳定性。

SAT-TB 检测结核分枝杆菌主要优势如下。

1. 检测结核分枝杆菌 RNA　结核分枝杆菌内 RNA 拷贝数（10^4）远高于 DNA 拷贝数（单个），更容易被检测，大幅度提高了结核分枝杆菌的检测灵敏度。

2. 扩增产物也是 RNA　RNA 的结构为单链生物大分子，其稳定性不如双链 DNA 分子。在得到大量扩增后，在环境中容易自然降解，来自扩增产物的污染极少发生。

3. 42℃恒温扩增　40 分钟完成扩增检测。

4. 超声裂解结核分枝杆菌　操作更简单，更快捷。无须加热煮沸等操作。

三、产品推广中遇到的问题及解决方法

在推广过程中，遇到的第一个问题是许多医院，尤其是基层医院对新技术的认识不足。2011 年产品刚上市时，不少医师对 RNA 检测技术不了解，相关数据和学术成果也不足，使得销售人员在推广时经常遇到困难。现在，随着相关临床数据的积累和文献的发表，SAT 已成为了结核病检测领域的常用产品。

第二个问题是新产品物价的申请过程缓慢。经过这几年的努力，SAT 已获得全国绝大部分省份的物价收费标准，产品推广工作步伐加快。

四、转化成效

经过5年多的市场推广，SAT－TB产品目前已在全国超过20个省份应用，得到了上海肺科医院、广州胸科医院、解放军第309医院全军结核病研究所、西安胸科医院、兰州肺科医院、新疆胸科医院、杭州红十字会医院、黑龙江省传染病防治院、哈尔滨胸科医院、重庆市公卫中心、重庆市结防所、江西省胸科医院等全国众多知名结核专科医院的认可，发表25篇科研论文，其中SCI论文3篇。

用户对该产品的评价普遍很高，上海肺科医院的崔振玲、陈晋和胡忠义等人，沈阳市胸科医院的张娟等人，浙江省中西医结合医院的夏强，范玉美等人，江西胸科医院张慧慧和熊国亮等人发表的文献中，均指出SAT检测灵敏度和特异性高，可提高培养检测痰液样本的检出率。采用SAT技术检测结核分枝杆菌，其检测灵敏度可达100CFU/ml。通过SAT技术检测，在涂阴患者标本中的阳性率为39.2%，检测结果与临床诊断结果一致。

广州胸科医院的蔡杏珊、马品云、张院良、谭耀驹等人，上海肺科医院的范琳、王鹏、杨妍、马俊、葛燕萍、卫卫等人，徐州市传染病医院的成松、刘成永，以及西安市胸科医院的任斐、周永、严文、苗风济、岳英等人的研究中采用胸腔积液和灌洗液等体液，以及病灶组织样本进行SAT的结核病检测。谭耀驹等收集疑似结核病患者采用SAT法、改良罗氏培养法进行检测，培养阳性者进行基因芯片菌种鉴定，采用扩大金标准（培养＋PCR法）作比对，SAT法在痰液、体液、病灶组织标本的灵敏度和特异性分别为96.30%（260/270）、99.35%（461/464）；96.97%（32/33）、100.00%（61/61）；100.00%（27/27）、97.96%（48/49）。说明SAT具有极高的灵敏度和特异性。范琳等人的研究也发现，SAT检测涂阴样本和灌洗液样本的灵敏度特异性均非常高，且检测时间远远快于培养法，非常适用于涂阴患者和无痰患者的检测。以上这些研究表明，SAT检测体液样本以及病灶组织样本中的结核分枝杆菌，具有快速、灵敏度和特异性较高的优点，可提高胸腔积液和灌洗液等体液标本，以及病灶组织样本中的结核分枝杆菌检出率，减少误诊漏诊。

SAT技术在辅助判愈方面的作用，也在客户的应用中得到了验证。徐州传染病院胡永领等对150例接受正规抗结核药物组合治疗的初治涂阳培阳肺结核患者，按照规定时间间隔同时做集菌涂片法、罗氏培养法、PCR和SAT检测，总结各方法的动态变化规律。SAT在抗结核治疗药物效果检测方面，虽不能直接做出药敏试验，但可以最快地直接判断所用药物的疗效，及时调整药物使用，可大大降低医疗成本和耐药产生的机会，大幅度减少医疗时间和费用。

2012年6月9日，在中国防痨协会的会议上，庄玉辉、赵雁林、万利亚、潘毓萱、成诗明、王国治、吴雪琼、万康林、周林、许卫国、胡忠义、崔振玲、马艳等13位专家就SAT技术快速检测结核分枝杆菌进行了深入研讨，认可了SAT技术在结核病检测中的应用。与会专家们指出：“RNA恒温扩增法快速检测结核分枝杆菌是一种自主创新的新型分子生物学检测技术，该技术敏感性好、特异性高、操作简便，在实验室污染控制方面与各项DNA分子诊断技术相比，有其独特的优势；与目前使用的传统的痰涂片抗酸染色检查方法、传统的改良罗氏培养法及液体培养法比较，能显著提高结核分枝杆菌的阳性检出率，对早期发现传染性肺结核患者，控制结核病传染源有极其重要的意义；同时，该方法可以区分死菌与活菌，对治疗过程中的疗效检测评价具有重要的作用，适合于不同结核病防治机构和医疗机构开展结核病筛查和诊断、评价治疗效果使用。”

SAT技术在医学和学术界得到的广泛认可，为公司赢得了优良的社会信誉和口碑，随着各种学术活动的推广，各省市物价的陆续批准，SAT－TB产品的销量从最初几年的寥寥几百盒，到现在年销量的节节攀升，取得了令人瞩目的成效，产生了一定的经济和社会效益，实现了SAT技术成果的成功转化。

参考文献

1. 王宇. 全国第五次结核病流行病学抽样调查资料汇编. 北京：军事医学科学出版社，2011.
2. Zhen ling Cui. Novel Real-Time Simultaneous Amplification and Testing Method To Accurately and Rapidly Detect Mycobacterium tuberculosis Complex. Journal of Clinical Microbiology，2012（50）：646－650.
3. 崔振玲，沙巍，胡忠义，等. SAT技术在快速检测痰液的结核分枝杆菌中的应用. 中国防痨协会全国学术会议论文集，2011.
4. 崔振玲，沙巍，胡忠义，等. RNA恒温扩增技术快速检测痰标本中结核分枝杆菌的研究. 中华结核和呼吸杂志，2011，34（12）：894－897.
5. 张娟，孙炳奇，王悦，等. RNA恒温扩增实时检测技术在肺结核诊断中的价值. 实用医学杂志，2013，29（17）：2893－2895.
6. 夏强，范玉美. RNA实时荧光恒温扩增检测技术在结核病诊断中的临床应用. 中国卫生检验杂志，2014，24（22）：3267－3269.
7. 张慧慧，熊国亮. SAT技术检测肺结核患者痰标本中结核分枝杆菌的临床应用研究. 实验与检验医学，2015，33（4）：407－409.
8. 蔡杏珊，马品云，张院良，等. 实时荧光核酸恒温扩增检测技术在结核病诊断中的临床应用. 中国防痨杂志，2014，36（6）：458－469.
9. 范琳，王鹏，杨妍，等. RNA 恒温扩增实时荧光检测技术检测支气管肺泡灌洗液对涂阴肺结核的快速诊断价值. 中国防痨杂志，2015，37（2）：140－144.
10. 成松，刘成永. 实时荧光核酸恒温扩增检测技术在胸腔积液结核分枝杆菌检测中的应用. 国际检验医学杂志，2015，36（18）：2697－2698.
11. 任斐，周永，严文，等. 支气管肺泡灌洗液 RNA 恒温扩增检测涂阴肺结核的诊断价值. 临床肺科杂志，2015，20（11）：1968－1972.
12. 胡永领，刘成永，成松. 应用 RNA 恒温扩增实时荧光检测技术观察抗结核药物的疗效. 海峡药学，2015（27）：75－77.

第四章 转化医学面临的问题、困境和发展战略

第一节　科技转化面临的问题和困境

“科技成果是生产力，但并不是直接生产力，需经过转化才能变为直接生产力”（摘自《中华人民共和国促进科技成果转化法》）。然而，我国科技成果转化率始终在10%左右的低水平徘徊。全国高校系统每年通过鉴定的科技成果高达万余项，转化率仅为10%～15%，远低于发达国家40%的平均水平。长期以来科技转化一直存在着一个“怪圈”现象，即政府投入多、科研经费多、科技转化少、经济效益低，制约科技转化的因素很多，很复杂，有转化环境、科技供方、成果受方等，本节仅针对研究员和临床医师在科技成果转化实践中面临的常见问题和困境，以及在转化过程中值得注意的一些基本概念、在谈判技术层面上易入的困境，和导致转化失败的几个问题做一些解读和分析。

一、对科学研究与科技转化的区别认识不足

我们知道科学研究的初衷就是要将研究成果应用于我们的现实生活和工作中，并享受这些成果给我们带来的好处，这就是科技转化的最终目的。因此，我们首先要了解和认识科学研究与科学转化之间的关系，以及二者有何区别。具体一点来讲就是研究机构和企业或科学家与企业家间所扮演的角色、分工和兴奋点关注点的不同。

科学研究和科学家们注重的是去发现、探索事物的为什么，以及可能产生的各种先进理论和技术，但其结果很难预测。科技转化的企业家们看重的是如何将研究成果实现并产生经济效益，有预定的经济目标。科学研究从开题、立项、实施、完成，到

成果鉴定，很难制定准确的时间表和详尽计划。因为，在研究和转化的过程中需探索课题实施中出现的各种可能性，寻找并解决这些问题。然而，科技成果转化必须有明确的时间表和详尽的规划，并且对转化过程中生产和市场可能发生的问题事先做出预测和评估，在一定条件下先予以解决，实现转化风险最小化。由此可见在实现科技成果转化的全过程中科学家和企业家扮演的角色和目标定位是截然不同的。现实中一些科研机构和科研人员只倾向于研究论文和专著数量，很少顾及甚至完全没有考虑研究成果转化和实际应用问题，而企业和企业家们追求的是科技成果的实用价值和市场利润的最大化。

从我院/所近 10 年的科研工作数据也可看到这个“怪圈”的现象，即科研项目多、研究论文多、学术专著多，成果转化少。因此，我们对科学研究与科技转化在理论、实践以及功能定位上的这一本质上的区别要有清晰的认识，不了解这一点，成果转化很难合作成功。

二、对科技转化的“三个阶段”了解不充分，缺乏心理准备

科技成果转化为生产力需要一个相当漫长的周期和过程。从实施科学研究、技术开发完成、通过成果鉴定、生产经营活动、到真正实际应用，至少 3 ~ 5 年，甚至更长。转化周期的长短与科技转化过程中项目实施的“三个阶段”和转化双方的合作方式、效率和诚信度有关。首先让我们了解一下什么是科技转化的“三个阶段”。

第 1 阶段——实验室阶段。这一阶段的主要工作任务是项目构思、课题立项、新配方、新技术探索性研究、模拟试验、规模型的临床验证，以及样品、样机的研制、成果鉴定、专利申请等，通常第 1 阶段的研发工作由科研机构或研究项目负责人承担并完成。

第 2 阶段——产品化阶段，也称为“中试阶段”。这一阶段的主要工作任务是完善转化成果的技术工艺、设计定型、生产流程规范、产品质量控制以及市场调研等。通常第 2 阶段的产品开发工作可以是企业单独负责承担，也可以研究机构和企业共同承担完成。

第 3 阶段——商品化阶段。这一阶段主要工作任务是向国家有关部门申请产品生产许可证，产品成本核算及定价，组织生产制定营销策略以及拓展市场计划等。通常技术专利或知识产权转让给企业之后，第 3 阶段产品营销和利润回报等工作就由企业自行承担，除非事先约定共同开发，共担风险，共享成果，科研机构和企业对市场和经济利益有同等的支配权和享受权。

因此，想确保科技转化成功，我们的研究员和临床医师就要十分了解和熟悉科技成果转化的“三个阶段”，并从研究立项工作开始、成果的诞生到形成生产力，对技

术转化供求双方的任务、职责、权利、义务以及利益分配都应事前与合作方有个约定或做出十分清晰的阐述和界定，同时，从心理到思想上做好长期作战和反复努力的准备，尤其是对医学成果转化。

三、对影响转化的因素欠科学分析和正确自我定位，难以达到双赢

熟知科学研究与科技转化的区别和科技转化的“三个阶段”之后，我们从转化环境、科技供方、成果受方等几个对影响科技转化的方面分析。

（一）转化环境——缺乏完善的政策体系和激励机制

1996年公布实施的《中华人民共和国促进科技成果转化法》对促进科技成果转化为生产力，推动经济和社会发展发挥了重要作用。但是，近20年来我国经济体制和科技体制发生了巨大的变化，现行的法律和政策体系比较原则，已经不能适应和满足国家实施创新驱动发展战略和新形势下科技成果转化的需求。现行的政策体系主要不足具体表现在：缺乏完善的促进科技成果转化的政策和法规，没有从成果转化系统出发，形成一整套由科研机构到企业的促进科技成果转化的政策支持体系，其次没有完善和有效的科技成果评价、奖励机制以及激励政策缺乏可操作性，落实不到位等。这些因素都极大地打击和影响了科研机构和科研人员以及企业和企业家们对转化科技成果的积极性。科技创新的核心是人，人的积极性决定了成果的转化率，所以，这就科技成果转化难的另一个原因。因此，政府要着力健全科技成果转化政策和通道，积极完善科技成果转化和职务发明法律制度，加快科技成果使用处置和收益管理改革，扩大股权和分红激励政策的实施范围，使创新人才、科研机构、企业都能分享成果带来的经济效益和社会效益。充分调动和发挥科研机构、科技人员和企业、企业家对创新技术，成果转化工作两方面的积极性，从而使科技成果真正成为第一生产力，服务于人类。

（二）科技供方（技术成果）——研究成果与市场需求相脱节，变成“垃圾”成果

科技成果不能顺利转化或进入市场，其原因是多种多样的，主要有两种情况。

一是科技成果仅重视学术价值缺乏实用性，经济效益无法预测，导致我们的企业不愿意购买。现实情况就是这样，我们有些科研人员对学术存在一定的固化倾向，做什么项目、这个项目对现时有何作用、成果能否转化全然不顾，我行我素习惯“闭门造车”。许多科研项目的确立从开题到立项，研究者有时凭的是个人爱好或兴趣，很少考虑实际工作的问题和市场需要，忽略市场价值。

二是虽然有些科研项目在形式上也做些市场调研或征集相关企业意见，但并没完全改变科研立项的学术思维、专家逻辑，缺乏“市场意识”，因此，出现不少无法转化的所谓“垃圾”成果。

上述这种情况在各研究院/所的研究人员和临床医师中是否同样存在，值得大家反思。作为科技供方，科研人员必须要克服单纯追求学术价值思维方式，树立科研为提高生产力服务的思想，走出书斋、走出实验室、走向企业、走向市场，“开门”搞科研，去创造更多为社会需要和市场接纳的创新科技成果和产品。

（三）成果受方（转化实施）——高风险、高失败概率是企业实施转化“瓶颈”

科技成果和市场转化是以企业为主体而不是科研机构。尽管如此，我们的研究员和临床医师对企业或企业家一般的做法还是要有所了解，以此增进相互理解。通常企业或企业家首先把实验室开发的技术成果做批量样品/样机生产，同时，把市场的需求和企业能力，包括资金筹措、采购开发、生产和销售服务等整个产供销为一体，统一考虑。其目的就是要使企业在科技成果转化过程中实现风险最小化，利润最大化，正所谓“不见鬼子不挂弦”。当然，我们要理解企业这种以经济效益为中心的主导思想和做法。由于企业本身缺乏自己的科技研发力量，所以，站在转化实施方企业的角度来讲，真金白银的投入是否有回报必须是企业和企业家首先考虑的问题。因此，企业在对待科技成果转化实施方面，始终保持一种习惯性的怀疑眼光和谨慎的态度，反复论证、重复验证、研究再研究，生怕风险和担心失败的心态成了企业和企业家在创新技术、科技成果转化过程中的“瓶颈”问题。正因如此，由于一些企业和企业家缺乏对成果转化与市场经济之间关系的科学评估，不能树立正确的转化意识和远见的胆识，以致失去企业提升自身发展的机遇和市场生存空间。

（四）“中试阶段”——科技成果转化的高危期/死亡期

由于科技转化是一个非常复杂的系统工程，涉及成果专利，资金投入、利益分配等诸多因素。所以，决定科技成果的转化成功不是一件想象中那么容易或短时间内就可实现的工作。当成果转化进入产品化阶段，即“中试阶段”时往往转化双方在资金投入、利益分配等方面出现一些问题和争议。技术供方（研究方）成果和技术专利已获取，研究经费不足以支持开发产品和市场，而成果受方（企业）对成果仍存有疑虑，需进一步验证和开展市场调研，就此不敢轻易在没看到市场效益前继续投入大量资金，合作双方陷入转化困境。这种状况的出现，一般都是因为合作双方对科技成果转化在各自任务、职责、权利、义务以及利益分配等问题方面都缺少事前的协商和相关条款约定，因而直接导致科技成果项目转化过程的“中试阶段”变成了“死亡阶段”。究其原因就是无法预知转化前景和市场回报率，合作双方均不愿意追加或共同承担“中试阶段”研发经费带来的风险，成果转化也就此止步，这也是科技成果转化率低或失败的一个最常见的主要原因。

（五）合作“双赢”是成果转化谈判成功的基点

科技成果转化为产品是需要科研机构和科研人员与企业和企业家共同努力合作才能成功完成。因此，研究员/临床医师一定要切记合作双方的诚信和谦虚态度是共同研发合作开发和成果转化项目谈判的基础，合作“双赢”是谈判成功的基点。通常成果转化合作双方谈判不成功或失败的原因，主要有两种情况。

1. 过于强调自己的主导地位，缺乏自知之明　如果合作双方都持这种心理状态参与谈判，很难合作成功，合作双方都应清楚地知道自身的优劣是什么。科研机构研发力量、科技成果是优势；技术转化、产业化是劣势。企业技术转化，产业化和市场运作是优势，研发力量是劣势。然而，合作双方都忽略了一个为什么要合作，合作的目的是什么的基本问题。其实，双方都很清楚要想成果转化成功，各自在技术、资金、产品和市场等方面都存在自己的不足或“短板”，所以才需要合作开发或转化。因此，双方都能正确的将双方的合作关系建立在优势互补的基础上，才可能谈判成功并实施成果转化为生产力和利润，从而使科研机构和企业双方在社会效益和经济效益上都获得“双赢”。

2. 利益分歧，瞻前思后，缺乏诚信　利益（包括：专利归属、知识产权、产品利润等）分配是成果转化谈判永远不可避免的主题，如何看待利益分配的划分和各自所占的比例，是双方合作转化成果能否成功的关键。技术供方认为自己是研究成果和技术专利的拥有者，理应分享成果转化所带来经济利益的大比重。而资金供方则认为自己是资金投入者，承担的风险大，理应得到成果转化所产生的经济利益大头。由于在利益分配问题上产生分歧，各不相让，这是成果转化谈判失败的又一个主要原因。其实合作双方在成果转化谈判初期或谈判过程中都应本着开放、诚信、互助互利的态度，各自理性定位、科学评判、做到心中有数，合理分配，双方成果转化合作谈判就不会失败。如果各自都怀有那种整天看着对方“口袋”，盘算利益分配大小、赚钱你多我少、斤斤计较，缺乏互相信任和诚信的心态去谈双方的合作，那科技成果转化是永远不可能会成功的。

综上所述，科技成果转化成功涉及方方面面的因素和条件，我院/所在结核病临床、细菌免疫、药理等研究方面有着深厚的历史沉淀，具备强大的研究力量和技术设施。需要的是尽快尽早地在国家大政策背景下建立和完善院/所科技转化的良好孵化环境，使院/所真正成为医、教、研、产一体化的研究型医院。

第二节 主要发达国家科技创新体制和发展方向

一、世界科技发展现状和特点

（一）世界正处于第六次科技革命的前夜，科技发展面临深刻变革

科技革命是一个科技史学或科技哲学概念。目前，关于科技革命还没有统一定义，一般认为科技革命包括科学革命和技术革命。科学革命指引发人类生活观念根本变化的科学巨变，技术革命则是指引发人类生产方式深刻变化的技术变革。科技革命大致有三个判断标准：一显著改变人类的生活面貌、二从根本上改变了人类的生活和生产方式、三影响人口覆盖率超过50%。科技革命自16世纪以来已经多次发生，研究者对到底发生了几次科技革命还没有统一认识，但多数学者认为，过去500年里，大约发生了五次科技革命，其中有两次科学革命和三次技术革命。科技革命的重要理论和创新，有力地推动了产业革命，改变世界经济的布局和发展周期。它们显著改变了人类的生活和生产方式。同时，也极大程度地改变着不同国家的面貌。在每一次科技革命中走在前列的国家都在一定时间内获得了巨大发展，走到世界的前列。因此，科技革命和产业革命是国家迈向现代化的一种表现形式和重要组成部分。

20世纪以来，科学、技术与产业的联系日渐增强并呈现多样化。许多新技术建立在科学突破的基础之上。以电子计算机、信息网络为标志，表现为电子技术、计算机、

半导体、自动化、信息网络等的出现，带动了第五次科技革命。新技术既推动了科学的发展，也推动了产业的进步。从新科学、新技术到新产品（新产业）的时间跨度大大缩短。历史经验表明，随着重大科学发现的积累，往往会引发重要的技术和理论突破，形成“蘑菇效应”带动相关的科学突破，最后形成一次改变科学范式和人类观念的科学革命。20 世纪 70 年代以来的科技成就已经为产业革命做好了准备，世界正处于第六次科技革命的前夜，中国已经站在十字路口，面临前所未有的机遇和挑战。

（二）创新驱动已经成为世界科技和经济发展的主要方向

哈佛教授迈克尔·波特将国家竞争优势的发展分为四个阶段：第一阶段是生产要素驱动发展阶段；第二阶段是投资驱动发展阶段；第三阶段就是创新驱动发展阶段；第四阶段是财富驱动发展阶段。目前，除了极少数国家外，包括我国在内的大多数国家都处于创新驱动发展阶段。

创新驱动发展阶段转型主要包括四个方面：第一，通过提高要素的生产率，来解决质量和效益的问题；第二，通过生产要素的新组合，来突破资源和环境的制约；第三，通过关键技术，特别是原始创新能力的提升，来突破自主可控的问题；第四，动员全社会创新创业的活力，通过全社会的积极性来实现新的发展。

创新成为驱动经济社会发展的关键，创新全球化已经成为世界经济和科技发展的主要动力。世界已进入创新全球化时代，随着创新资源加速全球布局，知识和技术成为最有价值的产品，风险资本成为推动创新全球化的主要力量。

（三）世界各国都将科技创新作为国家发展的核心战略

近年来，世界各国为了抢占未来经济和科技竞争制高点，都将科技创新提升为国家发展的核心战略，纷纷出台了各自的创新政策。如 2009 年美国制定《美国创新战略》，不断更新，目前已更新至 2015 版《美国创新战略》，2010 年《欧洲 2020 战略》和德国《高技术战略 2020》，2011 年英国《以增长为目标的创新与研究战略》和俄罗斯《2020 年前俄罗斯创新发展战略》，亚洲国家中日本 2007 年提出《日本创新战略 2025》，1999 年韩国政府又颁布《科技发展远景规划 2025 年构想》，并在 2013 年升级为《创造型经济落实计划——营造创造型经济生态系统的方案》，这些创新战略旨在推进本国科技创新实力，提升国际竞争力。围绕这些战略，各国还发布了一系列的子计划或配套项目。可以看出西方与东亚主要经济大国都在针对即将到来的第六次产业革命掀起新一轮科技创新热潮。

（四）高度聚焦重点方向，扶植和培育新兴产业

美国创新战略将未来发展方向聚焦于三个方面。一是应对重大挑战，打造一个制

造业的全国性创新网络。美国制造业已经具备世界一流的创新能力，但存在制造业空心化的危险。为此美国提出“再制造”战略，以筑牢领先未来的地基。二是推动在卫生保健方面的突破性创新，基础研究覆盖从 3D 打印到基因组图等多个领域，推进“精准医学”概念治疗疾病。三是集中研究新兴科技，建设智慧城市；研发先进车辆和城市交通系统显著减少死亡事故。四是推动清洁能源技术，提高能源效率。

英国发展的重点着眼于新兴技术领域，构建新的技术创新体系。在本国技术领先的新兴技术领域加强投入，如高附加值制造、海洋可再生能源、细胞治疗、卫星应用、互联数字经济、未来城市、交通系统能源系统、分层医学诊断方向，以保持领先地位。对未来的新兴技术领域，如合成生物学、再生医学、农业科技、储能、先进材料和纳米技术、自动机器人、卫星与航天技术等前瞻性重点发展，通过加大投资规模加速其发展。

综合其他各国发展战略来看，世界各国重点发展的产业，主要集中在清洁能源、生物技术、健康保健、新一代信息技术等新兴产业领域。强调要发展新一代高附加值的制造业。

1. 加强政府作用，通过政府规划和投资支撑创新生态系统 近些年，为营造和优化创新环境，进一步激发创新活力，各国纷纷强化政府在创新体系中的服务与支撑职能，完善立法。

2009 年美国出台了《美国复兴与再投资法》，强调提高研究开发投入和营造创新环境，加强基础设施建设。政府借助人才、创新思维及技术工具的适当组合，能为美国民众提供更好的公共服务。政府通过投资基础创新领域，引导提升美国创新能力。具体措施包括：第一，加大对基础研究方面的投资；第二，建设高质量的科学、技术、工程、数学教育；第三，争取优秀人才移民以发展创新型经济；第四，建设一流的现代化科研基础设施；第五，推动先进信息通信技术的研发应用。为此，奥巴马宣布联邦政府将在美国建立 15 个创新中心，为新兴科技和创新产业提供支撑。

金融危机后，英国政府改变以往秉承自由主义、不干预创新的做法，建立议会、内阁级科技管理机构制定重大方针政策，政府部门与科技管理机构各司其职进行专业化科技管理。强调政府在推动科技创新发展方面的宏观引领作用，而不是一贯地放任自由。出台《以增长为目标的创新与研究战略》，提出政府要从五大方面采取措施，完善创新体系建设，发挥创新生态系统的整体效能，驱动经济发展；制定“创新与研究战略”，全面推动创新生态系统的发展；国家投资近 10 亿英镑，打造技术与创新中心。

“欧盟 2020 发展战略”提出三大战略优先任务、五大量化目标和七大配套旗舰计划。其中建设“创新型联盟”是实现 2020 发展战略的核心旗舰计划，此举突出了欧盟科教支撑、创新引领经济社会发展的战略定位。韩国明确自主创新在国家发展中的核心作用，并明确政府在创新驱动发展中发挥的核心作用，确立“科技立国”战略，力图利用先进技术改造提升传统产业，发展知识密集型产业，并在2013年制定《创造型经济落实计划——营造创造型经济生态系统的方案》。澳大利亚政府通过实施联接计划、新技术商业化计划、合作研究中心计划、研究与开发启动计划和创新投资基金计划等一系列国家计划实现引领创新在技术转化中发挥重要作用。欧盟、日本和加拿大等国也都意识到政府在创新经济发展中的重要作用，加强了本国政府对国家创新体系的研究和建设的宏观引导和管理。

2. 推行全民创新战略，发挥企业在创新中的主体作用 2015版“美国创新战略”提出通过解决阻碍创新活动的市场行为，联邦政府授权与私营部门的创新者和保护私人部门创新者的相关权利，鼓励其进行实验和创新活动。具体措施包括：第一，加强研究与实验税收抵免；第二，为创新型企业提供便利；第三，构建鼓励创新的市场环境；第四，向创新者开放相关联邦数据；第五，拓展研究成果商业化渠道；第六，支持区域性创新发展；第七，支持创新型企业参与国际竞争。

英国将企业创新定为推动经济复苏的主要着力点，企业创新被提升到核心战略的位置。出台支持企业研究和创新的政策，为企业营造良好的创新环境，鼓励各种形式的创新。英国为鼓励创新推行了研发税收减免政策，所有研发投入在1万英镑以上的企业均可享受税收减免，10年减免税收总额超过了10亿，未来计划通过《简化小企业行动方案》简化审批手续，推广线上税收抵免，进一步扩大企业研发活动；重启“中小企业创新型企业”计划，计划每年投入5000万英镑支撑中小企业发展；“政府的创新挑战”是通过开放数据、简化手续、政府采购等政策措施成为创新的推动者，消除阻碍创新的障碍，并投入大量资金设置新的奖项激励创新。

亚洲的日本和韩国一直将企业视为创新驱动的主体，企业尤其是大企业充当了创新驱动的主力军。政府支持企业设立研发机构，在政府政策引导下，国家的企业研究所、产业研发中心、企业技术开发中心等快速成长，成为创新的主要力量。

3. 改善教育质量，加强人才培养和储备 人才是创新的基石，是“创新背后的要素”，在世界各主要国家的创新战略中都占据重要的位置。美国创新战略提出联邦政府致力于培养更多创新人才，计划改进从幼儿园到12年级的基础教育和本科教育，计划到2020年要使美国拥有本科学位的人群比例达到世界最高，并拨款8.5亿美元鼓励各州提高教学水平。奥巴马在2009年发动的“竞争登顶”计划（Race to top）推进政府在教育方面同私营机构的合作，培养学生在科学、技术、工程和数学（STEM）方面的兴趣，预算案就“数理化和工程学（STEM）”教育总投入多达37亿美元，其中对中小学学生的STEM教育投入为10亿美元，并明确提出未来10年培养10万名STEM教师。

欧洲有1/4的学生阅读能力低下，1/7的青年过早放弃了教育和培训。目前欧洲有约8000万人口仅仅具有初级或基本技能的水平，这无法满足劳动力市场的需求。到2020年，欧洲将新增1600万个高级技能岗位就业机会，同时减少1200万个初级技能岗位。欧盟2020战略针对这个问题启动了“新技能和新工作计划”和“消除贫困的欧洲平台”，提出将未能完成基础教育的学生人数比例从现在的15%降至10%以下，使年龄在30～34岁的年轻人获得高等教育文凭的比例从目前的31%提高至40%。

日本推行改革青年人才的职业体制。通过引入高级人才年薪制、有任期年限的雇佣方式，为青年人才提供稳定职位；明确博士毕业生向独立研究人员以及大学教师发展的职业路径，面向特别优秀的人才创设“卓越研究员”制度；吸收外国留学生，增加一线的外国研究人员雇佣；引入年薪制与交叉任职等新制度，增加人才流动性，充分发挥个人才能。

4. 改进创新环境，为国家创新扫清障碍 传统意义上，人们对公共信息公开的理解主要是提高政府透明度，但实际上开放公共数据的意义远大于此。政府所掌握的数据具有规模大，可持续性强，可靠程度高的特点，这些数据的流通与再利用能够给社会带来意想不到的经济和科研价值，促进社会创新，带动经济增长。美国政府在出台拓宽人才引进机制、创新型企业税收优惠等政策的同时，通过向公众提供联邦政府数据等一系列措施开放政府渠道和资源，为国家创新扫清障碍。2009年1月，美国总统奥巴马签署了《开放透明政府备忘录》，要求建立更加开放透明、参与、合作的政府，体现了美国政府对开放数据的重视。同年，数据门户网站上线，2013年，美国通过《政府信息公开和机器可读行政命令》，正式确立了政府数据开放的基本框架。2014年5月，美国白宫发布《美国数据开放行动计划》在健康、能源、气候、教育、财政、公共安全和全球发展这几个主要领域展开进一步的数据开放，谷歌等大型企业也加积极加入数据开放计划。从美国的数据开放实践可以看出，开放数据对于提升国家创新能力帮助巨大。例如美国国家海洋大气局、美国国家航空航天局、美国地质调查局以及其他联邦机构的气象数据开放，吸引了全球社会机构和研究团体参与到美国气候研究中来，大量参与者和开发者发掘数据和建立天气预测模型，通过研究开放数据，研究人员能真正解决一些气候为人类生存带来的灾害问题。由于意识到了开放数据带来的众多好处，英国、法国等国政府纷纷发布相应的行动计划，主动做出开放数据的各项承诺，逐步开放数据资源。目前，政府数据开放计划在多个国家的发展战略中发挥重要作用。

除了积极推动政府数据的开放共享，提高科研效率，英国还积极推进科研数据开放。英国政府要求凡是公共经费资助的科研成果要向科学界和公众公开，这些研究成果原则上要刊登在免费阅读的期刊或学术载体上。英国研究理事会也要求受其资助的科研成果要发布在符合“开放原则”的期刊上，即时免费对读者开放。

二、主要发达国家产学研合作现状及经验

从全球范围来看，美国是国家创新体系发展较为完善的国家之一。从合作教育到产学研合作办学，美国是开拓者，也是创新发展的最大的受益者，在科技创新和技术转化方面取得了显著成绩。加州大学伯克利分校、哈佛大学、麻省理工学院和斯坦福大学等一批高校成为产学研合作服务地方经济，促进学校发展的典范。其中硅谷堪称产学研结合的世界典范，硅谷发源于斯坦福大学，斯坦福大学和加州大学伯克利分校是硅谷工业的学术和高科技研究大本营，为硅谷工业的持续高速发展和不断的技术升级提供了技术、知识和人才，促进硅谷工业园区企业的快速发展；而立足工业发展的研究课题及经费反过来又促进了当地高等学校的发展，使斯坦福大学和加州大学伯克利分校从普通高校迅速发展成为世界级的顶尖大学。高等院校与高科技工业在硅谷形成了一个极有效率的良性循环。高校与企业建立合作研发中心，更加密切了学校与企业的关系。德国、日本和加拿大等一批发达国家，通过立法、宏观调控、财政支持、信息平台建立等各项措施，以理论知识为基础，应用为目的，教学活动在企业与高校交替进行；形成密切学校、学生与企业联系，通过社会吸纳高水平专业教师，通过企业培养高素质人才的加拿大校企结合模式。主要发达国家在长期的产学研合作中积累了许多成功的做法和经验，对我们有很好的借鉴意义。

（一）政府建立相关法律政策，引领和推动产学研发展

在20世纪中叶，美国、日本、德国等为推进高新科技发展，在政府主导下出台一系列法律和政策，除了加强企业与学校产学研合作，创建了有利的政策环境，各国政府还给予高新科技企业和在高新行业投资的风险投资机构在财税、信贷、金融等方面制定相当优惠的政策鼓励，刺激风险投资业的发展，推动产学研结合，促进高新科技产业和风险投资业的共同成长和壮大。

美国是产学研合作创新立法最完善的国家。美国的《技术创新法》始于1980年，被称为《史蒂文森—威德勒技术创新法》，同年国会通过了《贝赫—多尔法案》，这是美国产学研合作史上最具有里程碑意义的两项立法。1996年，对该法进行了修订，改称为《1996年美国联邦技术转让法》。《技术创新法》的制订旨在促进美国的技术创新，支持国内技术转移，加强和扩大各科研机构与产业界之间在技术转让、人员交流等方面的合作，同时政府采取了一系列特殊的税收举措，刺激产业部门不断增加对研发的投入。《国家合作研究法》（1984）则允许两家以上的公司共同合作从事同一个竞争前研发项目，而不受《反托拉斯法》的限制。此外，美国还制定了知识产权法、反垄断法、破产法、劳工法、资本市场规范法等相关法规，为技术创新和成果转化提供

了完善的法律环境。法国政府于1999年出台的针对科技创新和产学研合作的《技术创新和科研法》，鼓励科研人员创建高技术企业，促进公共研究机构与企业界合作“创新”的问题；并通过“科研税收信贷”政策鼓励产学研合作，凡是研究开发经费年增长率在50%以上的企业均可享受研究税收信贷。“科研税收信贷”规定企业第一年用于研究与发展开支的50%可以免税，以后每年增加投资的50%可享受免税。日本政府1986年制定了《研究交流促进法》，促进各机构在人、物以及信息方面相互交流与协作，鼓励国家研究机构的研究人员到民间企业兼职，开放研究机构的设施设备供企业研究人员使用；随后出台《大学技术转移促进法》，支持大学成立科技中介机构，允许大学教师兼职技术转移工作和技术入股或投资；2002年的《产学研合作促进税制》，则在税收上为产学研合作项目提供优惠。这些国家通过制度的建立和完善为产学研合作创新创造了良好的法治环境，在明确产学研合作在国家创新体系中地位的基础上，确保产学研合作主要政策措施的落实。政府的有力扶持是各国风险资本在产学研结合中迅速发展的一个必不可少的客观条件。

（二）运用计划专项资金或建立科学基金直接支持产学研合作

美国指定的先进技术计划，向企业或企业与科研机构的联合体开展科学研究和技术转化提供启动资金，从而促进高新技术的应用研究与产业化开发。德国也通过组织实施一些重大联合项目对政府、大学和企业三大研究开发体系提供支持。如政府建立“创新网络计划（InnoNet）”，由政府提供资金支持相关项目的研究合作，该计划要求每个资助项目至少要有4家企业和2个研究机构参与，旨在促进知识向中小企业的转移。德国的主题研发计划通常为由企业和公共研究机构组成的研究联合体提供直接的研究资助，鼓励德国研究机构和高校的研究工作更多地面向中小型企业的需求。另外，德国联邦政府的一系列科研计划都要求在产学研合作的体系下执行，如可再生能源计划、海洋计划、信息技术等。芬兰1984年开始建立国家技术发展计划，用于促进切实合作并鼓励公司和研究机构建立密切合作关系，注重技术向中小企业转移和扩展国际合作，如一项国家技术计划平均预算约3000万欧元，国家技术与创新资助局通常资助一半，其余由参与方筹措。意大利政府资助技术创新的重要举措是建立各种基金，如应用研究基金，为研究机构和企业的科研转化提供低息贷款，原则上该基金可提供全部研究经费的55%贷款，但为了提高技术向中小企业转化，基金可为其提供高达全部研究经费65%的贷款；另外，意大利政府还设立了高技术产品购买基金，资助企业人数不超过300人且设备投资额少于140亿里拉的小企业获得高技术和相关产品，补助金额为总金额的25%。

（三）建立高科技合作研发机构和产学研合作的产业集聚区

产学研合作本质上是基于产业界、学术界的内在需求形成的合作关系，其基本表现形式为合作网络或产业研发联盟。在发达国家产学研合作不断发展的过程中，早期自发的产学研合作网络或产业研发联盟逐步形成，政府则通过各种措施不断引导、支持和促进其持续发展。比较典型的是斯坦福大学 1951 年兴建的“斯坦福研究园”，这是美国乃至世界最早建立的科技工业园，并成为科学技术创新和发展的开创者。第二次世界大战结束后，美国的大学回流的学生骤增，为满足发展需求，同时给毕业生提供就业机会，斯坦福大学采纳 Frederick Terman 的建议开辟工业园，允许高技术公司租用其地作为办公用地。科技园区实现了科技资源集中配置，显著提高了创新转化效率，经过 50 多年的发展，硅谷已经发展成为以具有雄厚科研力量的美国一流大学斯坦福大学、加州大学伯克利分校为依托，以高新技术中小公司群为基础，并拥有惠普、英特尔、苹果、思科等大公司，集科学、技术、生产于一体的高科技园区，成为世界产学研结合创新体系的典范。20 世纪 50 年代企业自发组织，以麻省理工学院（MIT）作为依托，建立波士顿 128 号公路高技术园区。

这些园区的发展给人留下如此深刻的印象，美国政府也开始通过计划等方式推动合作网络或产业研发联盟的形成，如北卡罗来纳州政府选择北卡罗来纳州三所著名的大学，即达勒姆市的杜克大学、北卡罗来纳大学查玻尔希市分校和位于北卡州首府罗利市的北卡罗来纳州立大学共同组建了“三角研究园”，其实质是三所大学和 3 个城市的 13 个县的企业共同组成的“三角地区联合体”。目前有 IBM、爱立信、杜邦作为龙头企业，大学和美国环境与健康研究单位提供科技支撑，形成了科研和生产优势，带动了整个附近地区的经济发展。美国国家科学基金会（NSF）主导制定相关计划，建立和资助一批产学研中心，包括大学—工业合作研究中心（UICRC）、工程研究中心（ERC）和科学技术中心（STC）等。它们通过在基础研究、应用研究和技术开发三方面加强投入，基础研究产生科技成果、结合应用研究和技术开发，快速完成成果转化和产业化，为创新发展提供源源不断的技术支撑。

由于美国高科技合作研发机构和产学研合作的产业集聚区在创新发展中取得了令人瞩目的成绩，目前很多国家采取多种形式建设产学研合作研发机构、联盟，并推进建立产业密集区。前者包括建立工业—大学合作研究中心及工程研究中心等。后者更为多样，通常有科技园、创新产业群、高新技术开发区、科技城等，在聚集区内，研究成果被企业迅速应用于产品开发，有力促进了科研成果的迅速转化。

日本政府成立了由有关局长组成的“促进研究交流协议会”，以加强各省厅间的密切联系，推进产、学、政协作的顺利实施。1987 年，文部省设立了 3 个国立大学协作研究中心——富山大学地区共同研究中心、神户大学共同研究开发中心和熊本大学地区共同研究中心。并积极建立高科技产业园区，目前已经依托大学建立数十个“科技城”，使大学和科研机构的基础研究成果和应用研究成果迅速地实现产业化。针对企业孵化器，日本经济产业省从2001年实施产业群计划，建立技术创新基地，选定12个地区分布对准IT、生命科学、纳米技术等领域重点研究建立企业孵化器。法国建设“研究与创新网络（PRIT）”，组织公共研究机构、大学实验室与私营机构和企业组成科研创新研究机构，通过提供必要的帮助和设备、确定共同接受知识产权和工业产权及利益分享办法、促进面向市场的技术转让、鼓励创立创新型的中小企业等方式，集中科技力量进行技术攻关，“研究与创新网络”的运作方式多以项目合作为基础。

（四）成立科技成果推广转化机构，推进科技成果转化

科技优势不会自然而然地成为竞争优势和经济优势，有了高科技的成果并不意味着自然而然的生产力转化，发达国家的经验表明成熟的科技转化机构是成果转化中不可缺少的一环。美国在20世纪80年代初就创建了科技成果推广转化中介机构，为高校和中小企业提供全方位服务。这些机构主要包括隶属于美国商务部小企业管理局的小企业发展中心，大学和研究机构的法律契约事务服务部门和技术转移办公室、技术评估组织，这些结构在科技创新和产业化中发挥着桥梁和润滑剂的重要作用。德国建立了公共研究机构促进技术转移，其中最为著名的弗朗霍夫协会（FHG）。该协会成立于1949年3月26日，是专注于应用技术开发的非营利组织，弗朗霍夫协会总部位于慕尼黑，下设67多个研究所，年经费21亿欧元。其中包括一些专门的机构提供技术转移服务，例如，弗朗霍夫联盟、应用中心、创新中心等，以促进弗朗霍夫研究部门的研究成果能够尽快地实现产业化。日本为了促进科研成果转化，建立了日本科学振兴机构（Japan Science and Technology Agency，JST），以创造技术的萌芽为目的，促进从基础研究到产业化全过程的研究开发，建设包括促进科学技术信息流通在内的科学技术振兴所必需的基础环境，JST具体工作的实施遵循由国家批准的中期计划来进行。此外，日本政府科学厅创办了“高科技市场”作为科技研发机构和中小企业科技成果转化的中介机构，促进科研成果向产品转化。同时，大学设立经政府批准的“技术转让机构”，该机构的运作可以是一个采取财务股份公司制、财团法人制的相对独立的公司，也可作为大学一个组成部分。法国则在大学研究机构设立“工业和商业活动服务处”，在大学增设“成果转化服务中心”，负责与大学公开科研成果转化相关的所有服务、科研合同管理、专利和许可证转让等业务。至2004年，法国已有12个“成果转化服务中心”为推广科研成果的管理提供便利。英国的做法是政府创建科学联合体——科研和企业联合性组织，强调工业企业和研究机构的合作，使研究成果尽快商品化。

科技企业孵化器（也称高新技术创业服务中心，以下简称创业中心）是以促进科

技成果转化、培养高新技术企业和企业家为宗旨的科技创业服务机构。20 世纪 70 年代以来，美国为了更好地促进本国产学研的密切合作，满足发展高新技术和小企业的需要创建了企业孵化器。曾经是美国第一批工业城市之一的纽约州，随着传统工业的衰退，城市经济发展急剧下降。针对社区的高失业率的状况，1959 年，美国纽约贝特维亚商人约瑟夫·曼库索（Joseph Mancuso），将自己管理的一幢约 8 万平方米的多层综合大楼分隔成小单元，出租给不同的小企业，并向承租企业提供融资、咨询等服务来促进它们的成长。此后 5 年，这个被称作贝特维亚工业中心的地方成功创造出了数以千计的就业机会。从大楼内一家养鸡企业活蹦乱跳的小鸡中得到灵感，曼库索将这种经营模式命名为“企业孵化器”。此后企业孵化器便在美国兴起，并蔓延到欧洲。由于各国情况不同，类似企业孵化器这种扶植小企业的机构，在各国有不同的名称，如“企业培育中心”“企业创业者中心”“革新中心”“苗圃”“技术孵化器”等。名称虽异，本质是一个东西。企业孵化器一般应具备四个基本特征：一是有孵化场地，二是有公共设施，三是能提供孵化服务，四是面向特定的服务对象——新创办的科技型中小企业。1985 年美国企业孵化器协会（National Business Incubation Association，NBIA）建立，是全球最大的孵化器地区性组织、北美著名的支持企业家和企业孵化器的非营利机构。目前有 50 多个国家的孵化器成为其会员，成员超过 1450 名，其中逾 25% 来自美国以外的国家，他们都是支持创新与成功新企业计划的组织者和管理者。目前中国已经在北京、上海、大连等城市都成立了国际孵化器，并通过了国家科技部的认定。这类孵化器可以直接吸收国外成功经验和运作模式，为中小企业创业者提供专业的技术、金融等服务体系。

三、我国科技发展战略体系的形成

我国原有的科技体制是在计划经济体制下逐步形成的，其突出特点是科技资源集中在政府所属的独立科研院所。这一体制曾在特定的历史时期，为我国经济发展、国防建设和社会进步做出了重要贡献，也为科学技术自身发展奠定了坚实基础。随着我国的改革开放进程和社会主义市场经济体制的逐步确立，原有科技体制弊端日益突出。

20 世纪 70 年代后期开始，我国开始对科学技术体制进行有步骤的改革，改革的历程大致可划分四个阶段。

第一阶段，“科学春天”（1978—1984 年）。1978 年 3 月 18 日，中共中央组织召开的全国科学大会在北京召开。在这次大会上，邓小平深刻地阐述了“科学技术是生产力”“知识分子是工人阶级自己的一部分”等重大而深远的论断。科技体制改革随着改革开放逐步展开，科技恢复了发展，科技人员开始走出院所和高校围墙，创业形成了民营科技企业雏形。

第二阶段，“面向依靠”（1985—1994 年）。1985 年 3 月 13 日《中共中央关于科学技术体制改革的决定》的通过，提出了“稳住一头，放开一片”的改革方针，提出全国主要科技力量要面向国民经济主战场，为经济建设服务。1988 年国务院《关于深化科技体制改革若干问题的决定》指出科技体制改革必须从社会主义初级阶段的实际出发，适应有计划商品经济的需要，发挥科技优势，以发展生产力为目标，进一步建立科技与经济紧密结合的机制，促进传统产业技术改造和新技术、高技术产业的形成，提高我国科学技术水平，推动经济和社会发展。

第三阶段，“科教兴国”（1995—2005 年）。1995 年 5 月《中共中央国务院关于加速科学技术进步的决定》首次提出全国实施“科教兴国”战略。

第四阶段，“创新驱动”（2006 年至今）。2006 年 1 月 26 日《中共中央国务院关于实施科技规划纲要增强自主创新能力的决定》，以《规划纲要》和其配套政策及实施细则的相继颁布实施为标志，建设创新性国家战略，从战略思想、战略决策到指导方针、政策部署均已形成相对完整的战略体系，同时，也标志着我国科技发展战略体系基本形成。2016 年 5 月 20 日，中共中央、国务院发布《国家创新驱动发展战略纲要》。创新驱动，是使创新成为引领发展的第一动力，科技创新与制度创新、管理创新、商业模式创新、业态创新和文化创新相结合，推动发展方式向依靠持续的知识积累、技术进步和劳动力素质提升转变，促进经济向形态更高级、分工更精细、结构更合理的阶段演进。如今发展方式的转变对科技提出了更高要求，要求科技创新实现从“跟踪模仿”向在开放环境中“自主创新”为主的转变，实现从“跟着走”向“领着走”的转变，科技体制改革势在必行。

第三节　科技成果转化的政策

一、国家层面的政策

2016年2月17日，国务院总理李克强主持召开国务院常务会议，会议听取了2015年全国两会建议提案办理工作汇报，确定支持科技成果转移转化的政策措施，促进科技与经济深度融合。

会议提出，加快科技成果转移转化，打通科技与经济结合的通道，尽快形成新的生产力，对于推进结构性改革尤其是供给侧结构性改革，实施创新驱动发展战略，促进大众创业、万众创新，提高发展质量和效益，具有重要意义。

会议确定，鼓励国家设立的研究开发机构、高等院校通过转让、许可或作价投资等方式，向企业或其他组织转移科技成果，并享受以下政策，以调动创新主体积极性。

一是自主决定转移其持有的科技成果，原则上不需审批或备案。鼓励优先向中小微企业转移成果。支持设立专业化技术转移机构。

二是成果转移收入全部留归单位，主要用于奖励科技人员和开展科研、成果转化等工作。科技成果转移和交易价格要按程序公示。

三是通过转让或许可取得的净收入及作价投资获得的股份或出资比例，应提取不低于50%用于奖励，对研发和成果转化做出主要贡献人员的奖励份额不低于奖励总额的50%。科技人员在成果转化中开展技术开发与服务等活动，可依法依规获得奖励。在履行尽职义务前提下，免除事业单位领导在科技成果定价中因成果转化后续价值变化产生的决策责任。

四是科技人员可以按照规定在完成本职工作的情况下到企业兼职从事科技成果转化活动，或在3年内保留人事关系离岗创业，开展成果转化。离岗创业期间，科技人员承担的国家科技计划和基金项目原则上不得中止。鼓励企业采取股权奖励、股票期权、项目收益分红等方式，激励科技人员实施成果转化。

五是将科技成果转化情况纳入研发机构和高校绩效考评，加快向全国推广国家自主创新示范区试点税收优惠政策，探索完善支持单位和个人科技成果转化的财税措施。更好地发挥科技创新对稳增长、调结构、惠民生的支撑和促进作用。

此外，会议还提及，去年全国两会以来，国务院部门牵头办理了8001件建议和4809件提案，分别占总数的97.1%和96.5%；今年各部门要继续把全国两会建议提案办理作为年度重点抓紧抓实，提高政府工作实效。

二、基础单位层面的策略

（一）如何破解科技成果转化难题

科技成果转化是创新驱动发展的重要途径。中共中央办公厅、国务院办公厅印发的《深化科技体制改革实施方案》，从健全产学研协同创新机制、改革人才评价和激励机制、处置和收益管理改革等方面提出了若干改革措施，进一步打通科技成果转化为现实生产力的通道。有关方面应以此为契机，将改革措施落地落实。推动高校和科研机构科技成果转移转化，是促进经济发展必然要求。而目前我国科技成果转化率不高，需从以下几个方面发力，破解科技成果转化难题。

1. 明确科技成果转移转化职责 从减拨科研机构事业费到技术开发类院所转制为企业，形成科技成果转化的倒逼机制；从提取技术合同奖酬金、实行股权激励到授予科研事业单位科技成果知识产权、处置权和收益权，不断强化成果转化的激励机制。这些改革和政策极大地推动了高校和科研机构的科技成果转化工作。但是，我国高校和科研机构仍然普遍存在成果转化积极性不高的问题，科技成果转化活动大多处于自发零散状态，国家对其成果转化工作也缺乏考核监督。

高校和科研机构进行科技成果转移转化，是其作为公共机构服务于社会的职能所在。美国20世纪80年代以来发布一系列技术转移法案，明确每个从事科学与工程研究的联邦实验室都有义务推进技术转移，通过放权支持大学、联邦实验室及财政资助的科技成果商业化。对于财政资助形成的科技成果，美国、欧盟等从法律上明确要求首先在本土转化和生产，以提高本土经济竞争力和社会效益。经济合作发展组织、欧洲知识转移测度专家委员会均开展了公共研究商业化情况评价，从企业委托和合作研发协议数、技术许可数及收入数、新创办企业数、公开发明数和专利申请与授权数等指标判断大学和科研机构科技成果商业化的效果和潜力。

我国高校和科研机构集聚了大量高层次科技人才，承担了大量国家科研任务，积累了大量科技成果。在我国企业技术创新能力普遍较弱的情况下，尤其需要强化高校和科研机构的科技成果转化职责。首先，要明确高校和科研机构的科技成果转化义务，除培养人才、知识积累、科学研究等功能外，高校和科研机构要把向企业和社会转移转化科技成果作为重要目标。其次，找准功能定位，作为教育与研究机构，要把知识扩散和技术转移作为科技成果转化的主要形式，重点通过产学研合作研究、技术转让和许可、人员交流等方式转化科技成果，尽量不直接参与技术入股企业的生产经营活动。高校要把支持理工科学生创新创业作为重要任务。最后，相关主管部门和科技计划管理机构要建立高校和科研机构科技成果转化的考核评价制度，多维度评价高校和科研机构的成果转化工作情况，并把评价结果作为科研工作资金支持的重要依据。

2. 建立转移转化工作体系　高校和科研机构开展科技成果转化，涉及技术配套、市场开拓、资金等多种因素，不同于一般的科研管理，需要成果开发方与技术应用方从技术、生产、市场等各方面进行有效沟通与合作，非科研人员单方面能够独立完成。因此，要有一批既懂技术又懂市场的技术经理人队伍，建立有效连接技术开发方与成果应用方的工作制度和机制。

美国联邦法律规定，每个联邦实验室必须设立研究与技术应用办公室，拥有 200 名以上工程技术人员的实验室必须提供 1 个以上技术推广专职岗位。国外大学技术转移通常采取建立内部技术转移办公室、设立独立的技术转移公司、委托社会机构负责专利申请与许可事宜等三种形式，涌现了一批像斯坦福技术转移中心、弗朗霍夫协会技术转移机构等技术转移机构，形成了一支职业化的技术转移经理人队伍。美国 17 个联邦政府部门合作建立了覆盖全国的国家技术转移网络，美国大学技术经理人组成大学技术经理人协会，发布推介大学和联邦实验室的研究成果，开展培训交流。欧盟创新驿站成为连接企业技术需求和大学、科研机构的桥梁。

我国仅部分高校、科研机构建立了技术转移机构，普遍缺乏高水平、职业化的技术经理人，下一步需要从制度和工作体系上统筹加强。一要建立健全科技成果转移转化管理制度，建立论文发表、发明披露、知识产权保护、技术合同签订、奖酬分配等管理制度，实现成果转化全过程管理。二要建立科技成果转移转化组织工作架构，设置专职技术转移工作岗位，根据单位科技成果的情况建立技术转移机构或者委托社会机构管理科技成果知识产权及对外转让。三要加强科技成果知识产权管理和信息发布，对科研成果信息进行分类、筛选、整合，强化科技成果集成化管理，建立科技成果信息发布和推介常态化机制，提高知识产权管理和运营水平。四要规范技术转移工作流程，保证公共研发科技成果为国家和社会服务。执行财政性资金科研项目知识产权向境外转让、独占许可的审批程序，探索协议定价、在技术市场挂牌交易、拍卖等多种定价方式，落实协议定价交易在单位内公示成果名称和拟交易价格的程序。

3. 制定成果转化奖励具体分配政策 我国高校和科研机构的考核评价普遍存在对科技成果转移转化特点考虑不够的问题，没有根据不同类型教学和科研岗位的特点实行分类评价。很多机构没有制定成果转化奖励的具体分配办法，国家规定的股权奖励政策受行政审批的影响而落实不到位。在利益分配方面，国外大学对学校、院系、发明人、技术转移办公室之间的利益分配大体保持 3∶3∶3∶1 的比例。有些大学降低学校比例，提高技术转移机构比例，如斯坦福大学把技术许可费的 15% 留给技术转移办公室。英国一些大学根据收入规模对个人奖励比例采取累进递减分配办法。国外大学广泛实施的学术休假制度对科研人员转化科技成果提供了重要的便利条件。

为调动科技人员转化科技成果的积极性，高校和科研机构要改进和完善职称评定和岗位考核办法，切实落实国家科技成果转化奖励政策。在职称评定上，增加应用型科研项目和科研成果转化的指标权重，避免对横向课题和纵向课题简单化区别对待，探索设立成果转化类职称和岗位。探索制定科技人员兼职和离岗创业管理办法，通过制度或协议规范兼职或离岗创业及学术休假期间双方的责任与权利。在奖励分配中，注意在分配比例上保障科技人员利益，落实技术转移机构利益，兼顾单位利益，形成有利于调动各方合作开展成果转化的长效机制。

（二）我国科技成果转化的人员激励制度研究

科技成果成功转化主要需要两个前提：一是该科技成果确实是为市场所需要的先进技术成果；二是具有畅通的科技成果转化途径。科技人员是科技成果的创造者，转化人员是打通科技成果转化途径的关键。2015 年 8 月 29 日，全国人大常务委员会对 1996 年《促进科技成果转化法》进行了修改（以下将 1996 年《促进科技成果转化法》简称为 1996 年《转化法》，将修改后的《促进科技成果转化法》简称为 2015 年《转化法》），进一步完善了激励科技人员和转化人员转化科技成果的制度措施，对深化我国科研事业单位机构改革、促进科技成果的转移转化、实现科技成果的市场价值具有极为重要的意义。

1. 1996 年《转化法》人员激励制度的主要问题 1996 年《转化法》人员激励制度主要体现在该法第 29 条和第 30 条。该法第 29 条规定：“科技成果完成单位将其职务科技成果转让给他人的，单位应当从转让该项职务科技成果所取得的净收入中，提取不低于 20% 的比例，对完成该项科技成果及其转化做出重要贡献的人员给予奖励。”第 30 条规定：“企业、事业单位独立研究开发或者与其他单位合作研究开发的科技成果实施转化成功投产后，单位应当连续 3 至 5 年从实施该科技成果新增留利中提取不低于 5% 的比例，对完成该项科技成果及其转化做出重要贡献的人员给予奖励。采用股份形式的企业，可以对在科技成果的研究开发、实施转化中做出重要贡献的有关人员的报酬或者奖励，按照国家有关规定将其折算为股份或者出资比例。该持股人依据其所持股份或者出资比例分享收益。”上述两个条文虽然对促进科技人员和转化人员转化科技成果起到了一定的积极作用，但仍然存在诸多问题。具体表现在以下几个方面。

第一，对科技成果转化的人员激励标准未按照市场经济的要求采取约定优先原则。1996年《转化法》第29条和第30条对科技成果转化的人员激励政策采取了“一刀切”的形式，没有考虑到市场主体对职工激励政策的多样性，从而也导致了这两个法律条文很少在实践中被适用。根据这两个法律条文的规定，在转让科技成果的情形下，企事业单位对职工的激励措施只能是给予其“净收入”20%以上的奖励；在自行实施或许可他人实施的情形下，企事业单位给予职工激励措施则只能是给予不低于5%新增留利的奖励或一定比例的股权奖励。1996年《转化法》排除了企事业单位与科技人员和转化人员关于科研激励措施进行其他约定的可能性，与实践不符，特别是不符合营利性公司的相关实践。

第二，对转化人员的具体激励措施尚较匮乏。在科技成果转移转化过程中，转化人员的作用至关重要。这一点在国有科研单位或大学中的表现尤为明显。相关调研表明，科技成果转化工作做得比较好的科研单位或大学通常都有一支过硬的科技成果转化队伍。在科研单位或大学从事科技成果转移转化工作本身风险较大，而法律对科技成果转化人员激励措施的缺乏，则更加挫伤了科技成果转化人员的积极性。1996年《转化法》虽然规定单位转让或实施科技成果后，应该提取一定比例的收入对完成科技成果及其转化做出贡献的人员给予奖励，但是由于法律规定的人员奖励的总标准较低，因此，国家相关的配套政策或科研单位及大学的相关制度通常仅仅重视给予发明人以相应的奖励，而未对科技成果转化人员的奖励问题做出明确规定或给予重视。所以，解决对转化人员的激励问题，关键在于提升奖励标准和奖励总额。

第三，工资总额的制约。工资总额是指各单位在一定时期内（通常是一个财务年度）直接支付给本单位全部职工的劳动报酬总额。对国有企业和国有科研机构、高等院校而言，工资总额是国家调整这些单位收入水平、确保收入公平的重要管理手段。由于单位给予职务科技成果发明人和转化人员的奖励和报酬属于非常规性的工资支出，且时多时少，每个年度差别较大，因此，如果将科技成果转化奖励和报酬纳入到工资总额控制范围之内，那么国有企业或国有科研机构、高等院校在发放科技成果转化奖励和报酬时就会顾虑重重。这是因为年度工资总额指标是一定的，给予部分员工发放转化奖励和报酬，往往就意味着要降低其他员工正常的工资收入，这样，就有可能引起本单位大多数员工的不满。例如对于全额拨款和差额拨款的事业单位，能够自行调节的绩效奖励工资仅占其工资总额的30%～40%，当科技成果转化奖励和报酬数额较大的时候就无法落实。因此，有必要从科技成果转化角度对国家对国有企业和科研事业单位工资总额预算管理制度进行必要调整，以确保法律所规定的科技成果转化奖励和报酬制度的落实。

2. 2015年《转化法》关于人员激励制度的主要内容 2015年《转化法》第44条和第45条针对1996年《转化法》的有关不足，重点规定了科技人员和转化人员在科技成果转化后获得的奖励报酬问题。该法第44条规定："职务科技成果转化后，由科技成果完成单位对完成、转化该项科技成果做出重要贡献的人员给予奖励和报酬。科技成果完成单位可以规定或者与科技人员约定奖励和报酬的方式、数额和时限。单位制定相关规定，应当充分听取本单位科技人员的意见，并在本单位公开相关规定。"该法第45条规定："科技成果完成单位未规定、也未与科技人员约定奖励和报酬的方式和数额的，按照下列标准对完成、转化职务科技成果做出重要贡献的人员给予奖励和报酬。①将职务科技成果转让、许可给他人实施的，从该项科技成果转让净收入或者许可净收入中提取不低于百分之五十的比例；②利用职务科技成果作价投资的，从该项科技成果形成的股份或者出资比例中提取不低于百分之五十的比例；③将职务科技成果自行实施或者与他人合作实施的，应当在实施转化成功投产后连续三至五年，每年从实施该项科技成果的营业利润中提取不低于百分之五的比例。国家设立的研究开发机构、高等院校规定或者与科技人员约定奖励和报酬的方式和数额应当符合前款第一项至第三项规定的标准。国有企业、事业单位依照本法规定对完成、转化职务科技成果做出重要贡献的人员给予奖励和报酬的支出计入当年本单位工资总额，但不受当年本单位工资总额限制、不纳入本单位工资总额基数。"理解上述两个法律条文，主要应注意以下几个方面。

第一，奖酬的提法与《专利法》进行了协调。1996年《转化法》将单位职务科技成果转化后给予科研人员和转化人员的物质激励称为"奖励"；而《专利法》将单位在职务发明创造授予专利权后给予发明创造人的物质激励称为"奖励"，将单位在专利权实施后给予发明创造人的物质激励称为"报酬"。可见，1996年《转化法》中的"奖励"与《专利法》中"奖励"的概念具有本质的不同。职务发明创造人在职务发明创造被授予专利后，发明创造人即可依据《专利法》获得专利法意义上的"奖励"，直言之，发明创造人获得专利法意义上的"奖励"并不需要专利已被实施这个前提；而职务科技成果的发明人要获得1996年《转化法》所规定的"奖励"，则必须以职务科技成果被转化或利用为前提。故1996年《转化法》中的"奖励"和《专利法》中的"奖励""报酬"的概念经常引起人们的混淆和误解，因此，2015年《转化法》为了与《专利法》相协调，将1996年《转化法》中的"奖励"修改为"奖励和报酬"。

第二，采取约定优先原则。1996年《转化法》对职务科技成果的发明人和转化人员的奖酬标准采取的是法定原则，不仅僵化，而且也与市场经济的发展实际不相吻合，因此，2015 年《转化法》对 1996 年《转化法》的相关规定进行了优化，引入了约定优先原则。根据 2015 年《转化法》第 40 条的规定，单位可以在本单位规章制度中事先规定给予职务科技成果发明人和转化人员的奖励和报酬的方式、数额和时限等事项，也可以在职务科技成果转化前或转化后与发明人和转化人员约定奖励和报酬事项。同时，考虑到单位相对于员工的强势地位，以及国有科研机构、高等院校的特殊性，2015 年《转化法》还从两个方面对约定优先原则进行了限制：一是单位制定奖励和报酬的相关规定，应当充分听取本单位科技人员的意见，并在本单位公开相关规定，以便接受监督；二是国有科研机构、高等院校制定的奖励和报酬规定或与发明人、转化人员约定的奖励和报酬标准不得低于第 45 条第 1 款规定的法定标准。

第三，提高奖励和报酬的法定标准。1996 年《转化法》第 29 条和第 30 条规定的科技成果转化奖励最低标准是转让净收入的 20% 或 3 至 5 年实施科技成果新增流利的 5%，而对于以许可方式或作价投资方式转化科技成果的奖励标准则未作出明确规定。2015 年《转化法》则采取了约定优先原则，原则上允许单位与其员工协商确定科技成果转化奖励和报酬的标准和数额，而如果单位未与员工进行相关约定，单位也无相关规章制度规定奖励和报酬的标准，那么就需要按照法定的标准给予科技人员和转化人员奖励和报酬。根据 2015 年《转化法》第 45 条第 1 款，奖励和报酬的法定标准分为两种情况：一是在以转让、许可和作价投资的方式转化科技成果的情况下，奖励和报酬的最低限是转让净收入、许可净收入或作价出资获得的股份、出资比例的 50%；二是在以自行实施或与他人合作实施科技成果的情况下，奖励和报酬的最低限是转化成功投产后连续三至五年，每年实施该项科技成果营业利润的 5%。由上可见，2015 年《转化法》与 1996 年《转化法》相比，最显著的修改就是大幅度提高了给予科技人员和转化人员奖励和报酬的法定标准。同时，这个修改也为单位承认转化人员的贡献，给予其足够的奖励和报酬，提供了空间。

在适用 2015 年《转化法》第 45 条第 1 款时需要注意两点。一是如果企事业单位不准备适用第 45 条第 1 款所规定的法定标准，那么就必须事先制定本单位的规章制度明确规定奖励和报酬的标准。这一点对于非公企业而言非常重要，因为很多非公企业在给予员工的劳动报酬中可能就包含了科技成果转化奖励方面的考虑，而如果这些企业没有相应规章制度，也未与科研人员和转化人员进行约定，那么他们就需要按照第 45 条第 1 款所规定的法定标准给予科研人员和转化人员奖励和报酬，而由于按照法定标准计算的奖酬数额可能非常高昂，有可能给这些企业造成较大的财务影响。二是对于国有科研机构、高等院校而言，只能制定或约定与第 45 条第 1 款所规定的法定标准相同或更高的奖励和报酬标准，否则，国有科研机构、高等院校制定的相关规章制度或与员工进行的约定就会被认定为无效，那么最终仍应按照第 45 条第 1 款执行奖励和报酬的法定标准。2015 年《转化法》之所以对国有科研机构、高等院校的奖励和报酬标准做出特别规定，主要是考虑到了国有科研机构、高等院校的科技成果与企业科技成果转化方式和转化原理不同，从大力推动国有科研机构、高等院校科技成果向企业转移转化角度出发才做出了上述规定。

第四，突破工资总额限制。为了消除工资总额限制对国有企业、科研事业单位激励科技成果转化的不利影响，2015 年《转化法》第 45 条第 3 款明确规定：国有企业、事业单位科技成果转化的奖励和报酬支出计入当年本单位工资总额，但不受当年本单位工资总额限制，不纳入本单位工资总额基数。对该款应重点从以下三个方面进行理解，一是国有企业、事业单位对完成、转化职务科技成果做出重要贡献的人员给予奖励和报酬的支出需要计入当年本单位工资总额。之所以这样规定，主要是考虑到这些奖励和报酬确实属于本单位职工的工资性收入，同时，也是为了统计的便利。二是国有企业、事业单位对完成、转化职务科技成果做出重要贡献的人员给予奖励和报酬的支出不受当年本单位工资总额限制。这是 2015 年《转化法》第 45 条第 3 款最关键的规定，同时，也是本次《促进科技成果转化法》修改工作的一个重要亮点。三是国有企业、事业单位对完成、转化职务科技成果做出重要贡献的人员给予奖励和报酬的支出不纳入本单位工资总额基数。工资总额基数是指工资总额同经济效益挂钩方案中确定的工资总额或挂钩浮动的工资起点。根据历史性原则，在确定工资总额基数时通常需要考虑之前年度的工资总额。由于各年度科技成果转化奖励和报酬支出并不固定，变化幅度可能很大，加之法律已经规定了转化的奖励和报酬支出不受工资总额的限制，而工资总额基数主要是用于确定一个单位正常的工资总额，故就没有必要再将转化的奖励和报酬支出纳入单位工资总额基数。

（三）双管齐下，提供多种融资方式支持科技成果转化

促进以专利为核心的科技成果转化和产业化，是我国政府近期非常关注的问题，也是实现“创建创新型国家”战略目标的要求。鉴于资金短缺问题一直严重困扰科技成果的转化和产业化，国内主管部门强调创新财政资金的使用方式，吸引社会资金和金融机构支持科技成果的转化和产业化。但是在具体措施上，政府支持侧重在股权投资上，而促进银行提供信贷支持的措施凸显不足，呈现一边倒的现象。

1. 国际经验显示：股权投资和银行贷款是支持科技成果转化的两种有效方式，二者不可偏废 企业获取资金支持有直接融资和间接融资两种方式。直接融资是从股权投资者和资本市场获取资本支持，以出让企业股权方式获得资金支持。间接融资是以资产抵押或者机构担保为前提，获得银行的资金支持。从国外经验看，发达国家在促进科技成果转化时，制定政策都是基于同时提供这两种形式的资金，既促进创业投资发展提供股权支持，也推动银行提供贷款支持，均衡发展，以满足不同发展阶段企业的需求。

创业投资在促进科技成果转化和产业化过程中的重要作用已经得到证明。利用创业投资促进科技成果转化、发展高科技产业成功的典范是美国和以色列。美国的硅谷，聚集了大量的创业投资机构，为那些以专利技术创业的企业和个人提供股权投资等支持。以色列政府通过“YOZMA”计划设立的创业投资引导基金，设立多个创业投资基金，促进了本国高科技产业的发展。

股权投资虽然对于处于创业阶段和成长期的科技型企业融资很重要，但是对于发展早期的企业来说，由于企业估值小，吸收股权投资会出现投资者占据企业股份大的情况，很多创业者在这个阶段并不一定乐意接收股权投资，而银行贷款则避免了这个问题。实际上在美国硅谷，除了有大量的创业投资机构外，还有硅谷银行等金融机构，共同为初创企业提供资金支持。

很多国家在鼓励创业投资发展的同时，仍然推动银行提供贷款支持科技成果转化。不过由于风险比较大，很多国家政府都利用财政资金来降低银行信贷风险，提高企业获得贷款的概率。

以欧盟为例，欧盟在 1994 年设立了欧洲投资基金（EIF），以股权方式投资创业投资基金，重点支持处于早期发展阶段和科技型的企业。同时，为了支持欧盟内风险较高的研究开发和创新项目，尤其是那些大量未上市和未评级的中小型企业，欧盟发挥财政预算资金的杠杆作用，2007 年与欧洲投资银行合作，各出资 10 亿欧元，设立 20 亿欧元的贷款风险补偿金，鼓励银行给低于银行正常评级以下的企业提供贷款支持，目标是放大 5 倍，总共引导银行发放 100 亿欧元贷款。

亚洲的日本政府，为了支持国内的中小企业获得银行贷款，也建立了覆盖全国的两级信用担保体系。地方建有信用保证协会，以非营利为目的，为自身信用能力不足、无法从金融机构获取信贷资金支持、但有发展前景的中小企业提供公共信用保证；中央政府出资成立中央中小企业信用保险公库，由中央中小企业信用保险公库对地方信用保证协会进行保险，分担银行贷款风险。

韩国政府为了促进专利商业化和产业化，在 2007 年由政府出资设立了 3734 亿韩元（约 30 亿元人民币）的专利产业化基金，为中小企业提供担保，支持银行提供专利质押贷款，当年发放贷款总额就达到了 760 亿韩元（约 6.12 亿元人民币）。

2. 国内支持科技成果转化的措施侧重股权投资，支持信贷融资的偏少，呈现一条腿走路现象　从现有政府支持科技成果转化的方式看，政府对于促进股权投资方式支持比较侧重，而对于鼓励银行贷款支持科技成果转化和产业化的措施相对较少。从 2006 年的《创业投资企业管理暂行办法》和 2007 年的《科技型中小企业创业投资引导基金管理暂行办法》颁布实施以来，中央政府和地方政府都出资设立创业投资引导基金，通过阶段参股、风险补助等方式来推动国内创业投资的发展。2007 年科技部和财政部联合设立了科技型中小企业创业投资引导基金，通过阶段参股方式设立了 66 家重点投资于科技型中小企业的创业投资企业，引导带动113.4亿元社会资本参与初创期科技型中小企业投资。另外，北京、上海、天津、江苏、浙江、深圳等地也设立了地方创业投资引导基金。2014年国务院宣布要成立国家新兴产业创业投资引导基金，助力创业创新和产业升级。在中央政府和地方政府的合作下，国内从事股权投资的创业投资发展迅速，根据科技部的调查，全国绝大部分行政区都设立了创业投资机构，2013年创业投资机构数达1408家，其中创业投资基金1095家，创业投资管理资本达3573.9亿元，有力地支持了大量早期阶段科技型中小企业及其科技成果转化。

而中央政府推动银行支持科技成果转化的财政支持措施缺乏。2011年出台的《国家科技成果转化引导基金办法》提出利用设立创业投资引导基金、贷款风险补偿方式来吸引金融机构，但目前已开展的还是设立创业投资引导基金方式，对如何利用财政资金补偿贷款风险却没有具体的措施。另外，国内一些地方政府已经开始尝试设立专项资金，采用风险补偿、贷款贴息等方式来支持银行发放知识产权质押贷款，促进科技成果转化和产业化，但目前基本运行模式是条块分割，市场化严重不足，基本是由政府来兜底银行风险，因此也亟须中央政府在吸取国外和地方做法的基础上，尽快出台鼓励银行贷款支持科技成果转化的有效措施。

3. 建议 在中央政府提出“大众创业、万众创新”的情况下，基于国内现状，现提出如下建议。

一是尽快制定财政资金补偿银行贷款风险的办法和实施细则。

二是加快全面落实《国家科技成果转化引导基金办法》，由中央财政出资设立专门资金，推动银行贷款支持国内科技成果转化。

（四）科技人员所获奖励和报酬或将大幅提高

人大常委会正在审议的促进科技成果转化法修正案草案显示：科技人员所获奖励和报酬或将大幅提高 24日提交全国人大常委会二次审议的促进科技成果转化法修正案草案，将奖励比例由不低于职务科技成果转让或者许可收入，或者作价投资形成的股份、出资比例的20%提高至50%，并明确国家设立的研究开发机构、高等院校规定或者与科技人员约定的奖励、报酬的方式和数额应当符合上述标准。在24日举行的十二届全国人大常委会第十六次会议上，全国人大法律委员会副主任委员谢经荣作了促进科技成果转化法修正案草案的说明。谢经荣说，初次审议时，许多常委会组成人员和一些地方建议，进一步提高给予科技人员奖励和报酬的标准。法律委员会经研究，建议按照中央关于深化体制机制改革加快实施创新驱动发展战略的若干意见的要求，将奖励和报酬的最低标准提高。今年2月，时隔19年，促进科技成果转化法迎来首次修订审议。推动科技成果处置、收益权改革，完善职务科技成果转化的奖励、报酬制度等一系列政策意在打通科技成果转化的各个链条。谢经荣说，根据初审反馈意见，法律委员会经研究认为，科技成果转化收入预算管理的问题已在预算法等相关法律法规中作了规定，建议删去“纳入本单位预算”的规定。同时明确，科技成果转化收入“主要用于科学技术研究开发与成果转化工作。”初审中，一些常委会组成人员和地方提出，目前对党员领导干部到企业兼职和领取报酬问题有相关规定，但对担任领导职务的科技人员能否从科技成果转化收入中获取奖励和报酬不够明确。对此，中央有关部门提出，担任领导职务的科技人员从成果转化收入中获取一定的奖励和报酬有必要，对符合规定的，应当予以支持。对高校、科研机构等事业单位中的领导干部到企业兼职的问题，按照党内有关规定精神掌握。对获取奖励和报酬的问题，目前党内规定比较明确，应照此执行，草案的相关规定可以不做修改。二次审议草案对职务科技成果增加定义是指执行研究开发机构、高等院校和企业等单位的工作任务，或者主要是利用上述单位的物质技术条件所完成的科技成果。草案同时明确，科技成果完成人和参加人在职务科技成果完成后，即可根据与单位的协议进行科技成果转化，单位应当予以支持，此外草案新增规定，国家建立有效的军民科技成果相互转化体系，完善国防科技协同创新体制。

（五）科技成果转化与知识产权运用

1. 目前面临的五个突出问题　首先，知识产权保护不力是影响制约转化运用的核心问题。知识产权保护不力严重降低创新收益的预期，从而降低创新投入和先进技术的引进。现行法律法规缺乏惩罚性规定，《专利法》规定专利侵权赔偿实行“填平原则”，《转化法》草案也规定对虚假欺骗转化行为实行“填平”原则，对权利人的保护力度较弱。知识产权实际侵权赔偿标准过低严重影响科技成果转化和创新的积极性。据统计，我国专利侵权实际赔偿额平均只有 8 万多元，商标侵权只有 7 万元，著作权侵权只有 1.5 万元，远低于一些发达国家的标准。

我国虽然建立了与世界一致的知识产权法律制度，但知识产权司法保护仍缺乏统一标准。在北京、上海、广州试点建设知识产权法院取得重大进展，但仍没有解决知识产权侵权审判标准不统一和赔偿标准不统一问题。同时，我国还缺乏高素质的专业化知识产权法官队伍，行政执法缺乏调查和法定处罚手段，而且行政与司法衔接不够。

第二，供需矛盾问题是影响制约转化运用的根本问题。科技成果不能有效转化，知识产权不能有效运用，其重要原因在于存在严重的供给与需求矛盾，这是一个根本性问题。高校和科研机构原始创新能力不足，重大科技成果和核心知识产权供给不足，不能满足企业需求。企业也存在创新能力弱，对科技成果和知识产权的需求不足的问题。但主要的问题是科技成果和知识产权供给不适应市场需求，很多科技成果和知识产权是国家战略、规划、工程、计划甚至是领导人指示的产物。

市场需求是科技成果转化和知识产权运用的根本动力，任何科技成果转化都必须识别市场需求和符合有效需求。实际上，现有的很多科技成果转化是通过合作或者委托研发合同方式进行的，如德国弗朗霍夫学会85%的研发资金来自于企业，需求导向的科技成果转化是主要的转化方式。

第三，缺乏有效转化运用模式是影响制约转化运用的突出问题。机构团队和能力是促进转化运用的重要条件，我国高校科研机构没有建立一家像发达国家那样，具有统一的知识产权管理、技术转移和投资功能的技术转移办公室。知识产权权力分散是制约转化运用的突出问题，国外一些基于技术标准的专利池或专利组合运营企业，为企业提供一揽子许可协议，极大提高了转化运用的效率，而我国没有一家专利池或专利组合的许可企业。产学研合作是转化和知识产权运用的重要途径，而我国创新联盟、技术联盟等并未从根本上解决知识产权的有机组合问题尤其是专利池或专利组合许可、共享与收益分配问题。信息和风险不对称是制约转化运用的客观问题，而我国科技中介机构大多是简单第三方模式，缺乏有效解决信息与风险不对称问题的手段和能力。创业难是制约转化效率的主要瓶颈，国际经验证明，知识产权转化的最好方式是对它进行投资，而我国绝大多数转化运用机构缺乏投资功能，投资基金又与转化运用机构分离，现有法律政策缺乏对科技成果和知识产权创业落地环节的支持。

第四，缺乏合理利益分配制度是影响制约转化运用的关键问题。促进科技成果转化和知识产权运用必须对职务发明人和所在单位同时进行有效的激励。国外高校科研机构的收益分配政策兼顾了各方积极性，职务发明人基本可以分得扣除成本后收益的1/3左右。然而，我国现有法律法规坚持合同优先原则，没有兼顾各方利益，没有规定奖励报酬上限，导致一些单位和地方给发明人的奖励比例过高，一些地方甚至高达95%，影响了单位转化科技成果的积极性，不利于转化运用组织机构、人才团队和能力建设。职务发明人的奖励和报酬实际上都是国有资产的流失，虽然一些法律允许给予职务发明人奖励和报酬，但这并不符合国有资产管理的本意，其根本原因在于没有建立根据职务发明人本职工作和实际贡献的职务发明权利共有制度。

第五，法律和政策规定不完善是制约转化运用的重要问题。我国转化运用的有关法律可操作性存在不足，原则性和上位性规定较多，缺乏实施细则，而且大量使用政策性语言，缺乏限制和规范性规定。科技法、知识产权法之间存在交叉重复和冲突问题，概念各不相同、知识产权处置权不一致，职务成果奖酬比例也不一致。我国缺乏有效促进转化运用的政策体系，财政投入政策用纯投入方式促进转化运用会扭曲市场。允许在科研项目经费中列支知识产权事务费的政策也不利于高校科研机构转化运用机构、团队和能力建设。战略性新兴产业、高技术产业、知识产权服务业增值税税率实际高于以往的营业税税率，高校科研机构技术转移收入营业税税收起征点过低，非职务成果转化收入一次性征收个人所得税的税负过高。缺乏支持转化运用的保险和再保险政策。自主创新政府采购政策2011年废弃后，最重要的需求端创新政策陷入困境。将知识产权作为国有资产要求实现保值增值，而忽视了其维持成本和价值时效性，国有资产管理制度在价值评估、入股等方面均存在不少制度性障碍。简单化的科技评价导向机制导致大量低质量知识产权产生，国家科技计划等往往将知识产权数量作为验收指标，科技论文和知识产权数量已成为科研人员职称晋升与评聘的主要指标。

2. 必须进行转化运用体制机制的综合改革

一是要从体系化高度完善科技法律制度。要对相关法律实行系统修改，法律规定之间应不交叉、不重复、不冲突。法律要坚持市场决定原则，规定面向市场需求的转化运用模式并引导发展。规定政府、高校和科研机构以及国有企业转化运用的责任、义务。提高法律规范性，增强法律规范、限制功能，增加程序性规定和处罚性规定，尤其要加大对虚假转移转化行为的惩处力度。及时制定法律实施细则，重点解决在法律中没有解决的制约科技成果转化和知识产权运用的突出问题。

二是构建完善促进转化运用的政策体系。系统设计促进转化运用投入政策，主要以贴息和后采购等完善科技成果转化资金的支持方式。要有意识采购一批国内外产业关键核心技术并推广应用。对战略性新兴产业、研发创意服务业实行低增值税税率，并提高高校科研机构技术转移收入应税起点额度。制定非职务发明人转化激励政策。将对新产品采购作为自主创新产品政府采购的替代政策，并恢复中小企业创新产品采购、首台首套采购和绿色采购。

三是推进转化运用组织机构、人才团队与能力建设。理工类大学和科研机构都应建立内部技术转移机构，支持将技术转移、知识产权管理和投资功能三合一。支持以技术标准为依托，以专利池或专利组合为主营业务的企业发展。支持有条件的科技中介发展第三方支付和担保功能。

四是加大对知识产权创业环节的支持。科技成果转化引导资金要加大对风投、保险和担保机构参与转化运用的支持。降低创新引导基金的政策门槛，发展专利混合质押贷款模式。制定支持转化运用的保险和再保险政策。

五是推动建立合理的科技成果转化收益分配制度。法律要坚持遵循兼顾合同和各方利益平衡原则，对做出实质性贡献的个人、部门和单位共享利益制度，建立相应的保障机制。探索建立职务科技成果知识产权按份共有制度。

六是引导加强产学研合作中的知识产权管理工作。完善产学研合作政策，明确专利池或专利组合构建中知识产权声明、许可、收益分配和管理的措施。

七是完善国有资产管理制度。应允许科技成果和知识产权价值评估有一定范围的浮动而不视为国有资产损失。主管部门要在备案中核查是否遵循了国内产业或中小企业优先原则。

八是完善科技评价制度。改革科技计划、能力评价、机构认定、人才选拔使用等知识产权评价政策，增加知识产权质量与转化运用指标，如专利实施率、许可合同数量与金额等。

（六）临床医师在结核病转化医学发展中的关键角色

转化医学包含最初的科学设想及最终的成果应用，是反复循环的过程，是理论与实践的结合。在转化医学的发展过程中，最初临床问题发现与提出，及科学问题的凝练、研究，研究成果的应用等都离不开临床医师，临床医师是转化医学发展中的关键角色。

1. 临床医师是转化医学中临床问题的发现者　临床医师是直接接触病人并给予诊疗的医务工作者，其职业贯穿于生命整个过程，与生、老、病、死紧密关联，是临床问题最早发现者。人们对临床症状的认识总是先于对病因、机制的认识，疾病的发生发展均有不同的临床症状，临床医师在诊疗过程中是通过对症状的分析找到临床问题并凝练成科学问题加以研究解决，没有临床问题的发现及提出，就不可能有临床问题的解决，更没有医学的发展。在古代人们不能认识疾病的真正原因，把疾病现象归之为鬼神作祟，治病方法是咒文、祈祷。但随着医师对临床问题的认识，逐渐积累了许多有价值的临床经验。中国早在公元前五世纪就出现了名医扁鹊，最早用望、闻、问、切诊断疾病。希腊医学的代表人物希波克拉底学派从统一的整体来认识机体的生理过程，认为："疾病开始于全身，身体的个别部位立刻相继引起其他部位的疾病，而这些部分是相互关联的，能把一切变化传播给所有部分。这些都是医师在从复杂的临床症状中发现和总结的经验，是医师对临床症状的分析、判断的体现。

2. 临床医师是转化医学中科学问题的凝练者

（1）科学问题的凝练是转化医学发展的前提条件。转化医学发展过程包括四个阶段：第一，将临床问题凝练成科学问题；第二，将科学问题拿到实验室进行研究；第三，对基础研究结果进行临床研究；第四，将研究成果应用到临床及健康保健中。可见科学问题的凝练是转化医学发展的前提条件，是转化的第一个环节。科学问题是科研人员基于当时的历史条件提出的，所反映的内容具有客观性，同时科学问题的提出、表达及其解答又带有科研人员的主观特性，并具探索性，是主客观的统一。临床医师整天与病患打交道，拥有丰富的临床资源，具备了凝练科学问题的客观条件。同时由于临床医师具有本科、硕士、博士等学历的专业知识背景，也具备了凝练科学问题的主观能力。

（2）科学思维能力是衡量临床医师凝练科学问题的前提。一个好的临床医师需具备渊博的知识、丰富的经验、高尚的医德及科学思维能力，其中，科学思维能力是衡量一个临床医师凝练科学问题的前提。当前，有的临床医师较擅长医疗技术的应用和常规治疗方法的使用，科学思维的能力较低，不能有效地将临床问题凝练为科学问题，一定程度上影响了我国转化医学的发展。我国临床资源占世界的五分之一，但可供研究的临床资源利用率为20% ~30%，由于科学思维能力较低，一些临床问题未能及时凝练成科学问题，大量的临床资源未能被科学研究利用。同时大量的研究成果可信度不高说服力不强，研究内容和方向不完全是从临床实践中凝练出的科学问题。1979—1983 年在 6 种权威学术刊物包括 Science、Nature、Cell 等共有 101 篇明确申明其发现有广阔应用前景的研究报告，但 20 年后，仅有 5 项获准应用于临床，仅一项真正在临床实践中显示重要价值，约 3/4 的基础研究成果没有应用价值甚至还没进入临床前试验，足以证明，不是从临床实践中凝练科学问题的研究，难以转化。因此，只有提高临床医师的科学思维能力，才能有效促进科学问题凝练水平的提高。

3. 临床医师是转化医学中基础与临床研究的合作者 在转化医学发展中，临床医师充当基础与临床研究中最重要的合作角色。当前，一方面大量临床实际问题的提出者往往缺乏较好的科研思维或不具备良好的研究条件和设施，另外一方面大量的基础研究偏离临床实际，其研究成果很难在临床上应用，导致临床上遇到的问题得不到解决，同时，基础医学研究的成果又很难付诸实施。例如恶性肿瘤、糖尿病等成为危害人类的重大疾病，而临床医师面对恶性肿瘤等疾病没有更好的治愈手段，而基因组学、转录组学、蛋白组学、RNA 组学和药物组学等逐步获得了大量的数据，绘制了相互作用谱型和细胞信号调控网络，发现了一批生物标志物和潜在的药物靶点，却只停留在研究论文和科研成果的层面，未能及时与临床医师共同进行研究与应用，形成研究与应用的脱节。实践证明，很多重大医学研究由于临床医师的参与合作获得重大突破。如 1979 年病理医师 Warren 在慢性胃炎患者的胃窦黏膜组织切片上观察到一种弯曲状细菌，并且发现这种细菌邻近的胃黏膜总是有炎症存在，因而意识到这种细菌和慢性胃炎可能有密切关系。1981 年消化临床医师 Marshall 也开展了研究，并与 Warren 合作，以 100 例接受胃镜检查及活检的胃病患者为对象研究，证明这种细菌的存在确实与胃炎有关，随后 Marshall 和 Warren 提出幽门螺杆菌涉及胃炎和消化性溃疡的病因学，1984 年 4 月 5 日，他们的成果发表在世界权威医这期刊《柳叶刀》上，2005 年度诺贝尔生理学和医学奖授予这两位科学家，成为基础科学家与临床医师合作研究的典范。

4. 临床医师是转化医学中研究成果的实践者

（1）临床医师是成果应用的实践者。没有临床医师的实践，很多研究成果难以得到真正转化，没有科学的应用就没有科学的发展，如心脏起搏器、人工呼吸机、抗生素的使用，均是通过临床医师的应用体现其价值。

（2）临床医师是成果应用的评估者。循证医学要求所有医学新技术投入实践前，均应经过严格的科学评估，医疗决策应在当前最佳临床研究依据的基础上形成，而临床医师理所当然是科学评估、临床总结和应用的主体。

（3）临床医师是成果应用的完善者。由于医学研究成果直接应用到人身上，虽然应用前经过了临床前的试验，安全性、有效性得到了一定的证实，但由于人的个体差异性及临床试验样本量所限，安全性还需要通过大样本的临床应用才能进一步得到验证，应用效果的个体差异也需要通过临床研究给予证明。

（4）临床医师是科技贡献率的提高者。当前，我国科技对经济的贡献率为 39%，迫切需要加强转化医学的发展，加强科技成果的应用。临床医师对研究成果的实践应用，不仅提高了解决医学问题的能力，也提高了科技对经济的贡献率。

（5）临床医师在科学研究方面存在的问题。

1）一些临床医师申报的项目，bedside to bench 深度不够。①要么是在对一些临床问题发现的起步阶段；②要么是在采用一个新的技术在结核病领域进行尝试的初级阶段；③更有一些临床医师将抗结核药物或疫苗的临床评价写进了自然科学基金，无任何基础研究内容。

2）另外还发现这样的现象，bedside to bench，目标不明确。一些从事基础研究的学者，对一个科学问题的凝练和深度是有的，但一看就不是我国结核病临床实践最急迫的问题。

因此所谓转化医学中的核心内容：bedside to bench，能够令我们研究目的明确，但做到深入，任重道远。

（6）“美国人的肥胖问题与糖尿病流行病”和“肥胖问题与儿童 1 型糖尿病”两篇会议纪要，结合笔者研究经历谈一点个人体会 bedside to bench，科学问题——科学研究 - 科研成果，是转化医学的核心内容。

第一个讲者从预防医学的角度阐述这一核心内容。Bedside：肥胖危害美国人民健康，什么原因？Bench：采用大型的流行病学调查，发现了引起肥胖的饮食因素，同时评价了干预措施（例如素食）对降低肥胖以及糖尿病的影响。科研成果：最后通过政府部门形成卫生健康策略，给予人们指导，从而提高人们的健康水平。

第二个讲者从临床医学的角度阐述这一核心问题。科学问题：自身反应性 T 淋巴细胞内的体细胞突变是否涉及 1 型糖尿病的病因学？科学研究：研究者利用糖尿病基因敲除小鼠模型及糖尿病人全血样本，通过流式细胞分选 $CD4^+$、$CD44^+$、CD62L - T 淋巴细胞，即自身反应性 T 淋巴细胞，以及鼠尾干细胞，进行一系列分子生物学研究发现：①在敲除小鼠及糖尿病人中都存在一定数量的非随机性合子突变；②合子突变比干细胞遗传性变种有着更强的功能影响；③研究中所涉及的基因可能会用于作为治疗靶点。科研成果：暂缺。

Bedside to bench，让我想起一个我们结核病领域的实例。科学问题：John 是一个美国的结核病临床医师。在治疗结核病的过程中发现，他发现：使用 TNF 拮抗剂，有助于结核病的愈后。但在治疗其他疾病时，如使用 TNF 则易引起结核病复发。TNF 将会在结核病的发生、发展过程中发挥作用。科学研究：①John 曾经完成了前瞻性的

TNF 治疗引起结核病复发以及 TNF 拮抗剂干预治疗结核病的临床队列研究。②构建一个时间和空间可以调控 TNF 的基因敲除鼠（Cre 诱导的 loxp – TNF 基因敲除鼠）。目的就是阐述缺少 TNF 时，结核病鼠的发病机制（我和同事当时在美国的工作）。研究成果：最近有一篇 SCI IF = 6 的论著发表。作者是：Aoron O，chen Y，Li W，John C.，文章标题是 *Targeting Mycobacterium tubercvlosis Tumor wecrosis Factor Alpha-Downregvlaing Genes for the Development of Antitvber culous vaccines*。

Bedside to bench，让我想起我们结核病领域的一些自然科学基金项目。一些临床医师申报的项目，bedside to bench 深度不够。①要么是在对一些临床问题发现的起步阶段；②要么是在采用一个新的技术在结核病领域进行尝试的初级阶段；③更有一些临床医师将抗结核药物或疫苗的临床评价写进了自然科学基金，无任何基础研究内容。另外还发现这样的现象，bedside to bench，目标不明确。一些从事基础研究的学者，对一个科学问题的凝练和深度是有的，但一看就不是我国结核病临床实践最急迫的问题。因此所谓转化医学中的核心内容：bedside to bench，能够令我们研究目的明确，但做到深入，任重道远。

第四节　挣脱成果转化资金束缚

在国家的大力倡导和推动下，科技成果转化在全国范围内正在进入从悄无声息地滋生萌芽到铺天盖地地茁壮成长的过程当中。在这个过程当中，很多的事物都在发生着变化，人们的转化意识不断加强："大众创业、万众创新"（简称"双创"）的号召已深入人心，"双创"逐渐从人们的意识层面上升到行动当中；同时，科技成果转化的整体环境逐渐转好，例如国家不断出台转化政策，越来越多的政策从多个方面、多个角度鼓励和支持科技成果转化，科技成果转化在越来越有利的环境中不断开展与推动。中国科技成果转化事业正在发生着翻天覆地的变化和突飞猛进的进步。

尽管整个国家、各个政府部门、各个机构单位都在为科技成果转化做着力所能及的事情，但是科技成果转化依然存在许多制约与阻碍，其中转化资金束缚一直是阻碍科技成果转化的一大障碍。

转化资金短缺、转化项目研发经费难寻一直是成果转化的"拦路虎"。一项技术成果需要大量的资金投入，才能实现其从科技成果转化为实用性产品。在一个转化项目的研究、开发、试验性生产等多个方面的资金投入很大，一般而言，研究、开发、试验性生产的经费投入比为1:10:100，转化各环节的投入呈指数增加，也就是说，科技成果转化为实用性产品的代价是递增的，需要获得的资金支持越来越大。资金投入的有无与强弱往往是成果转化成功与否的关键。由于科研院所基本上没有能力独自实现成果的中试与产业化，从而造成了科研院所大量半成品"待字闺中"。

在目前的科技成果转化开展过程当中，关于科技成果转化资金主要存在以下几个方面的问题：①科技成果转化资金总量严重不足；②资金投入配置结构不合理；③缺乏配套的科技金融服务；④资金管理多头，重复安排严重等。这些问题都是制约科技成果转化且将长期存在的主要问题，但有些问题会随着各级政府和转化主体的共同参与逐步弱化；有些问题却将是长期存在，需逐步改变的。

针对这些问题，我认为我们可以通过以下行动举措，逐个研究，各个击破。

一、建立多元化科技成果转化投融资体系

在过去的几十年里，国家对于科技成果转化事业的支持与推动主要体现在转化的前半段，也就是说是从积累研究到开发的过程当中。在这个阶段国家的资金投入比较充足，具体体现为基础研究的投入较大。数据分析表明：中国是基础科学研究投入大国，基础研究经费总量位居世界前列。

当下，在科技成果转化大背景下，为了冲破科技成果转化项目的资金束缚，我认为以下几点可以为转化专项资金的筹集提供渠道。

（一）紧跟国家脚步，认真研读科技成果转化新政策，充分利用各项转化优惠政策

国家制定了一系列关于转化资金的优惠政策，主要体现在加大拨款力度，增加转化基金投入、设立各项转化专项基金；鼓励企业、个人与高校、研究所等科研部门共同成立转化专项基金；加大税收优惠力度，减少科技成果转化后期项目结算时各种税收的缴纳。

首先，国家加大了拨款力度，增加了转化基金的投入，设立了多项转化项目专项基金，支持、鼓励各类科技成果转化项目的立项、开展与推动。以转化医学为例，目前开展的一系列项目基金主要有：国家重点研发计划项目、国家科技支撑计划项目、重点医学发展计划项目、临床技术创新项目、首都卫生发展科研专项项目、首都临床特色应用研究专项项目等，这些转化项目种类多、项目资金参差不齐，国家为转化项目的开展与推动提供了无偿使用的经费，保证转化项目及时、有效地开展。

其次，从近5年以来国家制定的各项转化政策中可以看出，放宽了科技成果转化的各个门槛。国家放宽了科研机构（如高校、研究所）开展科技成果转化的权限，允许科研机构与企业等合作进行科技成果转化，且将转化所得大部分收益划归转化项目主要负责人及其他团队成员，这不但鼓励了转化项目参与人员的积极性，同时这也为科研机构与企业的合作提供了可能性。

国家鼓励地方、企业、事业单位以及其他组织或者个人提供科技成果转化项目资金，具体的政策规定详见《中华人民共和国科技成果转化法》第三十九条：“国家鼓

励设立科技成果转化基金或者风险基金，其资金来源由国家、地方、企业、事业单位以及其他组织或者个人提供，用于支持高投入、高风险、高产出的科技成果转化，加速重大科技成果的产业化。”

企业是科技创新的主体，是科技成果转化的主战场，企业在科技成果转化的过程中起着重要作用。首当其冲的一点就是，企业作为科技创新的主体，其自身所具备的“镀金、吸金”能力可以为转化产品的产业化提供充足的转化资金。与此同时，企业有远超出科研机构的市场嗅觉和洞察力，很清楚市场和社会的需求，更明确转化项目的出发点和着力点，更加明确大众所需要的实用性产品是什么；具备将转化产品量化生产的工艺能力和生产能力；同时具备将转化产品产业化生产的市场拓展及营销能力。企业所具备的这些现成的自身优势可以让科研机构在转化项目的开展与推动过程中避免不必要的尝试，避免因为调试与优化转化进程中涉及生产销售等各个环节而造成的时间浪费、金钱浪费、人力与资源浪费，节省资源。

国家的激励转化的一系列开放政策为科研机构与企业的联合提供了支持、奠定了基础。促进了“产学研”相结合的转化模式的建立。

另外，国家制定的各类转化政策，体现了国家极其重视转化的开展与推动，政策规定，对于创新高新项目，在进行技术交易等转化过程中，只要是在国家规定地点进行合同登记，即可享受免收三年增值税的优惠。同时，在企业研发的过程中，国家对于企业研发经费的加计扣除优惠政策也做了详细的规定，关于研发费用中可以进行加计扣除的款项、方式、具体注意事项等在《财税［2015］119 号文》《国家税务总局公告 2015 年第 76 号文》《税总发［2015］146 号文》《国家税务总局 2015 年第 97 号文》中做了详细、明确的规定。

（二）吸收集中社会资金形成“转化资金池”

进一步拓宽科技投入资金的来源渠道，逐步扩大风险投资。集中、吸收各行各业、各类社会资金成立风险基金。发达国家解决科技成果转化资金的成功经验是有效地依托资本市场的大力支持。在美国，风险投资基金在科技成果转化上就起到了举足轻重的作用。而我国科技成果转化的资金支持通道是比较狭窄的，不仅缺乏风险投资基金，而且市场准入的门槛也较高，一般的企业难以在这个市场上融资。商业性质的金融业刚刚开始发展，科技成果转化的金融支持通道的欠缺，导致部分科研机构开展科学研究难，实现成果转化更难。

同时，通过成立科技银行，使科技银行成为一眼转化资金的“活泉”，通过行使银行的特殊职能（例如增加科技成果转化的贷款等等），使围绕科技成果转化项目的资金有序、高效地运转，最大限度地服务于转化实施。

在我国，科技贷款的规模和方式还不能适应加快科技成果转化的需要。目前，陆续出台了一些关于科技贷款方面的优惠政策，以激励企业或者其他形式主体通过借贷科技银行的资金来解决自身转化资金的难题。

不管是风险投资机构的运营还是科技信用社的运转都需要国家相应政策的支持与激励。

充足的资金保障是科技成果顺利转化的重要条件。要建立一个由政府拨款作为引导，实施科技成果转化的企业、金融信贷、风险投资、民间投资等为主体的多元化的投融资体系。政府可以扩大专项资金的范围，在农业科技成果转化资金的基础上设立国家科技成果转化专项资金。

二、合理配置科技成果资金

首先，在一项科技成果转化为实际可应用的产品的过程中需要经历多个环节。分类说明主要有两类：一类是无现成科技成果，转化基于零研究基础，仅仅是依据市场需求从头开始研发并进行下一步转化的；另外一类是就现成的科技成果进行转化的。这两者的区别在于前期是否有形成科技成果的基础研究，而这一环节往往涉及大量的资金投入。概括来说，从基础研究到临床应用的转化环节主要有概念开发和产品规划阶段、系统水平设计、细节设计阶段、测试和改进、小规模生产阶段、增量生产阶段、产品销售阶段，在产品研发的这些环节当中，资金流动无处不在，产品开发过程各种形式的资金流，是资金配置管理的核心。产品开发资金流配置管理是指应用现代管理理论和方法、数学模型、计算机软硬件技术、系统工程方法和技术等对产品开发过程的各项资金进行计算、分配和控制。

对于商业运营理念稍差的科研机构来说，尽快学习掌握企业或者商业模式下的资金配置与管理至关重要。

三、与配套的科技金融服务对接

科技成果转化缺乏有效的组织和联系，转化工作是需要与多个专业、多个部门协作才能完成的事情。在我国，科技成果转化是一件兴起不久的新事物，特别是对于不善于从企业运营出发的科研机构来说，更是一件不同的新鲜事物，在接纳并正常运行这件新鲜事物的时候，需要从事这类事物的工作人员投入开展新的工作思路和工作方法。

对于科研机构来说，转化资金投入使用与支配，不同于一般的科研项目基金，它的使用与一般科研项目有类似之处但又与一般科研项目基金不同。首先，转化资金的投入数目往往很大；其次，转化资金的投入往往是长期的、阶段性的投入；再次，转化资金的投入更加强调收益，或者说更加倾向于最后的收获。所以，转化资金的运营与企业资本的运营更加类似。依此类推，尽快地掌握企业模式的资金运营方式多种多样，其中最为便捷迅速的就是与目前市场上面已存在的专业金融服务配套、对接，形成资源优势互补、互利共赢的局面。如此一来，科研机构的转化事务处理就不同于以往，转化医学项目的开展就能更加快速与高效率。

四、加强转化资金风险管控

在科技成果转化项目的开展过程中，无论是自行进行科技成果转化还是与企业合作，资金风险管控作为转化项目生存和发展的重要基石，贯穿于转化项目的前前后后，也是转化项目财务管理的核心内容，同时更是当前很多转化管理工作中的薄弱环节。因此，如何加强资金风险管控，规避资金风险，保持资金安全，提高资金效益具有非常重大的意义。也就是说如何提高资金的安全性、收益性、流动性等都是科研机构开展转化工作所要面临的重要课题和挑战。

转化资金风险指的是转化资金在投入、使用、回收的整个过程中，因为受到多种难以预测或者难以有效控制的原因的影响，导致转化资金周转率遭受极大的降低，风险度增高，甚至使得有些转化项目无法周转资金，最终导致转化项目中途流产。所以说，强化转化资金管理，能够通过科学的资金运作以及进行合理、有效的管理，从而达到降低财务运作风险和经营风险的目标，从根本上把转化项目推动失败的可能性减少到最低。

所谓的风险防范指的是有目的、有意识地运用规划、设计、调节以及督导等工作，使科研机构由于风险存在而产生的损失得以有效地制止，或者减少其受损的程度，从而有效保证企业的科研机构从事转化工作的效益。换句话说，风险防范是一项系统工程，涉及管理的各个方面。

加强转化资金管控的方法与策略主要有以下几个方面。

（一）建立和完善以社会保险为依托的风险机制

为了进一步保证科技成果转化能够有条不紊的持续开展，为已开展的以及将要开展的转化项目提供一定保障，除了定期向国家申请转化专项基金、寻求与社会团体、企业、个人的合作转化资金、后期结算税务减免等，还需要消除科技成果转化参与者怕担风险的重大思想障碍，通过社会保险机制设立“转化风险保险”，尽量减少转化项目在未来的转化中的风险性损失，使转化参与者在转化项目失败后通过保险补偿，能够尽快恢复并具备重新投入试验的能力。设立这样一份风险补偿作为科技成果转化的后续支撑，可以保证进行转化的科研机构、企业、社会团体、个人等在进行科技成果转化时成则得利，败不受损，解除转化过程中的后顾之忧。进一步充分有效地调动各行各业的转化热情和积极性。

（二）采取强化转化资金风险防范能力的对策措施

确定合理的资本结构，降低企业财务风险；采用合适的信用政策，降低坏账损失；强化资金集中监管意识，防止资金分配不均；根据单位风险承受能力，合理确定投资范围。

总之，转化项目的开展，离不开转化资金的合理、高效运转。转化资金的募集、分配及利用关乎转化项目的成败。

参考文献

1. Front Bioeng Biotechnol. 2016 Jun 3：4：43. doi：10. 3389/fbioe. 2016. 00043. eCollection 2016. Lost in Translation：The Gap in Scientific Advancements and Clinical Application.
2. 朱广华，陈万明，钱颖赟. 人文社会科学研究成果特征与转化困境及政策调适. 南通职业大学学报，2015，29（4）：24－27.
3. 温兴琦. 高校科技成果转化困境与改革路径研究. 贵阳市委党校学报，2015，（04）：47－52.
4. 王顺兵. 我国科技成果转化的困境及对策分析. 科技管理研究，2011，31（5）：52－54.
5. 王军海. 论生命学院科技成果转化的困境与出路. 成功：教育，2010，（5）：277－277.
6. 马晓君. 高校科技成果转化的困境与推进策略. 现代教育管理，2015，（1）：78－82.
7. 徐政旦，石人瑾. 成本会计（第七版）. 上海：上海三联书店，1998：52－54.
8. 罗伯特，托马斯. 新产品开发. 上海：上海译文出版社，1998：103－108.
9. 刘文聪. 资金运作管理体系透明化探讨. 商业会计：上半月，2008，（21）：39－40.
10. 罗力仁. 资金运作方式在企业财务管理中的重要性. 广东科技，2009，（22）：30－31.
11. 孙宝珩. 对加强企业资金运作有效监控的探讨. 北京市经济管理干部学院学报，2005，20（4）：67－68.
12. 彭小茹. 国有企业集团的资金运作管理探讨. 财经界，2009，（11）：93－94.
13. 后则静. 论企业资金风险防范能力的强化. 中国商贸，2012，（02）：67－68.

第五节　医学转化人才的培养

转化医学最初是医学研究范畴，实际上在教育理论研究中更早的概念是转化学习（transformative learning）。转化学习又称转化式学习，兴起于 20 世纪 80 年代。国外有很多学者对其进行深入的研究。其代表人物有美国学者梅兹罗（Mezirow）、巴西学者弗莱雷（Freire）等。梅兹罗认为："转化学习是一个进行批判性地反思自己原有的假设、期待等相关方面，并对如何评估其适当性做出解释的学习过程。"梅兹罗强调学习者在学习的过程中对于知识的主动认知，认为批判性思维是转化学习的核心。弗莱雷在此基础上增加了对话和整合的观念，强调学习者要认识到自己原有的观点并提出质疑，在批判性反思的过程中伴随理性的提问和交谈，共同商讨需要解决的问题，并对意义观点进行重新整合。归纳起来，转化学习就是质疑—批判性反思—理性交流—合作探究—重新整合的过程。

转化医学开始于医学科学领域，它针对临床提出问题，多学科交叉合作，深入开展基础研究，研究成果快速应用到临床，实现从"实验室到床边"的转化（bench to bedside translation），又从临床应用中提出新的问题回到实验室（bedside to bench），为实验室研究提出了新的研究思路，即实验室与临床研究的双向转化。转化医学的实质是基础与临床的整合。转化学习是教育学范畴，是转化医学的学习方法论，其关键是批判性思维、交流、整合。贯穿转化医学理念，将转化学习理论运用于医学教育实践就是转化医学教育。转化医学在推动医学发展的同时也对现行的医学教育和医学人才的培养提出新的要求。如何培养适应医学发展需要的基础与临床融通的领军人才，如何运用转化学习理论推进医学教育改革，是亟待研究的热点问题。近年来，国内外在医疗卫生改革、教育教学改革以及转化医学研究中，针对医学转化相关人才的培养探索出了一定的成果。

一、国外医学转化人才的培养现状

NIH 于 2006 年推行了临床与转化医学基金（Clinacal and Translational Science Award，CTSA），目前已在 60 多所大学和医学院建立了转化医学中心或临床转化科学中心。美国的 CTSA 联合体，承诺通过提高科学效率、改善培训环境及提高临床和转化研究的实施和质量来促进人类健康发展。为确保 CTSA 的顺利实施，联合体制定了下列五个战略目标：①建立国家的临床和转化研究能力；②为临床和转化科学家提供培训和指导职业发展，包括在 CTSA 联合体开放培训资源——门户网站可提供下载核心课程，以及 CTSA、CDC、NIH 临床中心和其他相关机构的教材，为具有潜力发展成为临床和转化科学家的临床和转化研究者设立核心课程，在联合体内实行导师培训计划分享最佳教学经验，确保各中心认识到临床和转化研究者是评判 CTSA 成功的重要指标和宝贵财富；③增强 CTSA 联合体范围内的广泛合作；④促进社区和国家的卫生事业；⑤促进 T1 转化研究。

欧洲一些国家主要以制定规划、实施项目方式推动转化医学研究发展。欧共体每年用于健康相关的转化型研究预算为 60 亿欧元。亚洲国家如新加坡、韩国也相继成立转化医学中心，推动转化医学能力建设。因此，转化医学中心的建立在国外已经初具规模。

（一）哈佛大学医学转化人才培养

哈佛大学医学院是转化医学的先行者，早在 2005 年即提出了“转化医学不是一个随时可以应用的孤立的主意或想法，而是一个需要每个人关注的理念，它应当成为健康供给（health provision）的现代理解的基础”，而“健康供给”则是涉及诸多与人类健康有关学科的大概念。哈佛大学医学院近年来正是按照此理念在学校建设发展的各方面快速地推进转化医学实践，并取得实质性进展。2007 年，哈佛大学医学院专门任命了负责“临床和转化研究”的院长和副院长，这是该院历史上新增的两个院长级领导岗位。学院随即开始基于已有的转化医学研究基础进行卓有成效的战略性规划发展，其代表就是在 2008 年获得 NIH 高达 1. 175 亿美元和哈佛大学校内基金 0. 75 亿美元的 5 年期资助。它不仅是迄今 NIH 一次性资助高校发展转化医学的最大一笔款项，而且还是在美国金融危机最严峻的形势下毫无异议地给予的全额资助，可见美国政府对转化医学的决心和支持。

在加大经费投入建立转化医学中心的同时，哈佛大学医学院的研究体制和教育培养体制也在相应发生变化，可以归纳为鼓励学科之间的联合以及医学人才的联合培养。2004 年，“麻省理工学院－哈佛博德研究所（Broad Institute）”成立，以倡导能够起到转化医学效果的新模式合作科学为目标，目前已有 4 亿美元的办所基金。还有就是著名的“医学与创新技术中心（CIMIT）”，它是联合波士顿地区十多家学校、医院、实验室以及健康保健组织而成的临床应用技术研发组织，其业绩卓著，并已被英国曼彻斯特大学复制，他们的主要工作是联系和整合相关力量，促进临床（及研究）应用技术的发展。目前，哈佛生物医药学在哈佛大学技术转化的比重中已超过 50%，可见他们在转化医学的发展方面已突破实验室和临床的相互转化，而延伸到了基础、临床研究到产业（市场）的相互转化。另外，众所周知，哈佛大学医学院每年仅招收 160 名左右医学专业博士学位（MD）项目学生，突出地显示出其医学教育的精英性。尽管如此，这其中每年还有 30 名是和麻省理工学院联合培养的，而每年 18% 左右的 MD 学生将分别进入与其他兄弟学院合作的联合学位项目，如：MD－PHD（基础科学、社会科学及工程科学）、MD－MPH、MD－MBA 以及 MD－MPP 项目等。因此，从医学生的培养方面看，哈佛不仅重视精英式教育，也同时非常注重培养具有交叉学科背景的优秀人才，使他们成为未来转化医学事业的中坚。

（二）梅奥医学中心医学转化人才培养

基于梅奥医学中心强大的临床背最及雄厚的教育、科研实力，它在 1998 年即获得 NIH 的 K30 项目资助开展临床研究。联合其他基金，梅奥研究生院在 1999 年设立临床培训计划（Clinical Research Training Program，CRTP）培养临床研究人才；2006 年，梅奥医学中心成为首轮获得 NIH 授予 CTSA 的 12 家医疗机构之一，首期经费资助 7250 万美元，2011 年再次获得 NIH 经费追加 6460 万美元，共计获得 1.371 亿美元。

梅奥 CTSA 的教育资源、服务中心、研究资源和社区参与，既相互独立，又相互合作、渗透，很好地贯彻执行了 NIH、CTSA 的战略目标。作为重中之重的教育，梅奥 CTSA 充分利用了梅奥医学中心丰富的教育师资，为不同层次的培训者量身定制了相应的教育培训计划并提供各类课程，使其能根据专业需求选择适合自身职业发展的教育项目，这也是梅奥医学中心吸引大批海内外专业人士前来学习的原因之一。

以梅奥的博士后计划为例，根据项目选择的不同，包括 1 年的 CRTP 硕士和证书项目及 3 年的 K12 职业发展项目。申请者需要具备相应条件，主要包括已取得相应学位、正在主持或参加一项临床研究、是梅奥医学中心的雇员、需有广泛临床研究经验的资深临床医师或科学家作为导师等，其目的是培养更高层次的临床和转化医学研究者，其培训内容有课程学习、临床研究标书的撰写、课题实施、生物医学论文撰写并被同行评审的杂志录用，以及通过论文答辩，其中对 K12 职业发展项目要求更高，其研究课题多为基础研究，但存在很高的临床相关性或研究成果的临床前期研究。

博士后计划的必修课程有统计学及统计软件的应用、临床流行病学、临床研究介绍、负责任的实施研究及临床研究标书撰写，培训者也必须参加由资深专家讲授的有关生物医学论文撰写和研究标书撰写的专题研时会。培训者根据自身需求，应修课程有各类深入的统计方法学（生存分析、Logistic 回归、样本计算、Bayesian 统计推断、医学文献中统计学方法的述评等）、各类流行病学（深入应用的流行病学方法、肿瘤、心血管疾病、肌肉骨骼疾病、遗传等）、与临床研究相关课程（临床试验涉及的设计和实施、数据整理和分析、随访问卷和随访设计、临床研究的监管问题等）、各类研究学（人群研究、人类研究方法、胃肠道人群科学等）、生理基因组学和疾病、系统回顾和荟萃分析、EBM、各专业基础前沿研究研讨会、卫生保健的经济学评价、医学信息学等。从上述课程安排可以看出统计学和流行病学在临床研究中的重要性，而负责任的实施研究作为必修课程，体现了其对学术规范和学术道德的高度重视。

二、国内医学转化人才的培养现状

我国的转化医学研究起步相对较晚，但正在努力追赶世界的步伐。目前我国大约有 140 家转化研究中心，这些中心从不同的角度相继开展了转化医学研究的探索和实践，在汇聚人才、整合资源、研究布局等方面发挥着积极作用，促进了基因组学、干细胞技术等基础成果向临床应用的转化。目前，国家层面上第一个转化医学中心——上海转化医学中心已获得批复，首轮攻关将以肿瘤、心血管疾病、代谢性疾病 3 大临床难题为重点，探索其最新治疗手段，该中心建在瑞金医院，将辟出一个拥有 300 张床位的“转化型病房”，专门用于转化医学研究，这一举措在美国有先例，但在国内还属首创。国家分子医学转化科学中心，将建成中国首个特色的、最先进的分子医学转化科学中心。

我国最早成立的转化医学研究中心是中南大学湘雅国际转化医学联合研究院，其前身为中南大学湘雅转化医学研究中心，该中心成立于 2008 年 4 月 13 日，并于 2012 年升级成中南大学湘雅国际转化医学联合研究院，以利于发挥中南大学的医学资源的整体优势，加快基础研究成果的转化和利用，促进相关学科的发展。湘雅国际转化医学联合研究院引进了世界一流的转化医学学术带头人和科研团队，引进和组建了以 10 名千人计划专家为核心的科研团队，在构建分子库和临床资源库、药物靶标发现与确认、生物医学信息、临床转化医学等领域集聚了一批世界一流科学家，形成了一批原创性成果。在学术带头人的引领下，依托国际领先的研究项目，转化研究院现设立了多个研究生培养专业，如化学生物学与转化医学、合成生物学与新药发现、药物基因组学和分子诊断与基因组学等，为转化医学人才的培养创造了条件。

2010 年 9 月，北京协和医院成立转化医学中心，这意味着转化医学近年在国内的飞速发展。卫生部部长陈竺2010年6月在北京举办的中美临床和转化医学研究国际论坛上以及在北京协和医院转化医学中心成立仪式上表示，卫生部将一如既往地支持国内各级医疗机构和科研院所开展临床和转化医学研究，同时也会积极支持开展这方面的国际合作。2012年12月，北京协和医学院、复旦大学上海医学院、上海交通大学医学院、哈佛医学院转化医学联合中心合作签约仪式在上海举行，4校签订合作意向书，联合培养转化医学人才。从2014年起，中方3校每年遴选12名八年制医学生赴哈佛大学医学院学习，建立中美高端转化医学人才教育培训新模式。

浙江大学作为学科实力与科技水平一流的综合性大学，联合医学院和六所附属医院以共建共管共享的模式，成立了以临床与转化研究为中心的转化医学研究院。迄今为止，已从海内外招收组建了20余名的教授团队，于2014年5月6日正式启用。浙大转化医学研究院的主要目标是通过多学科交叉合作，促进基础与临床结合，从而加快基础研究成果的临床转化和应用。转化院一方面顺应医学模式变革，加速科技成果临床转化，积极推动个体化和精准医疗的实施；另一方面，运用先进的科学技术方法，深入研究临床发现的实际问题，阐明疾病发生发展的机理，从而不断提高临床的诊断与治疗水平。转化院充分依靠自身的科研强项，依托医院的临床资源和优势，确定转化研究的主要方向，包括恶性肿瘤、心血管干细胞再生医学、医工结合开发新的诊疗仪器和诊治技术等。转化院以建立多学科交叉的研究生培养机制，培养高层次的复合型创新性人才为目标，招生方向除涵盖生物学、医学的多个二级学科外，还面向全国招收机械工程、数学、物理学、化学、计算机科学与技术及生物医学工程等交叉学科研究生，为培养具有转化思想和转化能力的复合型人才奠定了基础。

目前，转化医学国内研究的总体发展态势是主要大城市发展的最早、最快，而其他城市发展相对缓慢。其发展也存在严重的城市间和地区间的不平衡。例如，目前在经济发达的广东地区，积极搭建了进行转化医学研究的广阔平台。广东省科技局和深圳市相关部门大力推动大专院校和科研机构有创新和开发能力的研究人员作为企业代表，进驻相关企业，实现产学研有机结合，优势互补。这一政策的实施有助于医学成果在该地区的快速转化。而在一些欠发达省份，由于其基础研究和临床研究水平相对低下，很难建立比较高效的转化医学研究体系，在我国转化医学研究仍处于摸索阶段的大环境下尤为艰难。虽然如此，目前国内的转化医学研究正呈现蒸蒸日上的发展态势。相信在不久的将来会有更多的综合性转化医学专门机构以及促进转化医学研究的策略出台，促进转化医学人才的全面发展。

三、医学院校教育改革与医学转化人才的培养

转化医学倡导的基础与临床相结合，不仅是国际医学教育改革的方向，也是实施

医学教育改革的平台和途径。在实现医学转化人才培养的过程中，医学生的在校教育对于其学科基础的奠定和人才成长的起步发挥着至关重要的作用。在校教育包括医学本科教育、研究生教育以及长学制教育等，教育教学的改革内容涉及专业课程、教学模式、学位教育以及资源平台等。

（一）课程建设与转化人才培养

转化医学是多学科、多层次、微观与宏观、静态与动态、结构与功能、生理与病理、预防与治疗、人文与自科的交叉融合。从医学教育来看，传统医学教育在课程设置上按学科进行分类，学科界限分明，未能做到学科交叉与整合，难以适应转化医学人才的培养。因此，为了增进学生对不同学科领域的了解，培养其对知识融会贯通的能力，高等医学院校应用转化医学理念积极进行课程体系改革。通过推动基础医学、临床医学、医学人文各领域内部和相互之间的整合，促进基础研究、临床应用与人才培养显性、隐性课程之间的转化、渗透、融合，培养医学生用基础理论去解释临床问题、发现问题及解决问题的转化医学思维。

从文理医结合的医学前期课程教学入手，将自然科学基础和生命科学基础主干课程整合。所有医学生在学业初期完成医学前期教育，加强数学、物理、化学、人文等公共课程的教学，设置公共基础和医学基础课程模块，增设生物技术概论、生物学进展、发育生物学、生物物理、医学遗传学研究进展等生命科学选修课程，并穿插于基础医学教学阶段。开设新生课以及医科与文科、理科、工科等相关学科交叉课程，如医学与艺术，医学科技哲学、思维与论辩、材料显微分析等课程，学生可自主选修这些课程，在医学前期加强对医学生专业学习的引导，使学生具有较宽厚的人文社会科学、自然科学和医学相关学科的知识基础。

发展以器官系统或疾病为纽带的转化医学系列课程。将传统以学科为中心的基础医学 5 大课程——人体解剖学、组织胚胎学、生理学、病理学、病理生理学，整合为 10 个系统，即基础医学总论、运动系统、呼吸系统、消化系统、泌尿系统、生殖系统、内分泌系统、循环系统、神经系统、体液与内环境。将传统的临床医学中的内科学、外科学、妇产科学、儿科学、传染病学、精神病学、神经病学课程，整合为 10 个系统，即循环系统疾病、消化系统疾病、代谢内分泌与遗传疾病、感染性疾病、围产医学疾病、泌尿生殖系统疾病、神经精神系统疾病、呼吸系统疾病、骨骼系统疾病、血液系统疾病。从“以学科为中心”转换到“以器官系统为中心”，围绕临床问题的各个层面——病因、病理到临床表现、诊断、治疗、预后以及预防等展开讨论式教学。

开设基础和临床融合的创新实践课程。打破传统的按二级学科设置的实验课程体系，开设形态学、机能学、分子医学、病原生物学以及转化医学综合实验等。减少验证性实验，增加综合性、设计性和自主性实验，培养学生转化医学观念、创新实践能力和严谨科学态度。在对基础医学和临床医学主干课程按器官系统进行整合的基础上，加强基础与临床的融通，基础医学教育阶段，安排早期接触临床活动，采取临床教师带教、小组见习的形式，让医学生早期接触临床，体验医师角色，感知未来工作环境，并要求写出心得体会，将临床上遇到的问题带入基础知识的学习中，增强基础知识和临床知识的联系。在临床学习阶段开设拓展性选修课程和第二轮基础课程，以疾病为单元讲授相关知识，例如，在一个单元专门讲解心脏病，医学生不仅需要了解心脏病发作的临床表现，了解心脏疾病的遗传学、生理学特点等，更需要了解治疗药物的选择原则和相关费用、各种治疗方法的优缺点以及影响心脏病发生的环境风险因素等，增进医学生对学科交叉和基础医学与临床医学融合的理解。

针对研究生教育的特点，优化以高级课程为特色的研究生课程。研究生教育过程中课程体系的设置和优化直接关系到研究生科学素质的质量和水平。通过优化学位课程和主干课程，创新特色课程。开设的高级课程可以包括分子与细胞、发育与遗传、疾病与防治以及新兴学科与前沿技术等各个部分的授课内容，较为彻底地将原某些课程进行合并、分化或优化，砍掉偏向本科教育的基础课程，强化前沿知识点内容，加强衔接，减少重复，融会贯通。在选修课中增加跨学科及方法论相关课程，拓展学生创造性思维；进一步增加实验课、实习课的比重，培养学生动手能力。总之，重视课程设置在体系上的相对完整性、突出课程设置的前沿性、明确课程设置体系的层次性、强调课程设置体系的个性化，建立一种综合化系统化程度高、注重学生创新能力培养的开放式课程体系。

（二）教学模式与转化人才培养

我国传统的医学教育比较强调医学生对医学知识的掌握，对学生的学习能力和综合素质培养的关注不足。教学模式单一，医学生的教学场所多为课堂和病房；教学方法单一，灌输多于启发；教学评价单一，学生学习主动性差，这种人才培养模式不利于医学转化人才的成长。在知识急剧增长的今天，医学生学会怎样学习比学什么更为重要。为此，应当大力推行以问题为基础的学习（problem-based learning，PBL）、以研究为基础的教学（research-based learning，RBL）、以资源为基础的教学（resources-based learning，ReBL）和以团队为基础的学习（team-based learning，TBL）。着重培养学生的批判精神以及发现、解决科学问题的能力；强化学生的团队合作意识，开展多学科协作的能力。

以问题为基础学习教学是以问题为基础，医学生为主体，小组讨论为形式进行的研究性学习。使用 PBL 教学方法，围绕案例和问题，学生以组为单位，对已有临床病例进行收集整理分析，围绕病因、发病机理、药物反应、临床表现进行完整的临床诊断，编写治疗方案，并进一步对治疗方案进行论证，教师对此过程中学生遇到的问题进行归纳总结，并进行教学反思。PBL 教学方法实质上是转化式学习在教学上的运用，在整个学习过程中，学生从被动学习向自主探究式学习转变，从单独完成学习任务向团队共同完成学习任务转变，从基于简单的课本知识学习向多种途径收集知识进行学习转变。对于学有余力的学生和对学科前沿感兴趣的学生，可以开展课外科研课题，使学生的学习从课堂延续到了课外。

以建设数字化课程中心和网上互助学堂为先导，以推进 PBL、RBL、ReBL、TBL 教学的实际运用为重点，大力发展网络教学、模拟教学、虚拟教学，构建显性与隐性、课内与课外、线上与线下、理论与实践相辅相成、衔接配套的课程体系和教学模式，推动“翻转课堂”教学，培养学生的探索精神和自主学习能力。积极参加区域高校网络课程及“慕课”联盟，进一步推动优质课程资源共享，也让学生享用国内外一流名校的教学资源。

注重早临床、多临床、反复临床，强调培养学生从临床工作中发现和提出问题的能力。深入临床实践，探寻科学问题。通过建立基础—临床人员科室、实验室轮转机制，组织基础研究人员参加特殊病例、家系门诊、查房和随访，着力改变“阅读文献—提出假说—实验证实”的传统科研模式，从分析临床病例资源着手，从临床提出第一个问题，开展原创研究。另外，在医患矛盾相对突出、病人维权意识、自我保护意识不断增强的现实背景下，应重视利用虚拟现实技术、模拟仿真技术，强化临床能力训练。运用客观结构化临床技能考试、标准化病人等进行医学生临床能力考核。

在考核中应实行综合评价体系，推进考试方法改革，增加交叉性考核内容，减少重复性记忆，注重考试考核的导向作用。如建立课程考试、临床实习资格认定考核、临床通科实习考核“三位一体”的医学生综合评价体系。临床通科实习考核由出科考核、中期技能考核、毕业考试部分组成。出科考核、中期技能考核为床旁技能考核，为阶段性学习效果评价；毕业考试包括毕业理论综合考试和客观结构化临床技能考试（objective structured clinical examination，OSCE），毕业理论综合考试和 OSCE 与国家执业医师资格考试接轨。OSCE 的实践过程中，在内科学、外科学、妇产科学、儿科学、传染病学、精神病学等学科设计科学全面的标准化病人（standardized patients，SP）培训脚本，制定系列考核量表。SP 站应着重病史采集、沟通交流、职业价值观及职业道德等方面的考核；非 SP 站着重体格检查、技能操作、临床辅助资料判读、病例分析、文献检索等能力的考核。“三位一体”的综合评价体系，可从态度、知识、能力等领域对学生的德、智、体进行综合评价，注重形成性评价和终结性评价相结合，有效加强学生的基础理论与临床实践双向转化的能力。

（三）学位教育与转化人才培养

当前医学研究生培养模式有两种：科学学位和专业学位。科学学位医学研究生的培养是以具有较强科研能力的医务人员为目标，更重视科研工作，但其参与的临床工作较少，将来对疾病的诊治缺乏全方位的认识，研究成果更难以转换到临床应用，不能提出具有前瞻性、应用性的基础研究方向，无法对疾病诊疗水平的提高提供有效的帮助。巴德年院士曾经撰文呼吁“要想成就医学科学家，必须加强基础与临床结合”。脱离临床的科研是没有生命力、没有意义的，而没有科研支撑的临床技术是低水平、没有发展后劲的。此外，大多数科学学位研究生毕业后还想参加临床工作，进入临床工作后必然存在临床技能欠缺的问题。专业学位研究生的培养目标是以培养能熟练掌握该专业临床技能的应用型医师，更重视临床技能的训练，但往往多缺乏必要的科研能力训练，缺乏科研思维，无法提出可操作性强的科学问题。为了能成为全面复合型医学人才，医学研究生不仅要能从事临床实践，更要具备科研能力。我国著名外科专家夏穗生教授认为：一个医师会做，只是一个兵；会写，会讲，是一个将；会科研，会教学，是一个帅；会组织管理，会前瞻性思考，是一个主帅。因此，会做科研和前瞻性思考是一个优秀临床医师的基本要求。要想成为一名优秀的临床医师，应当必须懂得做科研，如果只会应用已有的医学知识看病，不是好医师；能运用已知的知识，还能创造知识，在诊病过程中发现新现象，提出新的诊治观念和理念，这才是好医师。

转化医学旨在打破基础医学与临床医学之间的固有屏障，建立彼此间的紧密连接，是一个基础和临床研究相互促进、不断循环的过程。转化医学的发展急需转化医学人才的培养，这就给医学研究生教育提出了培养基础与临床并重的高层次复合型人才的要求。对于科学学位研究生，除了进行系统的科研能力培养外，还要加强临床实践，增加临床轮转的时间；专业学位研究生，除了在临床科室轮转之外，还应安排一定的时间进行科研方法的学习与训练，研究生可以根据自身专业特点，在基础研究与临床工作中找到平衡点，两者均不应偏废，只有这样，才能用科研的眼光去审视临床工作，寻找基础研究与临床工作的结合点，用最新的基础医学研究成果指导临床，又能够根据临床工作实际需要来指导科研选题，才能适应转化医学背景下未来医学科学的发展。

广义的转化医学概念包括两层含义：即 T1 型和 T2 型研究。转化医学倡导的“以患者为中心”，即以临床问题为中心，从临床中来，到临床中去，研究生的科研选题不应脱离临床实践。对于科学学位研究生，建议可以在确定课题之前，先进行一段时间的临床实践工作，在临床中发现一些急需解决的问题，或是自己感兴趣的问题，然后再根据这些临床问题，设计相关的科研课题。应鼓励科学学位研究生，围绕临床问题，结合已有的基础研究成果，积极开展临床前期及临床应用研究，即以 T1 型研究为主。专业学位研究生，应将侧重点放在 T2 型研究，把目前一些较为公认的研究成果，应用到日常临床工作中，并且密切观察在应用中的准确性、有效性、安全性，及时发现问题，提出改进的思路，并及时反馈给基础研究人员，这本身就是一个临床科研的过程。

研究生指导教师是直接关系到研究生培养质量的关键因素。在我国的研究生教育制度中，通常多采用单导师模式，即一个研究生只有一个导师，一个导师指导多名学生。随着我国研究生教育的发展，这种模式日益显示出它的局限性，制约了研究生教育质量的提高。若临床医师作为导师指导科学学位研究生，往往对研究生的科研过程监督力度不够；专业学位研究生跟随导师进行临床实践的过程中，往往无暇阅读基础研究文献，难以培养科研思维能力。若采取临床与基础医学研究生互聘对方导师为副导师，共同指导研究生，可以达到互相促进的效果。另外，也可建立临床—基础相结合的导师组，通过构建多导师研究生培养模式，强化基础与临床的高度结合。导师组由主要导师负总责，导师组成员包括临床专家、前沿理论专家以及前沿技术专家等，从临床到基础，再从基础到临床全方位、系统性指导研究生的科研实践。

如果以培养高层次的医学转化人才为目标，医学生需要的知识储备量很大，科研训练和临床训练均需要相当长的实践周期，现有的三级学位制度（学士、硕士、博士）导致科学研究不系统、不连贯，越来越阻碍部分基础较好、创新潜力较大的医学研究生专业能力的提升。医学院校应积极探索本硕博连读、硕博连读以及直接攻读博士等“一贯式”长学制培养模式，遴选出对转化医学有兴趣的学生进行转化医学人才的培养。在转化医学理念的指导下，采取逐步分流和淘汰机制，将培养的关口逐渐前移。通过深入临床探寻科学问题，结合最新基础研究前沿，提出科学设想，开展具有系统、连续的科学研究，使学生真正拥有一个较高的科研起点，充分拓展医学生的科研思维，提升科研实践能力，产出一批高水平、具转化价值的科研成果。按照转化医学理念塑造医学研究生的综合素质，对现阶段复合型医学转化人才的培养具有重大意义。

MD－PHD 联合培养计划是为培养具有临床实践能力和科学研究能力的医学科学家而设立的，该计划培养出的学生获得医学博士（MD）和医学科学博士（PHD）双博士学位。在美国，MD－PHD 的培养计划依各个医学院的不同培养方案而各不相同，但多数培养方案大致为 7～9 年，包括三个阶段，前两年主要学习基础医学课程，并进行临床轮转；中间 3～5 年进行正式的 PHD 训练，通常在医学院选择研究项目进行研究并要求完成博士论文和答辩；最后两年，学生在医学院完成临床技能课程，进行轮转见习。完成 MD 的课程。顺利毕业的学生获得 MD－PHD 双博士学位。MD－PHD 培养计划于 1964 年由美国 NIH 提出，目前 126 所美国医学院校中，至少已有 118 所提供 MD－PHD 联合培养计划，该计划的毕业生很多已成为医疗行业的模范和领袖人物，为医学事业做出了巨大的贡献。最近美国迈阿密大学对 20 年的 MD－PHD 培养计划毕业生进行回顾性调查发现，毕业生中 59% 在大型学术型医疗部门工作，有 85 位全职教授，11 位大学董事或部门主管，2 位医学院院长。并且，有 30% 的毕业生获得了 NIH 的项目资助。可见，MD－PHD 培养计划对于医学科学家的培养取得了巨大的成功。MD－PHD 联合培养计划定位于培养既具有较强的临床实践能力，又具有较强的医学研究能力的医学科学家。这一点正好与转化人才的培养要求不谋而合，所以MD－PHD 联合培养是转化医学人才培养的重要途径。

（四）转化人才培养的资源与交流平台

将实验室发现的有意义结果转化为能提供临床实际应用的手段，需要搭建强大的、稳定的平台，在基础临床与产业之间架起交流和沟通的桥梁。因此，在学科建设中，要注重建立信息资源共享网络。通过建立基于平台建设的标准化数据收集系统，如临床数据和样本资源库、产业需求信息等．这样既能够实现资源的整合与共享，还可以通过信息网络框架密切各方联系，将临床实际需要、产业的市场需求转化为基础研究机构科研探索的目标靶向。通过断调整科研思路和研究模式，有效解决实际问题的同时，更好地发挥高等教育的服务职能。教学平台的建设可以从多个方面入手：一是基础医学实践教学平台；二是临床医学技能训练平台；三是综合性大学文理工医实验教学平台，联合文学院、法学院、数学科学与计算技术学院、物理科学与技术学院、化学化工学院、信息科学与工程学院、公共管理学院等学院进行建设，为不同专业、相同研究方向的教师架起一座沟通的桥梁，使学生有机会在多学科交叉的氛围中学习和实践；四是转化医学教学平台，联合医学院、生物科学与技术学院、药学院等进行基础与临床整合，以实验教学项目为主线，搭建形态学、功能学、分子医学等创新研究平台，以转化医学理念为指导，开设指导性实验、大学生创新实验、学生兴趣导向自选实验项目。学校应提供一定的经费支持平台的建设，为转化医学教育教学的实施创造条件。

以转化医学为指导，创建符合学校特色的转化医学中心是平台建设的重要举措。将转化医学研究纳入到学科建设中，鼓励基础研究人员和临床医师相互交流，联合查房，共同研究与统一教学。成立转化医学新学科，改善单一旧体制。总结基础临床相结合的教改经验，积极组织教学研究，不断丰富和深化教学模式，由点至面，逐步建立转化医学的教学体系。树立多学科融合、多课题、多层次、多途径的教学理念，将以“学院”和“课堂”为中心的旧模式转变为以“医院”和“患者”为中心的新模式。

转化医学的核心是在从事基础医学发现的研究者和了解患者需求的医师以及卫生工作者之间建立起有效的联系。如与医院合作建立临床转化中心、疾病咨询平台、临床数据和样本资源库等，与基础研究人员实现资源共享，搭建基础与临床沟通和转化的桥梁，推进基础研究成果、新技术、新方法向临床转化，指导临床实践。举办基础－临床学科主任、学术带头人沙龙、课题组定期交流以及年会等模式，打破基础与临床间学科间交流屏障，建立开放、共享、跨学科的自由学术交流模式，促进科技人员之间的学术沟通和联系，促进多方开展实质性科研合作和转化医学研究。

建立人才联合培养机制，与临床科室联合培养研究生、联合带教、系统培训。如开展病例基础－临床讨论会，每次报告会围绕一例具体临床病例，针对疾病的发病机制、诊断、治疗以及预防等临床工作提出问题，请专业学位和科学学位研究生分别做报告。报告会结束后，可对疑难少见疾病开展深入研究，也可让研究生组成课题小组，科学学位研究生参与后续的一线诊疗工作，亲自体验医师的工作方式，使其掌握基本的临床诊疗常规，而专业学位研究生参与对该疾病基础研究的科研工作，了解常用的经典实验技术手段，熟悉基础研究提出到实施的全过程。将疑难少见病写成既有临床资料分析也有基础实验支撑的转化医学文章。

科学研究需要一定的平台作为载体，科研课题就是其中之一。科研能力中创新是重中之重。应鼓励学生发现问题，采取以教师为主导、学生为主体的小组讨论式教学，充分调动学习主动性和积极性。并要求学生在第 1 年理论学习期间，尽早规划自己的研究方向和研究领域，查阅大量资料，了解本学科最新进展、发展方向以及存在的问题，并完成相关综述的撰写。由于新课题项目的申请是对学生查新、思维、创新等综合能力的全面培养，因此，应该鼓励有一定科研基础的研究生不必局限于导师的研究方向，大胆创新，申报课题。另外，也可以专门设立转化医学相关的科研课题或创新基金，为研究生提供独立申请的机会，并配备专门的导师团队指导其完成科研项目。独立申报课题是研究生大幅提高科研实践能力的有效途径，创新课题的设立可充分激发研究生的科研潜力。

四、医疗机构中转化人才的培养

目前，大多数医疗机构中的骨干力量都是在传统的教育体制下培养出来的，而传统的人才培养模式，正是造成基础研究和临床实践割裂开来的主要原因。由于基础医学研究和临床医学研究涉及的范围广、分类细，致使基础医学研究者很难涉足复杂的临床医学领域，而临床医师对基础医学研究的了解也存在很大的局限性。分析其症结：一方面，临床工作者对疾病机理的认识不足，许多有价值的临床发现无法准确地反馈给基础医学研究者；另一方面，基础医学研究者对于人体疾病的复杂性、多样性也缺乏较为深入的了解，导致基础医学研究很难与临床工作相接轨，最终造成我们的研究成果无法走出实验室转化到临床。因此，为了提升医学转化人才的培养效率，加速基础与临床之间的成果转化，医疗机构应从多个层面、采取多种措施加强复合型人才的培养。一方面要增强基础医学研究人员对临床知识的重视和尊重，另一方面也要提供临床医师进入实验室探索基础研究的机会，使双方均能不断熟悉对方的领域，最终将人才培养变成双向通道，即从实验台培养到病床旁，再从病床旁培养到实验台，以此形成良性循环。

（一）转化人才培养机制的完善

由于转化医学研究具有“连续、双向、开放”等特点，需要临床与基础的密切合作以及多学科团队的参与，很大程度上需要医院层面的重视和推动，这就对管理者提出了新的挑战和要求。如何转变思维模式，更加有效的优化资源配置、构建转化医学平台，培养引进转化医学人才，充分利用科研管理系统的优势，促进成果的转化应用，创建研究型医院是医院管理者亟须思考和解决的问题。

随着医院转化医学的发展，管理部门应充分利用科研信息管理系统的实时性，将医院的实验技术平台、设备情况、转化医学相关研究进展等在系统中进行介绍和宣传，便于临床医师与基础研究人员的联系与合作。同时，利用青年学术沙龙等学术组织，进行形式灵活的学术交流活动，搭建临床与基础之间自由沟通交流的平台。对有发展潜力的转化医学研究，在经费导向和人力资源投入等方面给予一定的支持。并重视科研成果的推广和应用，积极搭建平台，促进医院与企业和研究机构的深入合作，努力推动基础研究成果向创新药物、诊断试剂盒、诊断芯片等方向发展。

转化人才培养机制的建立，首先需要改变观念，提高重视。改变观念包括三个方面的含义。一方面，是医疗机构的管理者。目前大部分管理者认为一个医疗单位，主要任务是为患者提供医疗服务，医疗质量和经济效益是医院生存最主要的问题，研究活动只是锦上添花，没有意识到科研项目对医疗体系的贡献。作为医疗机构的管理者要清醒地认识到，在知识经济的时代，新技术、新方法其本质就是提高医疗质量，科学研究将为医院的可持续发展提供更为广阔的空间。另一方面，临床医师认为做好临床工作是其本职，科学研究是实验室研究员的职责。科学研究对于临床医师而言高深莫测，不能很好地融入研究中去。第三方面，就是基金资助单位，多数认为基础研究才是高水平的、能出成绩的研究。基金资助多数都倾向于基础医学研究，这就使得临床研究举步维艰。基于这些方面，要想培育出真正的适应医学发展需求的复合型人才，必须彻底转变观念，重视基础与临床的衔接。

转化人才的培养需要科研项目的依托。一个单位获得科技基金资助项目的数量和层次直接反映着该单位的科研能力和人才资源。一个好的科研项目的开展，不仅能够带来极大的经济效益和社会效益，还能培养一大批优秀的人才。如何获得更多的基金项目？首先，要打破以医院为单位的申报模式，调整为以课题组为单位。多方向、多形式、多领域地联合申请高水平的基金课题。以一个医院为单位，人员知识结构单一，研究领域有限。以课题组为单位，研究人员可双向选择，优势互补组成跨学科的科研小组，争取申请高水平的课题。其次，目标明确，主次分明。国家级基金项目竞争激烈，要求的标准高，中标项目有限。强强联合的科研小组，主攻国家级科研项目。而相对较容易的地方基金项目则是中青年科技工作者的主攻方向。地方基金给年轻人提供了承担科研课题的机会和施展才能的场所，极大地激发了他们从事科研工作的热情。通过承担科研课题，增加了科技人员独立思考和实际工作的能力，使得一批青年科技人员快速地成长起来。科技基金的获得和科研项目的开展，可以增强医院的科技竞争力，锻炼和提高临床医师的科研能力，促进人才梯队建设，培养一大批素质好、能力强、潜力大的科研、医疗骨干，逐渐形成“用项目带动人才，用人才争取项目”的良性循环。

人才的成长需要采取一定的激励政策。首先是目标责任激励。转化人才的培养要围绕确定的目标开展。此目标应具备激励、竞争、保护、强制四大功能。针对学科带头人、后备人才、青年骨干以及博、硕士研究生，设立不同的责任目标，如：每年应承担的科研项目、学术讲座、发表专业论文、完成的继续教育及临床带教情况等，并特别要求基础与临床之间的交流与合作，定期考核完成情况。通过目标的制定，增强被培养人的责任感和使命感，使每个培养人都感受到不进则退的竞争压力与约束力。其次是物质激励。以经济手段来激发人的动力，这是一切激励方式中最为基本、有效的手段。一方面是指在同等条件下，转化人才在职称晋升、岗位竞聘、进修学习等多方面享有优先的权利。另一方面，主要是对科研活动的扶持与奖励，如与科研成果配套的奖励资金，中标科研项目的匹配资金等，而对于成果转化的项目，要按所产生的利润给予丰厚的物质奖励等。第三方面是精神激励。人是情感动物，精神情感的激励至关重要。尊重人才、关心人才是情感投入的关键，因此，必须用心营造人才脱颖而出的环境氛围，通过相应的政策与制度给予支持和保障，对转化人才给予充分的认可和激励，为人才的培养与成长创造一个良好的环境和适宜的学术平台。

（二）医学人才转化能力的提升

医院应积极倡导医学人才树立转化医学思维，摆脱临床医师只是提供医疗服务的单纯思维模式。鼓励医学人才提出临床需求，培养其对新的诊疗方案和新药的敏感性和反馈意识，创造与基础研究人员信息沟通的平台。同时，倡导新的诊疗方案和早期诊断技术的革新。

临床需求的提出是转化医学发展的源头，而临床医师无疑是临床需求的提出者和最初研究者。临床医师提出的有针对性的研究靶点为基础医学研究进行定位。如诊断和监测人类疾病的生物标志物的研究，就是由临床医学、基础医学和生物信息学等研究人员共同合作的研究。医院应鼓励临床医师以解决临床诊断和治疗中的难题为目标，从床边获得第一手资料，利用三联体临床医学研究平台和转化医学平台规范的积累标本和数据，与基础研究人员充分沟通，开展转化医学研究。积极学习新的诊疗方法和指南，将应用情况加以整理分析，融入自己的治疗经验，将转化医学研究成果进行推广应用。

转化医学的发展需要多方面的能力整合。现今，一些重大疾病的复杂性已经远远超出了单个专业的研究范围，需要不同技能和学科背景的人员密切合作。由于临床医师每天要投入大量精力进行临床诊断和治疗，要求临床医师在从事医疗工作的同时，做好基础研究并将其转化为产品几乎是不可能的。但只要临床医师具有转化医学思维。就可以与具有生物学背景、熟练掌握基础实验技能的科研人员合作，进而与企业合作，共同开展转化医学研究。由于临床医师既是转化医学的起点，又是转化医学应用的归宿，其转化医学思维的建立具有重要意义。

转化医学是跨专业、跨学科的集成体，其理念下的复合型医学人才是多学科交叉的、融医学与理学于一体的高级人才。要想实现多学科、多领域的交叉融合，交流与沟通是必不可少的。首先，是自身的交流，临床医师每日面对病患，忙于临床工作，他们最了解什么是临床亟待解决的问题。对于在临床工作多年的优秀青年医师，尽可能多地给予到实验室接受正规科研训练的机会，以提高其科研能力，并通过转化医学联合研究课题与科研人员充分地沟通交流，使临床医师对转化医学技术和方法逐渐熟悉，有益于他们拓展转化医学研究思路；其次，国内、外的交流及院内的相互学术交流，是必不可少的，要想真正的有所提高，必须参与到国内、外交流中。积极发展与国内、外先进医学院校的友好合作关系，为青年医师提供系统学习、专业技术进修及新技术培训的机会，多形式的交流学习，开阔了视野，了解医学前沿，跟踪新进展。最后，就是多专业、多领域的交流。转化医学涉及基础研究、临床研究、开发研究、市场营销、基金筹集、政策法规等多方面，故必须汲取诸多领域的知识，多方位地交流与学习。可以利用转化医学中心平台，邀请各个学科领域的专家定期到医院介绍前沿技术在临床科研中的应用，以及技术成果转化的途径和政策法规。

继续医学教育为医务人员提供了成才的舞台，它起着培养和筛选人才的功能。我们现在的住院医师不论是本科生还是博、硕士研究生，他们虽然具有较为扎实的基础理论和一定的科研能力，但临床工作的实践能力还相对较弱。提高其临床实践能力和科研创新能力，将其培养成为既懂临床又精于科学研究的医学转化人才，是继续医学教育的最终目的之一。继续医学教育是培养医学人才的重要途径，医务人员要树立起终身学习的观念。作为临床培训基地医院，首先要担当起育人的职责。一方面，是培养师资力量。各基地要充分发挥专业优势，筛选资深识广老师，保证师资力量。实行双导师制，这也是转化医学人才培养的最好方式。由主导师和辅助导师共同组成导师组，根据学员不同专业的培养目标，制定个体化培训方案。在基础阶段即训初期，由临床医学导师作为主导老师，主要进行临床技能的培训及临床科研意识的培养。当研究方向确定后，根据其研究所涉及的交叉学科，选择交叉领域（如免疫、生化、细胞分子等）的一位导师作为辅助导师，进行针对性指导。这样，就能使学员在多个领域受到深层次的指导，有利于科研课题向纵深推进，促进青年医师的快速成长；另一方面，是学员如何学。继续教育要达到良好的效果，外因是条件，内因是关键。学员自身要定位准确，清醒地认识到高学历不等于高能力，要深刻领悟到临床实践技能是临床医师的立身之本，科研创新能力是其不断进步的必备技能，要想很好地为患者服务，不仅需要坚实的理论基础，还需要丰富的临床经验，以及在临床实践中不断探索和创新的能力。要脚踏实地、全身心投入到临床一线的实践和科学问题的探索中，为自己未来的发展和提高迈出坚实的一步。

转化医学作为一种理论与实践之间的实现过程。覆盖医学中的各个领域，因此，围绕转化医学理念推动医学学科建设，必须建设一支了解转化医学、具备创新思维、善于沟通协调的学科管理队伍。首先要选拔培育好转化管理人员，一方面，通过进一步强化现有管理人员的教育培训，增强其对转化医学前沿动向和最新理论的认识、理解和掌握；另一方面，注重从基层“双师”中选拔熟悉转化医学规律和前沿理论动态的骨干教师充实到管理队伍中来。完成从教师向管理者的角色转变。其次，以管理队伍建设为先导，逐步构建完善利于转化医学与学科建设相融合的政策环境、舆论环境和工作环境。通过构建学科创新型建设格局，完善与之配套的制度体系，积极发挥制度的影响力和促动力。将骨干教师推进到学科建设的前沿，积极从政策、资金和重大项目上向最具实用转化实力的学科或团队倾斜。同时从管理层面为成果转化搭建平台。协调好学校、企业和医疗卫生机构的联系，为推动理论成果向实用技术的实质性转化疏通渠道。

参考文献

1. 周剑，徐红梅，孙晓云，等. 转化医学理念指导下的基础医学研究生科研能力培训. 中华医学科研管理杂志，2015，28（3）：250－252.
2. 李海燕，龚树生，王晓民. 转化医学发展的现状、问题及其对策. 中华医学科研管理杂志，2015，28（6）：457－460.
3. 赵真真，黄葶，崔巍，等. 专业学位与学术型研究生转化医学教学模式的初探. 西北医学教育，2015，23（6）：985－987.
4. 许劲松. 3B2C 八年制转化医学人才培养体系的构建研究. 中华医学教育探索杂志，2015（1）：22－25.

5. 陈洁，邱慧颖，徐茂锦. 在教学中融入转化医学理念和思维. 西北医学教育，2015，23（1）：22－23.
6. 孙艳美，钟秀宏，潘晓燕，等. 树立转化医学理念，加快学科建设，提高地方医学本科院校竞争力. 中国当代医药，2015，22（33）：146－149.
7. 邓晰明，樊俊红. 对转化医学发展背景下医学研究生教育的思考. 齐齐哈尔医学院学报，2014，35（4）：564－565.
8. 高胜利，高淑红. 我国转化医学学科建设中存在的问题及对策. 医学与社会，2013，26（8）：95－96.
9. 彭红，陶立坚，何庆南，等. 转化医学视域中的卓越医师培养. 中华医学教育杂志，2013，33（4）：485－487.
10. 钟秀宏，杨淑艳，赵丽微，等. 基于转化医学理念下的地方医学院医学人才培养模式的探索. 中国社区医师：医学专业，2012，14（8）：404－404.
11. 李媛，张育军，韩娜，等. 医院转化医学发展的实践与思考. 中华医学科研管理杂志，2014，27（3）：249－252.
12. 刘冉冉，雷聪，王金芳，等. 以转化医学为理念的医学研究生科研能力的构建. 中国医药科学，2013（12）：162－163.
13. 杨峰，张欣荣，崔黎丽，等. 改革基础医学教育理念，促进转化医学发展. 基础医学教育，2012，14（12）：1016－1018.
14. 孙亚林，邢茂迎，杨美华，等. 转化医学的实践现状及思考. 中国医院，2013（7）：4－6.
15. 赵桂芬. 浅析转化医学指导下的复合型人才培养. 卫生软科学，2012，26（7）：613－615.
16. 夏海斌，吴东亮，王敏，等. 转化医学人才的培养对我国医学长学制教育的启示. 西北医学教育，2011，19（5）：895－897.
17. Juho Frenk，Lincoln Chen，Zulfiqar A Bhuua，et al. Health professionals for a new century：transforming education to strengthen health systems in an interdependent world. The Lancet，2010（376）：1923－1958.
18. Lehmann CU，Ahuwaijri MM，Li YC，et al. Translational search in medical informatics or from theory to practice. A call for an applied informatics journal. Methods Inf Med，2008，47（1）：1－3.
19. Whitcomb ME. The need to restructure MD－PhD training. Acad Med，2007，82（7）：623－624.
20. Ahn J，Watt CD，Man LX，et al. Educating future leaders of medical research：analysis of student opinions and goals from the MD－PhD SAGE（Students'Attitudes，Goals，

and Education) survey. Acad Med, 2007, 82 (7): 633 - 645.

21. Francesco MM. Translational Medicine: A two-way road. Journal of Translational Medicine, 2003, 1 (1): 1 - 2.

第六节　结核病生物样本库

一、结核病生物样本库的建库目的

随着现代医学的飞速发展，实验室基础研究与临床应用相互推动已经成为一种趋势，而生物样本库是两者共同的支撑平台，具有重要的现实意义和长远的战略意义。结核病相关的临床数据、生物样本，以及由样本衍生的病原微生物菌种都是国家重要的生物资源，对这些资源的保护、收集、研究、开发和利用是疾病预防、诊断和治疗以及医学科研和教学事业的基础和重要支撑条件。收集来自不同人群、不同病变部位、不同患病阶段、合并不同疾病的患者的组织标本、血清或其他体液标本，保存在患者诊疗过程各阶段所获得的分枝杆菌病原菌，建立临床数据和样本资源为一体的结核病生物样本库，有利于为未来开展各项与临床紧密相关的、用于探讨疾病发生、发展的病理生理学特点的研究，提高对疾病的认识，最终实现提高临床诊疗水平，提升对结核病的控制能力。

从现实的需求情况来看，结核病生物样本库需要从结核病诊、防、治的不同角度出发管理和存储相应的数据和实体样本，更好地服务于结核病流行病学、诊断和防治等几个方面的需求。在结核病流行病学方面：对我国结核病流行菌株的遗传特点、毒力特点和发病人群特点掌握不够充分；结核病流行与社会变化、人口流动、自然和社会环境等的关系不明确；缺乏有效的结核病流行检测和预警机制。在结核病诊断方面：现代科学的发展和技术进步没能在结核病领域得到及时应用，传统的沿用了近百年的方法和手段没能得到更快的更新。例如，细菌学检查中痰涂片、抗酸染色以及罗氏培养和快速培养技术仍然是广大基层结核病防控机构诊断结核病的主要办法。因此，在细菌学检查方法的改进、先进的分子生物学诊断手段的采用以及精确可靠的免疫学方法研发等方面，都离不开结核病生物样本库的大力协助。在结核病防治方面：预防接种卡介苗的保护作用的全球差异尚未得到有效解答；基于基因工程等手段的新疫苗在预防接种时间、次数和给予途径等方面缺乏全面了解；潜伏感染人群的预防性治疗效果尚未得到全面而有效评价；免疫治疗的基本科学原理未得到深刻解答；现有化学治疗药物的人类遗传适用范围；化学治疗引起的耐药性及其耐药机理；缩短疗程等化学治疗药物组合方案的合理性和有效性评价等。

二、国内外结核病生物样本库发展的概况

（一）国外结核病生物样本库发展概况

结核病相关的样本资源和临床数据库是由各个国家进行了相应的地区性的收集和存储。样本存储地点是各个国家和地区，并进一步形成全球的合作网络，其中比较有名的是地区前瞻性结核病队列国际研究（RePORT）计划。另一个比较有名的国际合作研究组织是“结核病生物标志物联合会（CTB）”。该组织在盖茨基金会“大挑战”项目的资助下，重点开展结核病生物标志物的研究，同时建立了相互协作的生物样本库。该组织参加的国家有德国、美国、荷兰、冈比亚、埃塞俄比亚、沙特阿拉伯、乌干达、马拉维、英国、南非和丹麦。该联合会由德国的马－普所的 Stefan H. E. Kaufmann 牵头，学术委员会由 6 名成员组成，筹划指导委员会由 5 个学组的 PI 组成。虽然该项目主要是研究非洲的艾滋病合并结核病人产生免疫保护的分子标识物，但是非艾滋病感染的结核病人的分子标识物研究也是其中的部分内容。因为目前该项目还在开展中，具体收集的样本种类和数目未对外公布。

除了临床样本和数据库之外，目前国际上形成了几个主要的结核病基础科研数据和样本库，其中以美国爱因斯坦医学院建立的结核分枝杆菌突变数据库为典型代表。该库以结核分枝杆菌实验室标准株为研究对象，建立了几乎全部可敲除基因的结核分枝杆菌单基因敲除株和多个基因的同时敲除菌株。另外，早在 2010 年美国微生物和感染性疾病部微生物基因组学和先进科学技术组的科学家倡议成立了“结核分枝杆菌基因组定义委员会（TBCAP）”，以便对结核分枝杆菌所包含的蛋白结果、基因功能、基因组间比较、快速基因组信息共享以及发展系统生物学方法来阐述代谢组和信号传导路径等。TBCAP 成立之后由 NIH 逐渐成立了两个中心（Broad，PATRIC），与目前美国国立变态反应与传染病研究所（NIAID）的数据中心（TBDB）形成有效对接和信息互换。TBDB 是目前被结核病研究者广泛使用的重要数据库，其所有的数据和研究工

具都可以在 Stanford Microarray Database 和 Broad Institute 网站上找到，此外该数据库还综合了 Tuberculist、BioHealthBase 和 BioCyc 的数据资源。

下面详细说明目前国际知名的地区前瞻性结核病队列国际研究（RePORT）计划及其样本库建设情况。该计划由家庭健康国际（FHI360）科学事务部主任 Carol 牵头组织，基本情况已经公布在临床感染性疾病杂志上（*Clinical Infectious Disease*）。目前已经有印度、巴西和印度尼西亚确定参加并启动实施，其他国家在条件成熟时随时可以加入，主要目的在于为结核病由潜伏感染发展为活动性结核病及其之后的治疗、复发和治疗失败等方面提供可靠的分子标识物。该计划要求各国采用相同的数据采集和样本保存步骤和措施，从而建立相应的临床信息数据和样本资源库，成为各国的相对独立的 RePORT 计划。预期该计划将建成更强的全球临床合作研究能力、更容易获得的高质量结核病临床信息和样本资源、更广泛的国内和国际合作网络。

印度的 RePORT 计划由印度医学研究委员会生物技术部和美国合作出资，由 5 个研究团队共同完成，入组的人群来自印度。计划完成 5500 例活动性结核病病人和 14000 个与活动性病人接触的家庭内潜伏感染者。研究范围包括由位于金奈的 M. V. 糖尿病研究中心和美国马萨诸塞州大学合作完成的糖尿病对成人结核病严重程度的影响、由位于浦那的 ByramjeeJeejeebhoy 医学院和位于金奈的国家结核病研究所以及美国的约翰. 霍普金斯大学合作完成的影响活动性结核或潜伏感染状态的宿主与病原菌因素、由位于海得拉巴的 Blue Peter 公共卫生和研究中心和美国的得克萨斯大学卫生科学中心完成的细胞免疫对活动性结核病进程的影响、由位于旁迪切里的 Jawaharlal 研究生医学教育研究所和波士顿大学医学中心完成的治愈后的复发危险因素、由位于韦洛尔的基督教医学院和华盛顿大学共同完成的类固醇辅助治疗脑膜炎。

巴西的 RePORT 计划也由巴西和美国政府共同完成，由巴西卫生部科学技术处和美国 NIH 共同资助，收集 900 活动性结核病例和 2700 例与这些活动病例密切接触的潜伏感染病例，与印度的相应项目不同，密切接触者不限家庭内部成员，经皮试试验或者 γ - 干扰素释放试验（IGRAs）确定为潜伏感染者给予异烟肼预防性治疗。

印度尼西亚的 RePORT 计划是在美国 NIH 与印度尼西亚国立卫生研究院研发部前期合作的基础上的进一步工作，大约收集 1000 例初步判定为结核的新病例和 357 个前期治疗过的结核病例。印度尼西亚的病例更重视药物敏感病人和 MDR - TB 患者的治疗过程。

RePORT 计划设计提供了统一的安排和方法，从每个参与者身上来收集血液，尿液，唾液和痰标本等，以至于它们能存于生物存储库中进行将来的研究。这个研究要求收集额外的样品和试验，超过队列中被治疗的参与者收集的样品和试验，需要伦理委员会的批准。因为这个领域科学的飞速发展，不可能明确预知哪些试验将被执行于这些样品。另外，许多重要的发现可能通过分析人类 DNA 和 RNA 获得，这样也将获得那些有见识的人对这项研究的同意，包括随后对基因标识的研究。

（二）国内结核病生物样本库的发展概况

相比国外，我国在结核病生物样本库建设方面具有一定的优势。我国是人口大国，结核病发病人数居世界第二位，结核病样本资源极其丰富。这些资源能极大地帮助我们探讨结核病的发生、发展和转化机制，促进我们对结核病的认识，从而有针对性地研发产品，达到预防、控制甚至治愈的最终目标。当今时代，许多国家已经重视生物样本库的建设。我国在结核病生物样本库建设方面有独特的优势，所以更应该善加利用，充分发挥此优势。精准医学是我国医学发展的机遇。在上海美兰湖国际会议中心隆重召开的第五届中国生物样本库及精准医疗国际研讨会暨第四届北京重大疾病临床资源库标准化建设国际会议暨第一届中国细胞资源储存与应用论坛上，杨焕明院士发表了题为《从人类基因组计划到生物样本库》的演讲，他说“生命是序列的，是数据的，对这些数据的解读正在各个方面不断改变着我们的生活。美国总统奥巴马年初提出的精准医疗，让基因技术再次登上了一个更为广大的舞台。随着精准医疗的发展，在不久的将来生物样本库将成为其重要的一环。”可以看出，生物样本库将成为精准医学的建设热点之一。可以毫不夸张地说，谁拥有生物样本资源，谁就能在未来的医学发展竞争中占据主动地位。我国利用自身优势建立结核病生物样本库，可以在未来对结核病的研究中更为主动，为消灭结核病的目标做出更大的贡献。

近年来，我国加大了对生物样本库的支持力度，国内样本库建设开始快速发展起来。在国内，作为国家科技基础条件平台建设之一的国家人口与健康科学数据共享平台，其中公共卫生平台里包含有肺结核数据库。该数据库由中国疾控预防控制中心公共卫生监测与信息服务中心负责，本数据库收集自2005年结核病网络专报系统启动以来收集的所有肺结核病人的相关信息，主要内容包括肺结核患者登记及治疗情况、肺结核患性别年龄分组统计、肺结核患者职业分布构成统计等。在结核病生物样本库的实体库（样本收集保存等）方面，目前虽然在上海、深圳、郑州和北京等地区的相关专科医院以及中国疾病预防控制中心收集并保存了一定数量的结核病样本，从总体来看主要以收集病原菌——结核分枝杆菌为主，尚不能满足结核病研究的多方位需求。

“北京结核病临床数据和样本资源库”作为国内典型的结核病生物样本库，是执行“国家中长期科学和技术发展规划纲要（2006—2020年）”中制定的“艾滋病和病毒性肝炎等重大传染病防治”重大专项等课题的过程中逐步积累和发展起来的。它依托首都医科大学附属北京胸科医院（北京市结核病胸部肿瘤研究所）（http://www.bjxkyy.cn/cn/index.aspx）而建立起来的，前身是成立于2006年的“结核病菌株库”。北京结核病临床数据和样本资源库以临床科研需求为导向，结合临床试验的具体要求，进行样本的运输、加工处理、长期保存及规范化管理等工作，同时集成相关联的临床数据信息，为转化医学研究提供高质量、大样本的资源支持，为结核病早期诊断和早期干预提供科学依据，并进一步促进成果转化，最终提高全民健康质量。目前在多中心的协助和支持下，“结核病生物样本库”的样本数量达到上万例。样本种类包括结核分枝杆菌临床分离株、结核病人的痰样、全血、血清、胸水、心包积液以及骨结核的样本等。北京结核病临床数据和样本资源库基本建立成了研究方向明确、质控体系健全、具有国际水准、基本实现自我维持良性发展、辐射全国的资源平台，目前已经与包括中国科学院、中国医学科学院、清华大学、西南大学等国内学术机构以及美国、英国和泰国等国家建立并保持了长期合作关系，促进了结核病领域转化医学的发展，为提高人们的健康水平做出了积极贡献。

三、结核病生物样本库的应用

结核病生物样本库在科研领域的应用主要集中在分子标识物的发现。这些分子标识物除了直接用于结核病和肺外结核的诊断以及早期诊断外，还要更广泛、更经济地用于结核病流行病学方面的实时疫情监测、预防性疫苗保护效果的准确评价、结核潜伏感染者发病的分子与社会学因素、药物基因组学以及抗结核治疗疗效的客观准确评价等领域。结核病与其他疾病的合并存在也是目前重点关注的内容，主要的合并因素有艾滋病、糖尿病、高血压、肝炎等。

结核病生物样本库的应用另一重要方面在于促进结核病转化医学的发展，推动基础科学研究转化为现实的生产力。通过结核病生物样本库的不断建设、完善和丰富样品，可以快速、简便的为相应的结核病诊断产品、药物体外作用效果以及其他更多种类产品的临床前研究提供重要支撑。

四、结核病生物样本库的未来发展展望

最近 WHO 提出了终止结核病的战略目标，该目标就是要在 2035 年时使结核病死亡率降低 95%，发病率降低 90%。这个发病率的降低速度是非常快的，要完成这一目标存在相当的难度。为此，WHO 详细预估了科技创新在使全球结核病发病率降低至目标水平方面的预计加速度。而这期间则必须取得两个关键里程碑式的成就：一是全球结核病发病率的降低速度必须由目前的 2% 加快到 2025 年每年降低 10%，并由 2025 年的年发病率 110/10 万进一步降低至 10/10 万以下，大约年降低率为 17%（图 4－1）；二是死于结核病的新发病例比例（病死率）由 2015 年的 15% 降低至 2025 年的 6.5%，并进一步病死率降低至零。完成这个目标需要在基础科学、新诊断法、药物和疫苗方面加快研究与创新，并迅速加以利用。在这一过程中，结核病生物样本库发挥

着至关重要的作用，因为它为结核病研究提供了丰富的材料基础，是结核病转化医学的重要可依赖平台。

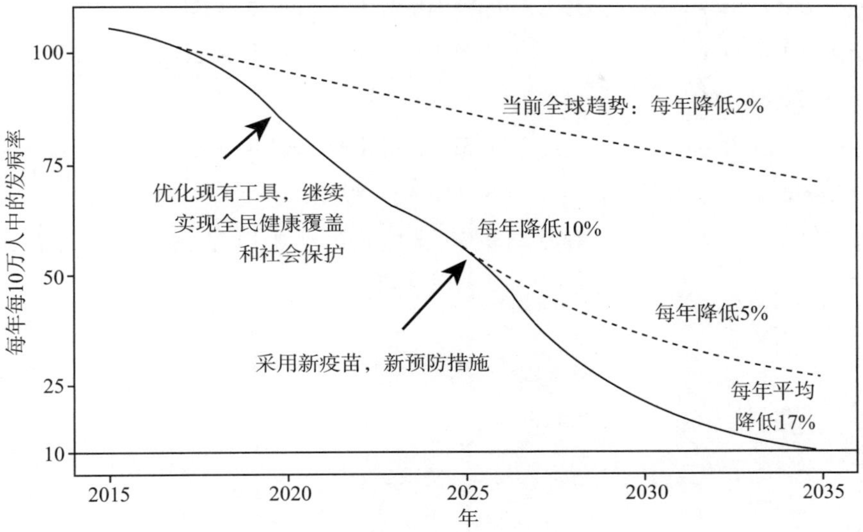

图 4－1 在使全球结核病发病率降低至目标水平方面的预计加速度（摘自 WHO 在第 134 届会议上报告）

但是，应当指出我们离完全消灭结核病的目标还有很长的一段距离。到目前为止，在全球人类彻底消灭的传染病只有天花。对于结核病而言，比使用了上百年的卡介苗更有效的疫苗尚在临床试验阶段当中，理想的诊断工具以及短程可靠的治疗方案还处于摸索当中。而结核病作为一种人畜共患病，其病原菌同样也存在于人类接触的各种畜禽和野生动物体内，由此推测，要消灭结核病必须具有长期的规划和持续的创新，达到精确诊断和治疗每一个结核病人的目的，而这些都离不开结核病生物样本库这一基础平台。

参考文献

1. Hamilton CD，Swaminathan S，Christopher DJ，et al. RePORT International：Advancing Tuberculosis Biomarker Research Through Global Collaboration. Clin Infect Dis，2015，61（S3）：S155－159.

2. Brennan PJ，Brosch R，Birren B，et al. TBCAP；tuberculosis annotation project. Tuberculosis（Edinb），2013，93（1）：1－5.

3. Galagan JE，Sisk P，Stolte C，et al. TB database：overview and update. Tuberculosis，

2010，90（4）：225－35.

4. Reddy TB，Riley R，Wymore F，et al. TB database：an integrated platform for tuberculosis research. Nucleic Acids Res，doi：10. 1093/nar/gkn652.
5. Mukund U，Diana W，Knut L，et al. WHO's new end TB strategy，Lancet，2015，385（9979）：1799－1801.
6. Fenner F，Henderson DA，Arita I，et al. Smallpox and its Eradication. Geneva：World Health Organization，ISBN 92－4－156110－6. 1988.
7. 孙照刚，徐玉辉，李传友. 畜禽结核病及其危害. 中国畜牧兽医，2009，36（7）：175－177.

后　记

转化医学是将基础医学研究和临床治疗连接起来的一种新的思维方式，试图建立基础与临床之间更直接的联系，将基础研究的成果转化成为给患者提供的实际治疗手段，强调的是从实验室到病床旁的连接。

转化医学在健康产业中的重要性不断提升，现代医学的发展历史表明，未来医学突破性的进展有赖于与其他学科的交叉与结合；21 世纪的医学将更加重视“环境－社会－心理－工程－生物”医学模式，更加重视整体医学观和有关复杂系统的研究，这是转化医学的精髓。

转化医学的发展需要不同专业、不同行业打破壁垒、相互支持、相互支撑，打破壁垒，不仅仅是学术上壁垒的打破，同时也需要打破各行各业专业人士心理上的壁垒，相互信任、相互依赖。转化医学的发展需要在一个良性生态系统中进行，在这个系统有不同的机构与组织扮演不同的角色，如项目投资人、企业生产商、政府机构、转化中介公司等，不同的机构作用不同、扮演的角色不同，但各方努力、协调后的最终结果是技术转移成功、技术落地形成产品。“产、学、研、医”的协调统一、相互配合是转化医学成功的关键。

新中国成立前，我国结核病流行猖獗，素有“十痨九死”之称。数十年来，随着现代科学技术的发展，通过新的预防措施的实施开展、新的诊断技术的建立、新药的开发和联合化学治疗，结核病的预防、诊断、治疗都有了很大的进步，使结核病的疫情有较大幅度缓解，大大地改善了人们的健康水平。

但是近些年以来，结核病患者数量不断增加，且每年新发病约 900 万人，每年死亡人数高达300万，结核病有回温之势。总之，近年来，结核病呈现出患病率高、感染率高、耐药率高、低递降率的“三高一低”现象。

导致结核病出现“三高一低”的主要原因有三点。一是目前的两种或多种药物联合的化学疗法不能治愈结核病。结核分枝杆菌多耐药性菌株增多。二是现有的结核病预防策略已不能满足结核病疫情防控需求。结核病是一种慢性传染性免疫疾病，基于这种特点，现代结核病预防措施有：预防性接种免疫、预防性筛查诊断、预防性治疗（包括预防性化学治疗和预防性免疫治疗），但无论是哪方面预防都无法阻挡结核病高感染和高发病的步伐。三是现有的诊断技术与方法不能满足结核病及时准确的识别、进而进行及时的下游的隔离与治疗的要求，导致结核病的进一步播散。

总之，目前结核病疫情防控亟待结核病领域转化医学新的发展为其提供新的预防、诊断及治疗新策略、新手段。新的临床需求是结核病转化医学新的思路来源，是新的转化点。我们对结核病的进一步研究与认识（对结核分枝杆菌感染后宿主的免疫系统的反应机制的研究）为结核病防控提供新的依据、新的思路，从转化的角度上看，这些根本的、深入的认识是转化的很好的理论基础、支撑和软实力。

所以，依据临床上结核病防控的实际需求进行更深入更彻底的基础研究，依靠企业的资金及生产实力的支持，将基础研究成果反馈呈现到临床上使用，最后完成转化中“产、学、研、医”的有机生态组合，形成一个结核病转化医学的良性循环是转化的必经之路。

许绍发

2017 年 5 月